IBDを日常診療で診る

炎症性腸疾患を疑うべき症状と、患者にあわせた治療法

編 日比紀文（北里大学北里研究所病院炎症性腸疾患先進治療センター）
久松理一（杏林大学医学部第三内科）

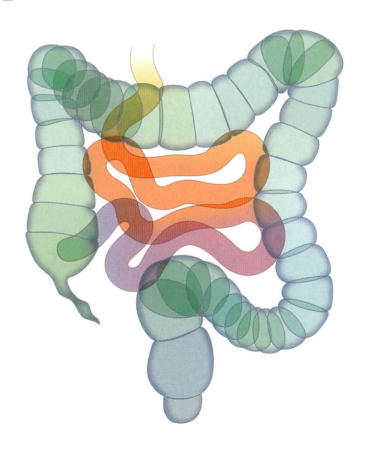

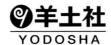
羊土社
YODOSHA

謹告 ──

　本書に記載されている診断法・治療法に関しては，発行時点における最新の情報に基づき，正確を期するよう，著者ならびに出版社はそれぞれ最善の努力を払っております．しかし，医学，医療の進歩により，記載された内容が正確かつ完全ではなくなる場合もございます．

　したがって，実際の診断法・治療法で，熟知していない，あるいは汎用されていない新薬をはじめとする医薬品の使用，検査の実施および判読にあたっては，まず医薬品添付文書や機器および試薬の説明書で確認され，また診療技術に関しては十分考慮されたうえで，常に細心の注意を払われるようお願いいたします．

　本書記載の診断法・治療法・医薬品・検査法・疾患への適応などが，その後の医学研究ならびに医療の進歩により本書発行後に変更された場合，その診断法・治療法・医薬品・検査法・疾患への適応などによる不測の事故に対して，著者ならびに出版社はその責を負いかねますのでご了承ください．

──

改訂版の序

　2011年に消化器BooKシリーズとして発刊された『炎症性腸疾患を日常診療で診る』のコンセプトは"実際に診療にたずさわる医師に向けたIBD診療実践書"であり，執筆者の方々の多大なるご尽力と熱意により大変ご好評をいただきました．今日，IBD診療の実践書が数多く出版されていますが，その先駆けになったものと思っており，あらためて執筆者の先生方，羊土社の方々に感謝する次第です．

　しかし，IBDの診療の進歩は目覚ましいものがあり，初版発刊後にインフリキシマブが潰瘍性大腸炎に適応承認され，さらに完全ヒト型抗TNF-α抗体製剤であるアダリムマブがクローン病と潰瘍性大腸炎に承認されました．また，インフリキシマブの使用経験が蓄積するにつれ二次無効への対応など新たな課題も明らかになってきています．疾患活動性のモニタリングの重要性が唱えられ新しいバイオマーカーも出現するなど，IBD診療は"新しい治療選択肢誕生の時代"から"より質の高い診療の時代"に移ったのではないかと感じています．

　そこで目覚ましい進歩を続けるIBD診療に対応するために改訂版を発刊する運びとなりました．これまでのコンセプトを維持したまま，さらにバージョンアップしたものとなっていると確信しています．本書が初版と同じように医師の方々の日常診療に役立っていただければ幸いです．

　最後になりましたがご多忙の中ご執筆いただいた先生方，羊土社の関係者の方々に深く御礼申し上げます．

2017年1月

編者を代表して
久松理一

初版の序

◎特集の意図

　今回，消化器BooKシリーズとして炎症性腸疾患を特集することになった．炎症性腸疾患患者は増加の一途をたどりクローン病で3万人を超え，潰瘍性大腸炎では11万人を超えるに至った．これまでは一部の施設で特定の医師が診察にあたっていたが，一般の消化器内科医が日常診療の中で患者に遭遇し診断・治療を行わなければならない時代となったと言えよう．

　そのため研修医，若手消化器内科医から炎症性腸疾患の日常診療に役立つ実践的なテキストブックが熱望されている．これまで総論的な知識を記載した教科書は多く出版されているが実践的なものは数少なかった．そこで本特集ではまず執筆していただく先生方としてできるだけ中堅の先生方にお願いした．執筆者はいずれも学会などで活躍されているだけでなく日常臨床の第一線で多くの患者の診療に携わっている，いわゆる脂の乗った現役医師である．

◎内容と特徴

　また内容の面でも実践に役立つような構成に工夫したつもりである．炎症性腸疾患の診断・治療はここ10年間で大きく変化した（第1，2章）．診断面ではもちろん病歴聴取と理学的所見を正確にとることが最重要であるが，小腸内視鏡やカプセル内視鏡の登場や，CT・MRIの画像処理の進歩により得られる情報が飛躍的に増加した．これらのモダリティをいかに有効に使って診断や治療に役立てるかが今後は重要である（第3章）．

　治療面はさらに大きく変化している．特に抗TNF-α抗体を代表とする生物学的製剤の登場がクローン病，さらには潰瘍性大腸炎の治療体系を大きく変えつつある．さらに本邦独自の治療として経腸栄養療法，白血球除去療法や経口タクロリムス療法が存在し，われわれの使える治療手段はきわめて多彩となった（第4章）．一方でどのような治療を選択すべきなのか，副作用の問題をどう考えるのか，医療経済的効果はどうなのか，といった新たな問題も出てきている．これらの変化に対応できるよう，本特集では海外からのエビデンスのみではなく日常診療で役立つようにできるだけ具体的に記載してもらうようお願いした．

　さらに"知っておくと得する実践に役立つ知識"（第5章）や"炎症性腸疾患エキスパートを目指して"（第6章）の章では日常診療で遭遇しやすいさまざまな疑問に対応しており患者さんや家族に病状の説明をする上で大いに役立つものと確信している．そ

して最後にケーススタディを用意させていただいた．ここで読者の先生方には一緒に参加してもらい数名のエキスパート医師たちのディスカッションを楽しみながら実践力をアップしていただきたい．

◎本特集を読まれる方へ

　本特集はこのように若手医師たちのための"日常診療で使える実践書"を目指したものである．ぜひ医局や書斎の本棚に並べるのではなく，外来や病棟などすぐ手の届くところに置かれ気軽に利用していただければと願っている．

　最後に，お忙しい中，本企画の趣旨に賛同し執筆に当たっていただいた先生方に深く感謝するしだいである．

2011年1月

編者を代表して
日比紀文

※こちらは，消化器BooKシリーズ「炎症性腸疾患を日常診療で診る」の『特集にあたって』を再掲したものです

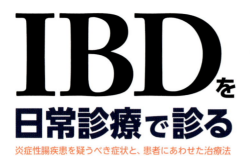
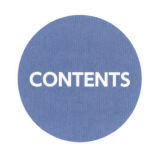

IBDを日常診療で診る
炎症性腸疾患を疑うべき症状と、患者にあわせた治療法

改訂版の序	久松理一	3
初版の序	日比紀文	4
付録1：潰瘍性大腸炎の診断と重症度判定に役立つ表		9
付録2：クローン病の診断と重症度判定に役立つ表		12
付録3：IBD治療薬の一覧		14
付録4：略語一覧		15

第1章　IBDとは

1　知っておくべき疫学的情報	飯室正樹，中村志郎	20
2　病態・病因・予後	新井万里，金井隆典	24

第2章　こんな臨床症状からIBDを疑う

1　潰瘍性大腸炎を疑う臨床症状	矢島知治	32
2　クローン病を疑う臨床症状と経過中に注意すべき症状	中野　雅	35
3　IBDの腸管外合併症	水野慎大	38

第3章　IBDの診断

1　潰瘍性大腸炎とクローン病の診断（総論）	鈴木康夫	41
2　血液検査所見の見かた	飯島英樹	51
3　X線診断：IBDにおけるX線診断の役割とは？	横山　薫	56

4 内視鏡診断
1) 大腸内視鏡 ……………………………………………………… 上野義隆, 田中信治 63
2) カプセル内視鏡・バルーン小腸内視鏡による
   クローン病の診断 ……………………………………………… 山内康平, 岩切龍一 71

5 腹部超音波・CT・MRI
1) 腹部超音波検査の有用性 ……………………………………… 桂田武彦, 西田　睦 77
2) CT・MRI の有用性 ……………………………… 今井　裕, 市川珠紀, 川田秀一 82

6 IBD と鑑別を要する疾患 ………………………………………… 大川清孝, 佐野弘治 88

7 IBD の病理所見 ……………………………………………………… 明本由衣, 田中正則 96

第4章　IBDの内科的治療

1 診療ガイドラインを踏まえた
潰瘍性大腸炎の内科治療（総論） ……………………………………………… 安藤　朗 101

2 診療ガイドラインを踏まえた
クローン病の内科的治療（総論） ……………………………………………… 上野文昭 108

3 潰瘍性大腸炎・クローン病の治療（各論）
1) 5-ASA 製剤の使い方 ……………………………………………………… 松岡克善 115
2) 免疫調節薬の使い方（AZA, 6-MP）…………………………………… 松浦　稔 118
3) 血球成分除去療法の進め方 ……………………………………………… 杉本　健 124
4) 副腎皮質ホルモンの使い方 …………………………………… 富田一光, 松本主之 129
5) タクロリムスの使い方 …………………………………………………… 仲瀬裕志 132
6) シクロスポリン A 持続静注療法 ……………………………… 長沼　誠, 金井隆典 137
7) インフリキシマブの使い方 ……………………………………………… 久松理一 141
8) アダリムマブの使い方 …………………………………………………… 竹内　健 149
9) 抗 TNF-α 抗体製剤二次無効に対する対応 ……………………………… 小林　拓 155
10) 経腸栄養療法の実際 ……………………………………………………… 辻川知之 159
11) 肛門病変のコントロール ……………………………………… 荒木俊光, 楠　正人 165

第5章　知っておくと得する実践に役立つ知識

1 潰瘍性大腸炎におけるサイトメガロウイルス感染 …………………… 松岡克善 168
2 IBD とクロストリジウム感染 ……………………………………… 三上　栄, 清水誠治 171
3 免疫調節薬と生物学的製剤のリスク ………………………………………… 長坂光夫 175
4 IBD バイオマーカーの実際 …………………………………………………… 加藤　順 180

第6章 IBD患者さんの日常生活のマネージメント

1. IBD治療薬と妊娠 ……………………………………………… 長堀正和 184
2. NSAIDsはIBDを悪化させるのか？ ………………… 平井郁仁，松井敏幸 187
3. IBDに対する精神的ストレスの影響 ………… 小椋（進藤）千沙，国崎玲子 190
4. どこまで必要？ IBDの生活・食事指導 ……………… 穂苅量太，三浦総一郎 193
5. IBD患者のワクチン接種 ………………………… 渡辺憲治，大藤さとこ 197

第7章 IBDエキスパートをめざして

1. 潰瘍性大腸炎に対する外科治療の実際 ……………… 小金井一隆，杉田 昭 200
2. クローン病に対する外科治療の実際 …………………… 二見喜太郎，東 大二郎 205
3. 回腸嚢炎の診断と治療 …………………………… 福島浩平，渡辺和宏 212
4. 小児IBD患者の診療 …………………………………………… 新井勝大 217
5. IBDに随伴する発癌
    1）潰瘍性大腸炎関連癌の診断，サーベイランス ……………………… 大塚和朗 222
    2）クローン病における直腸・肛門管癌の診断 ……………… 池内浩基，内野 基 227

第8章 臨床力を鍛えるCase Study

1. 潰瘍性大腸炎
    症例提示 ……………………………………………………… 吉村直樹 229
    Strategy 1 ………………………………………………………… 市川仁志 232
    Strategy 2 ………………………………………………………… 石黒 陽 234
    Strategy 3　実際の治療 ……………………………………… 吉村直樹 237
2. クローン病
    症例提示 ……………………………………………………… 本谷 聡 242
    Strategy 1 ……………………………………………… 筒井佳苗，猿田雅之 244
    Strategy 2 ………………………………………………………… 林田真理 247
    Strategy 3　実際の治療 ……………………………………… 本谷 聡 250

索　引 …………………………………………………………………………… 252

付録1　潰瘍性大腸炎の診断と重症度判定に役立つ表

潰瘍性大腸炎の診断や重症度判定にあたり必要な表を本書本文中より抜粋し，一覧にしました．詳しい解説は，本文をご参照下さい．

付録1-❶　潰瘍性大腸炎診断基準改訂案（渡辺班，2010）　【本文 第3章1の表2】

次のa）のほか，b）のうちの1項目，およびc）を満たし，下記の疾患が除外できれば，確診となる．

a)	臨床症状	持続性または反復性の粘血・血便，あるいはその既往がある．
b)	①内視鏡検査	ⅰ）粘膜はびまん性におかされ，血管透見像は消失し，粗ぞうまたは細顆粒状を呈する．さらに，もろくて易出血性（接触出血）を伴い，粘血膿性の分泌物が付着している． ⅱ）多発性のびらん，潰瘍あるいは偽ポリポーシスを認める．
	②注腸X線検査	ⅰ）粗ぞうまたは細顆粒状の粘膜表面のびまん性変化 ⅱ）多発性のびらん，潰瘍 ⅲ）偽ポリポーシス を認める．その他，ハウストラの消失（鉛管像）や腸管の狭小・短縮が認められる．
c)	生検組織学的検査	活動期では粘膜全層にびまん性炎症性細胞浸潤，陰窩膿瘍，高度な杯細胞減少が認められる．いずれも非特異的所見であるので，総合的に判断する．寛解期では腺の配列異常（蛇行・分岐），萎縮が残存する．上記変化は通常直腸から連続性に口側にみられる．

b)，c)の検査が不十分，あるいは施行できなくとも切除手術または剖検により，肉眼的および組織学的に本症に特徴的な所見を認める場合は，下記の疾患が除外できれば，確診とする．
　除外すべき疾患は，細菌性赤痢，アメーバ性大腸炎，サルモネラ腸炎，キャンピロバクタ腸炎．大腸結核，クラミジア腸炎などの感染性腸炎が主体で，そのほかにクローン病，放射線照射性大腸炎，薬剤性大腸炎，リンパ濾胞増殖症，虚血性大腸炎，腸型ベーチェットなどがある．

注1）稀に血便に気付いていない場合や，血便に気付いてすぐに来院する（病悩期間が短い）場合もあるので注意を要する．
注2）所見が軽度で診断が確実でないものは「疑診」として取り扱い，後日再燃時などに明確な所見が得られた時に本症と「確診」する．
注3）Indeterminate colitis：クローン病と潰瘍性大腸炎の両疾患の臨床時，病理学的特徴を合わせもつ，鑑別困難例．経過観察により，いずれかの疾患のより特徴的な所見が出現する場合がある．

松井敏幸：潰瘍性大腸炎の診断基準改訂案（平成21年度）．厚生労働科学研究費補助金難治性疾患克服研究事業．難治性炎症性腸管障害調査に関する調査研究（渡辺班）．平成21年度総括・分担研究報告書．pp484-488，2010より引用

付録1-❷　潰瘍性大腸炎重症度分類（難治性炎症性腸管障害に関する調査研究班）　【本文 第3章2の表1】

		重症	中等症	軽症
1)	排便回数	6回以上	重症と軽症の中間	4回以下
2)	顕血便	（＋＋＋）		（＋）〜（−）
3)	発熱	37.5℃以上		（−）
4)	頻脈	90/分以上		（−）
5)	貧血	Hb 10g/dL以下		（−）
6)	赤沈	30mm/時以上		正常

・重症とは1）および2）のほかに全身症状である3）または4）のいずれかを満たし，かつ6項目のうち4項目以上を満たすものとする
・軽症は6項目すべてを満たすものとする
・重症の中でも特に症状が激しく重篤なものを劇症とし，発症の経過により急性劇症型と再燃劇症型に分ける
・劇症の診断基準：以下の5項目をすべて満たすもの
　①重症基準を満たしている　②15回/日以上の血性下痢が続いている　③38℃以上の持続する高熱がある　④10,000/mm^{3}以上の白血球増多がある　⑤強い腹痛がある

厚生労働科学研究費補助金　難治性疾患等政策研究事業「難治性炎症性腸管障害に関する調査研究」（鈴木班）潰瘍性大腸炎・クローン病診断基準・治療指針　平成27年度分担研究報告書　別冊　p2より引用

付録1-❸ Mayo score 【本文 第3章1の表4】

		①排便回数
	0	潰瘍性大腸炎になる前の1日排便回数と同程度
	1	潰瘍性大腸炎になる前の1日排便回数より1〜2回多い
	2	潰瘍性大腸炎になる前の1日排便回数より3〜4回多い
	3	潰瘍性大腸炎になる前の1日排便回数より5回以上多い
		②直腸からの出血
	0	血液なし
	1	排便回数の半分以下で少量の血液が見られる
	2	ほぼ毎回はっきりした血液が見られる
	3	ほぼ血液のみ
		③内視鏡所見
	0	正常もしくは寛解期粘膜
	1	軽症(発赤,血管透見低下,軽度脆弱性)
	2	中等症(著明な発赤,血管透見消失,脆弱性,びらん)
	3	重症(自然出血,潰瘍)
		④医師による全般評価
	0	正常(完全寛解期)
	1	軽症
	2	中等症
	3	重症

参考:内視鏡所見を除いた合計スコアをpartial Mayo scoreとして用いることがある
Schroeder KW, et al : N Engl J Med, 317 : 1625-1629, 1987より引用

付録1-❹ Rachmilewitzのclinical activity index（CAI） 【本文 第8章1の表2】

1. 1週間の排便回数	スコア	4. 腹痛/腹痙攣	スコア
<18	0	なし	0
18〜35	1	軽度	1
36〜60	2	中等度	2
>60	3	高度	3
2. 血便（1週間の平均に基づく）	スコア	5. 大腸炎に起因する体温上昇（℃）	スコア
なし	0	37〜38	0
少量	2	>38	3
多量	4	6. 腸管外合併症	スコア
3. 評価者による症状に関する一般状態	スコア	虹彩炎,結節性紅斑,関節炎（おのおの3点とする）	
良好	0	7. 臨床検査所見	スコア
普通	1	赤沈>50mm/時間	1
不良	2	赤沈>100mm/時間	2
かなり不良	3	ヘモグロビン<100g/L	4

軽症:CAI=5〜6, 中等症:CAI=7〜11, 重症:CAI≧12

付録1-⑤ Mayoの内視鏡所見分類

【本文 第3章4-1の表3】

グレード	所見
0	正常または非活動性所見
1	軽症(発赤,血管透見像不明瞭,軽度の易出血性)
2	中等症(著明発赤,血管透見像消失,易出血性,びらん)
3	重症(自然出血,潰瘍)

Schroeder KW, et al : N Engl J Med, 317 : 1625-1629, 1987より引用

付録1-⑥ Mattsの内視鏡所見分類

【本文 第3章4-1の表4】

グレード	所見
1	正常
2	軽度の接触出血を伴う軽度顆粒状粘膜
3	粘膜の顕著な顆粒化および浮腫化,接触出血および自然出血
4	出血を伴う粘膜の重症潰瘍

Matts SG : Q J Med, 30 : 393-407, 1961より引用

付録1-⑦ 厚生労働省研究班の活動期内視鏡所見による分類(渡辺班2014)

【本文 第3章4-1の表5】

軽度	血管透見像消失,粘膜細顆粒状,発赤,アフタ,小黄色点
中等度	粘膜粗ぞう,びらん,小潰瘍,易出血性(接触出血),粘血膿性分泌物付着,その他の活動性炎症所見
強度	広汎な潰瘍,著明な自然出血

潰瘍性大腸炎診断基準(2010年2月改訂).厚生労働科学研究費補助金 難治性疾患等政策研究事業「難治性炎症性腸管障害に関する調査研究(鈴木班)」.平成27年度分担研究報告書 別冊,p2,2016より引用

付録1-⑧ Rachmilewitzの内視鏡所見分類

【本文 第3章4-1の表6】

評価項目	スコア			
	0	1	2	4
1:顆粒像(反射光による判定)	なし	—	あり	
2:血管透見像	正常	弱い/乱れ	まったくない	
3:粘膜の脆弱性	なし	—	軽度(接触出血)	高度(自然出血)
4:粘膜損傷(粘液,フィブリン,滲出物,びらん,潰瘍)	なし	—	軽度	軽度

全スコア:各スコアの合計
内視鏡的寛解は合計スコア4点以下と定義する
Rachmilewitz D : BMJ, 298 : 82-86, 1989より引用

付録1-⑨ 潰瘍性大腸炎の手術適応

【本文 第7章1の表1】

絶対的手術適応	相対的手術適応
①大腸穿孔,大量出血,中毒性巨大結腸症 ②重症型,劇症型で強力な内科治療(ステロイド大量静注療法,血球成分除去療法,シクロスポリン持続静注療法,タクロリムス経口投与,インフリキシマブ点滴静注,アダリムマブ皮下注射など)が無効な例 ③大腸癌およびhigh-grade dysplasia(UC-Ⅳ) *①,②は(準)緊急手術の適応である	①難治例:内科的治療(ステロイド,免疫調節薬,血球成分除去療法,タクロリムス,インフリキシマブまたはアダリムマブなど)で十分な効果がなく,日常生活,社会生活が困難なQOL低下例(便意切迫を含む),内科的治療(ステロイド,免疫調節薬)で重症の副作用が発現,または発現する可能性が高い例 ②腸管外合併症:内科的治療に抵抗する壊疽性膿皮症,小児の成長障害など ③大腸合併症:狭窄,瘻孔,low-grade dysplasia(UC-Ⅲ)のうち癌合併の可能性が高いと考えられる例など

「潰瘍性大腸炎・クローン病 診断基準・治療指針(平成27年度改訂版)」〔厚生労働科学研究費補助金 難治性疾患等政策研究事業「難治性炎症性腸管障害に関する調査研究」(鈴木班)〕,平成27年度分担研究報告書別冊,2016より引用

付録2　クローン病の診断と重症度判定に役立つ表

クローン病の診断や重症度判定にあたり必要な表を本書本文中より抜粋し，一覧にしました．詳しい解説は，本文をご参照下さい．

付録2-❶ クローン病診断基準（渡辺班，2013）

【本文 第3章1の表3】

(1) 主要所見	〈A〉縦走潰瘍[注1] 〈B〉敷石像 〈C〉非乾酪性類上皮細胞肉芽腫[注2]
(2) 副所見	〈a〉消化管の広範囲に認める不整形～類円形潰瘍またはアフタ[注3] 〈b〉特徴的な肛門病変[注4] 〈c〉特徴的な胃・十二指腸病変[注5]

確診例：
1. 主要所見の〈A〉または〈B〉を有するもの[注6]
2. 主要所見の〈C〉と副所見の〈a〉または〈b〉を有するもの
3. 副所見の〈a〉〈b〉〈c〉すべてを有するもの

疑診例：
1. 主要所見の〈C〉と副所見の〈c〉を有するもの
2. 主要所見の〈A〉または〈B〉を有するが潰瘍性大腸炎や腸型ベーチェット病，単純性潰瘍，虚血性腸病変と鑑別ができないもの
3. 主要所見の〈c〉のみを有するもの[注7]
4. 副所見のいずれか2または1つのみを有するもの

注1）小腸の場合は，腸間膜付着側に好発する．
注2）連続切片作成により診断率が向上する．消化管に精通した病理医の判定が望ましい．
注3）典型的には縦列するが，縦列しない場合もある．また，3カ月以上恒存することが必要である．また，腸結核，腸型ベーチェット病，単純性潰瘍，NSAIDs潰瘍，感染性腸炎の除外が必要である．
注4）裂肛，cavitating ulcer，痔瘻，肛門周囲膿瘍，浮腫状皮垂など．Crohn病肛門病変肉眼所見アトラスを参照し，クローン病に精通した肛門病専門医による診断が望ましい．
注5）竹の節状外観，ノッチ様陥凹など．クローン病に精通した専門医の診断が望ましい．
注6）縦走潰瘍のみの場合，虚血性腸病変と潰瘍性大腸炎を除外することが必要である．敷石像のみの場合，虚血性腸病変を除外することが必要である．
注7）腸結核などの肉芽腫を有する炎症性疾患を除外することが必要である．

松井敏幸：クローン病診断基準．厚生労働科学研究費補助金難治性疾患克服研究事業．難治性炎症性腸管障害調査に関する調査研究（渡辺班）．平成24年度総括・分担研究報告書．pp41-45, 2013より引用

付録2-❷ クローン病の活動示標：CDAI（Crohn's disease activity index）

【本文 第3章2の表2】

1.	過去1週間の軟便または下痢の回数	$\times 2 = y_1$
2.	過去1週間の腹痛（下記スコアで腹痛の状態を毎日評価し，7日分を合計する） 0＝なし，1＝軽度，2＝中等度，3＝高度	$\times 5 = y_2$
3.	過去1週間の主観的な一般状態（下記スコアで一般状態を毎日評価し，7日分を合計する） 0＝良好，1＝軽度不良，2＝不良，3＝重症，4＝激症	$\times 7 = y_3$
4.	患者が現在もっている下記項目の数 1）関節炎／関節痛 2）虹彩炎／ブドウ膜炎 3）結節性紅斑／壊疽性膿皮症／アフタ性口内炎 4）裂肛，痔瘻または肛門周囲腫瘍 5）その他の瘻孔 6）過去1週間の37.8℃以上の発熱	$\times 20 = y_4$
5.	下痢に対してロペミン®またはオピアトの服用 0＝なし，1＝あり	$\times 30 = y_5$
6.	腹部腫瘤 0＝なし，2＝疑い，5＝確実にあり	$\times 10 = y_6$
7.	ヘマトクリット（Ht） 　男（47－Ht） 　女（42－Ht）	$\times 6 = y_7$
8.	体重：標準体重 $100 \times \left(1 - \dfrac{体重}{標準体重}\right)$	$\times 1 = y_8$

$$CDAI = \sum_{i=1}^{8} y_i$$

150～220：軽症，220～450：中等症，450以上：重症

付録2-❸ IOIBD 評価スコア　【本文第3章1の表5】

1. 腹痛
2. 1日6回以上の下痢または粘血便
3. 肛門部病変
4. 瘻孔
5. その他の合併症
6. 腹部腫瘤
7. 体重減少
8. 38℃以上の発熱
9. 腹部圧痛
10. 10g/dL以下の血色素

1項目を1点とし，合計スコア数とする．
寛解：スコアが1または0で，赤沈値，CRPが正常化した状態
再燃：スコアが2以上で，赤沈値，CRPが異常な状態

付録2-❹ クローン病のモントリオール分類　【本文第3章1の表6】

診断時年齢	A1：16歳以下 A2：17歳から40歳 A3：40歳を超える	
病変部位	L1：回腸 L2：結腸	L3：回腸・結腸 L4：上部（空腸より口側）のみ
病変のbehaviour	B1：炎症型（非狭窄・非穿通） B2：狭窄型	B3：穿通型 p：肛門部病変

B1は診断後一定期間後（5〜10年）経過しても病変のbehaviourが変化しない場合にのみ適応
L4は肛門側の病変が併存する場合には付加する．例：L3＋L4
pはB1からB3に付加する．例：B2p

付録2-❺ クローン病の内視鏡的活動性指標（CDEIS）
【本文第3章4-1の表7】

直腸＋S状・下行結腸＋横行結腸＋上行結腸・盲腸＋回腸	
深い潰瘍（12×区域数）	小計1
浅い潰瘍（6×区域数）	小計2
各圧域における病変の拡がり（cm）の和	小計3
各圧域における潰瘍の拡がり（cm）の和	小計4
区域数 n （小計1＋小計2＋小計3＋小計4）/n＝A	
潰瘍を伴う狭窄（あり3，なし0）	B
潰瘍を伴わない狭窄（あり3，なし0）	C

CDEIS＝A＋B＋C
CDEIS＜3：非活動性，3≦CDEIS＜9：軽度活動性，9≦CDEIS＜12：中等度活動性，12≦CDEIS：重度活動性
Mary, J. Y. & Modigliani, R.：Gut, 30：983-989, 1989 より引用

付録2-❻ クローン病に対する手術適応　【本文第7章2の表1】

絶対的手術適応	相対的手術適応
①穿孔，大量出血，中毒性巨大結腸症，内科的治療で改善しない腸閉塞，膿瘍（腹腔内膿瘍，後腹膜膿瘍） ②小腸癌，大腸癌（痔瘻癌を含む） ＊①は（準）緊急手術の適応である	①難治性腸管狭窄，内瘻（腸管腸管瘻，腸管膀胱瘻など），外瘻（腸管皮膚瘻） ②腸管外合併症：成長障害など ③内科治療無効例 ④難治性肛門部病変（痔瘻，直腸腟瘻など），直腸肛門病変による便障害（頻便，失禁などQOL低下例）

「潰瘍性大腸炎・クローン病 診断基準・治療指針（平成27年度改訂版）」〔厚生労働科学研究費補助金 難治性疾患等政策研究事業「難治性炎症性腸管障害に関する調査研究」（鈴木班）］，平成27年度分担研究報告書別冊，2016より引用

付録2　クローン病の診断と重症度判定に役立つ表

付録3　IBD治療薬の一覧

	一般名	略語 または欧文表記	商品名	
5-ASA製剤	サラゾスルファピリジン	SASP	サラゾピリン®	4章3-1参照
	メサラジン	Mesalazine	ペンタサ®	
			アサコール®	
免疫調節薬	アザチオプリン	AZA	イムラン®	4章3-2参照
			アザニン®	
	6-メルカプトプリン	6-MP	ロイケリン®	
血球成分除去療法	選択的顆粒球・単球吸着除去療法	GMA	アダカラム®	4章3-3参照
	白血球除去療法	LCAP	セルソーバ®E	
ステロイド	ベタメタゾン	Betamethasone	ステロネマ®	4章3-4参照
			リンデロン®	
	プレドニゾロン	PSL	プレドニン®	
			プレドネマ®	
カルシニューリン阻害薬	タクロリムス	Tac	プログラフ®	4章3-5参照
	シクロスポリン	CyA	サンディミュン®	4章3-6参照
			ネオーラル®	
抗TNF-α抗体製剤	インフリキシマブ	IFX	レミケード®	4章3-7参照
	アダリムマブ	ADM	ヒュミラ®	4章3-8参照
抗菌薬	メトロニダゾール	MNZ	フラジール®	112, 130, 165, 174, 176, 214ページ参照
	シプロフロキサシン	CPFX	シプロキサン®	112, 130, 165, 176, 214ページ参照

付録4　略語一覧

略語	英語	日本語
5-ASA		5-アミノサリチル酸製剤
6-MMP	6-methylmercaptopurine	
6-MMPR	6-methylmercaptopurine ribonucleotide	
6-MP	6-mercaptopurine	6-メルカプトプリン
6-TGN	6-thioguanine nucleotides	6-チオグアニンヌクレオチド
6-TIMP	6-thioinosine monophosphate	
6-TU	6-thiouric acid	6-チオ尿酸
ACG	American College of Gastroenterology	米国消化器病学会
Ach	acetylcholine	アセチルコリン
ACP	American College of Physicians	米国内科学会
ACTH	adrenocorticotropic hormone	副腎皮質刺激ホルモン
ADM	adalimumab	アダリムマブ
AFI	autofluorescence imaging	自家蛍光内視鏡
AGA	American Gastroenterological Association	米国消化器学会
AIH	autoimmune hepatitis	自己免疫性肝炎
AP	area postrema	最後野
AS	ankylosing spondylitis	強直性脊椎炎
ASCA	anti Saccharomyces cerevisiae antibody	抗 Saccharomyces cerevisiae 抗体
AVN	afferent vagus nerve	求心性迷走神経
AZA	azathioprine	アザチオプリン
BSG	British Society of Gastroenterology	英国消化器病学会
CAI	clinical activity index	
CAP	cytapheresis	血球成分除去療法
CD	Crohn's disease	クローン病
CDAI	Crohn's disease activity index	クローン病活動性指数
CDEIS	Crohn's disease endoscopic index of severity	クローン病の内視鏡的活動性指標
CDI	Clostridium difficile 感染症	Clostridium difficile infection
CEA	carcinoembryonic antigen	癌胎児性抗原
CMV	cytomegalovirus	サイトメガロウイルス
CNSU	chronic nonspecific multiple ulcer of the small intestine	非特異性多発性小腸潰瘍症
COX	cyclooxygenase	シクロオキシゲナーゼ
CRF	corticotrophin-releasing factor	副腎皮質刺激ホルモン放出因子
CRP	C-reactive protein	C反応性タンパク
CsA	cyclosporin A	シクロスポリン A
DAI	disease activity index	
DALM	dysplasia associated lesion or mass	
DBE	double balloon endoscopy	ダブルバルーン内視鏡
DLST	Drug-induced lymphocyte stimulation test	薬剤誘発性リンパ球刺激試験
DMN	dorsal motor nucleus	背側運動核
EBM	evidence based medicine	
ECCO	European Crohn's and Colitis Organization	
EIA	enzyme immunoassay	酵素免疫測定法
EMR	endoscopic mucosal resection	内視鏡的粘膜切除術
EN	erythema nodosum	結節性紅斑

略語	英語	日本語
EN	epinephrine	エピネフリン
ESD	endoscopic submucosal dissection	内視鏡的粘膜下層剥離術
ESPGHAN	European Society for Pediatric Gastroenterology, Hepatology and Nutrition	欧州小児栄養消化器肝臓学会
ESR	erythrocyte sedimentation rate	赤血球沈降速度
EUA	examination under anesthesia	麻酔下の検索
EUS	endoscopic ultrasoundscopy	超音波内視鏡検査
EVN	efferent vagus nerve	遠心性迷走神経
FDG-PET	fluorodeoxy glucose-positron emission tomography	
FD sign	focal disappearance sign	
FEG	focally enhanced gastritis	
FK506	tacrolimus	タクロリムス
FKBP-12	FK506-binding protein 12	タクロリムス結合タンパク1A
FMT	fecal microbiota transplantation	糞便移植
FMT	fecal microbiota transplantation	糞便微生物移植法
GC	glucocorticoid	副腎皮質ホルモン
GC	glucocorticoid	糖質コルチコイド
GCAP	granulocytapheresis	顆粒球除去療法
GDH	glutamate dehydrogenase	グルタミン酸デヒドロゲナーゼ
GMA	granulocyte/monocyte apheresis	選択的顆粒球・単球除去療法
GWAS	genome wide association study	ゲノムワイド関連解析
H2RA	histamine H2 receptor antagonist	ヒスタミンH2受容体拮抗薬
HEN	home enteral nutrition	在宅経腸栄養
HGD	high-grade dysplasia	高異型度非浸潤性粘膜内腫瘍
HPA axis	hypothalamic-pituitary-adrenal axis	視床下部-下垂体-副腎系
HPAS	Heidelberg pouchitis activity score	
HPRT	hypoxanthine phosphoribosyltransferase	ヒポキサンチンホスホリボシルトランスフェラーゼ
HSTL	hepatosplenic T cell lymphoma	肝脾T細胞性リンパ腫
IBD	inflammatory bowel disease	炎症性腸疾患
IBDU	IBD unclassified	
IBDQ	inflammatory bowel disease questionnaire	
IBS	irritable bowel syndrome	過敏性腸症候群
IC	informed consent	
IC	indeterminate colitis	
IFX	infliximab	インフリキシマブ
IGRA	interferon-g releasing assay	インターフェロン-γ遊離試験
IGRA	interferon releasing assay	インターフェロン放出試験
IM	immunomodulator	免疫調節薬
IMPACT		
IMPDH	inosine-5′-monophosphate dehydrogenase	
IND	indeterminate colitis	分類不能大腸炎
IPEX症候群	immune dysregulation, polyendocrinopathy, enteropathy, and X-linked syndrome	
IPS	irritable pouch syndrome	
LC	locus coeruleus	青斑核
LCAP	leukocytapheresis	白血球除去療法
LGD	low-grade dysplasia	低異型度非浸潤性粘膜内腫瘍

略語	英語	日本語
LPS	lipopolysaccharide	リポ多糖
LRT	leukocyte removal therapy	白血球除去療法
Mφ	macrophage	マクロファージ
MCV	mean corpuscular volume	平均赤血球容積
MRE	magnetic resonance enterography	
MPR	multiplanar reconstruction	
MTX	methotrexate	メトトレキサート
NAFLD	nonalcoholic fatty liver disease	非アルコール性脂肪性肝疾患
NBI	narrow band imaging	狭帯域内視鏡
NE	norepinephrine	ノルエピネフリン
NF-AT	nuclear factor of activated T-cells	
NSAIDs	nonsteroidal anti-inflammatory drugs	
NTS	nucleus tractus solitarius	弧束核
NUDT15	nucleoside diphosphate-linked moiety X motif 15	
OGIB	obscure GI bleeding	原因不明消化管出血
p-ANCA	perinuclear antineutrophil cytoplasm autoantibodies	
PBC	primary biliary cirrhosis	原発性胆汁性肝硬変
PDAI	pouchitis disease activity index	
PG	practice guidelines	診療ガイドライン
PG	pyoderma gangrenosum	壊疽性膿皮症
PIC	pro-inflammatory cytokine	前炎症性サイトカイン
PIER	Physicians' Information and Education Resource	
PPI	proton pump inhibitor	プロトンポンプ阻害薬
PSC	primary sclerosing cholangitis	原発性硬化性胆管炎
PSL	prednisolone	プレドニゾロン
PVN	paraventricular hypothalamic nucleus	視床下部室傍核
QOL	quality of life	
RTA	regional transit abnormality	部分的通過障害
RTP	rapid turnover protein	
RVM	rostral ventromedial medulla	吻側延髄腹外側野
SASP	salazosulfapyridine	サラゾスルファピリジン
SCENIC	Surveillance for Colorectal Endoscopic Neoplasia Detection and Management in Inflammatory Bowel Disease Patients: International Consensus Recommendations	
TDM	therapeutic drug monitoring	薬物動態モニタリング
TNF-α	tumor necrosis factor-α	
TPMT	thiopurine S-methyltransferase	チオプリンS-メチル転移酵素
TPN	total parental nutrition	完全静脈栄養法
TREATTM	The Crohn's Therapy Resource Evaluation and Assessment Tool	
UC	ulcerative colitis	潰瘍性大腸炎
UCEIS	ulcerative colitis endoscopic index of severity	
ucOC	undercarboxylated osteocalcin	低カルボキシル化オステオカルシン
UIBC	unsaturated iron binding capacity	不飽和鉄結合能
US	ultrasonography	超音波検査
VN	vagus nervous	迷走神経
WCE	wireless capsule endoscopy	小腸カプセル内視鏡
XO	xanthine oxidase	キサンチンオキシダーゼ

執筆者一覧

【編集】

日比紀文	北里大学北里研究所病院炎症性腸疾患先進治療センター
久松理一	杏林大学医学部第三内科学

【執筆者】(掲載順)

飯室正樹	兵庫医科大学炎症性腸疾患学講座内科部門
中村志郎	兵庫医科大学炎症性腸疾患学講座内科部門
新井万里	慶應義塾大学医学部消化器内科
金井隆典	慶應義塾大学医学部消化器内科
矢島知治	杏林大学医学部医学教育学
中野 雅	北里大学北里研究所病院炎症性腸疾患先進治療センター
水野慎大	慶應義塾大学医学部消化器内科
鈴木康夫	東邦大学医療センター佐倉病院内科学講座消化器内科分野
飯島英樹	大阪大学大学院医学系研究科内科系臨床医学専攻消化器内科学
横山 薫	北里大学医学部消化器内科学
上野義隆	広島大学病院内視鏡診療科・IBDセンター
田中信治	広島大学病院内視鏡診療科・IBDセンター
山内康平	佐賀大学医学部附属病院光学医療診療部
岩切龍一	佐賀大学医学部附属病院光学医療診療部
桂田武彦	北海道大学病院光学医療診療部
西田 睦	北海道大学病院検査・輸血部
今井 裕	東海大学医学部専門診療学系画像診断学
市川珠紀	東海大学医学部専門診療学系画像診断学
川田秀一	総合病院土浦協同病院放射線診断科
大川清孝	大阪市立十三市民病院
佐野弘治	大阪市立総合医療センター消化器内科
明本由衣	弘前大学医学部附属病院消化器血液内科
田中正則	弘前市立病院臨床検査科
安藤 朗	滋賀医科大学医学部消化器内科
上野文昭	大船中央病院
松岡克善	東京医科歯科大学消化器内科
松浦 稔	京都大学医学部附属病院内視鏡部
杉本 健	浜松医科大学医学部第1内科学消化器内科
富田一光	岩手医科大学医学部内科学講座消化器内科消化管分野
松本主之	岩手医科大学医学部内科学講座消化器内科消化管分野
仲瀬裕志	札幌医科大学医学部消化器内科学講座
長沼 誠	慶應義塾大学医学部消化器内科
久松理一	杏林大学医学部第三内科学
竹内 健	東邦大学医療センター佐倉病院内科学講座消化器内科分野
小林 拓	北里大学北里研究所病院炎症性腸疾患先進治療センター
辻川知之	滋賀医科大学総合内科学講座
荒木俊光	三重大学大学院医学系研究科消化管・小児外科学
楠 正人	三重大学大学院医学系研究科消化管・小児外科学
三上 栄	神戸市立医療センター西市民病院消化器内科
清水誠治	JR大阪鉄道病院消化器内科
長坂光夫	藤田保健衛生大学医学部消化管内科
加藤 順	和歌山県立医科大学医学部内科学第二教室
長堀正和	東京医科歯科大学消化器内科
平井郁仁	福岡大学筑紫病院消化器内科
松井敏幸	福岡大学筑紫病院臨床医学教育センター
小椋(進藤)千沙	横浜市立大学附属市民総合医療センター炎症性腸疾患(IBD)センター
国崎玲子	横浜市立大学附属市民総合医療センター炎症性腸疾患(IBD)センター
穂苅量太	防衛医科大学校病院消化器内科
三浦総一郎	防衛医科大学校
渡辺憲治	大阪市立総合医療センター消化器内科
大藤さとこ	大阪市立大学大学院医学研究科公衆衛生学
小金井一隆	横浜市立市民病院炎症性腸疾患(IBD)科
杉田 昭	横浜市立市民病院炎症性腸疾患(IBD)科
二見喜太郎	福岡大学筑紫病院外科
東 大二郎	福岡大学筑紫病院外科
福島浩平	東北大学大学院医学系研究科分子病態外科学分野
渡辺和宏	東北大学病院胃腸外科
新井勝大	国立成育医療研究センター器官病態系内科部消化器科
大塚和朗	東京医科歯科大学医学部附属病院光学医療診療部
池内浩基	兵庫医科大学炎症性腸疾患外科
内野 基	兵庫医科大学炎症性腸疾患外科
吉村直樹	東京山手メディカルセンター炎症性腸疾患内科
市川仁志	東海大学医学部付属八王子病院消化器内科
石黒 陽	弘前病院消化器・血液内科
本谷 聡	JA北海道厚生連札幌厚生病院IBDセンター
筒井佳苗	東京慈恵会医科大学消化器・肝臓内科
猿田雅之	東京慈恵会医科大学消化器・肝臓内科
林田真理	杏林大学医学部第三内科学教室(消化器内科)

IBDとは	1
こんな臨床症状からIBDを疑う	2
IBDの診断	3
IBDの内科的治療	4
知っておくと得する実践に役立つ知識	5
IBD患者さんの日常生活のマネージメント	6
IBDエキスパートをめざして	7
臨床力を鍛えるCase Study	8

IBDを日常診療で診る

炎症性腸疾患を疑うべき症状と、患者にあわせた治療法

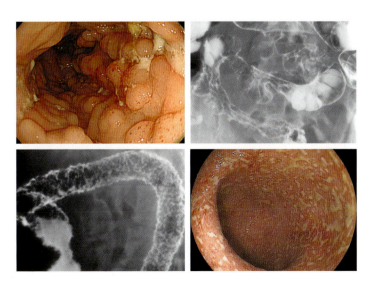

第1章 IBDとは

1 知っておくべき疫学的情報

飯室正樹，中村志郎

> IBDはいまだ原因不明ではあるが，本邦において患者数は増加の一途にあり，特に潰瘍性大腸炎においては患者数が17万件を超え，稀な疾患ではなくなってきた．

　IBDとは主として消化管に原因不明の炎症を起こす慢性疾患であり，狭義には潰瘍性大腸炎，クローン病の2疾患からなる．**潰瘍性大腸炎は主として粘膜を侵し，しばしばびらんや潰瘍を形成する原因不明の大腸のびまん性非特異性炎症**である．クローン病は，通常，小腸・大腸のいずれか，またはその両者に病変が存在することが多いが，口腔から肛門まで消化管のあらゆる部位に発生し，**潰瘍や線維化を伴う原因不明の慢性肉芽腫性炎症性病変からなるIBD**である．両疾患とも特定疾患治療研究の対象疾患であり，医療費の公費負担が行われ，自己負担の軽減が図られている[1]．

　本邦におけるIBD罹患率や有病率は欧米に比べて低率ではあるが，特定疾患治療研究の対象となった昭和50年（潰瘍性大腸炎），昭和51年（クローン病）以降，**いずれの疾患も増加の一途にある**（図1，図2）[2]．特に潰瘍性大腸炎に関してはそれまで特定疾患として最多であったパーキンソン病を平成2年に抜き，32疾患（当時）のうちで最多となっている[2]．

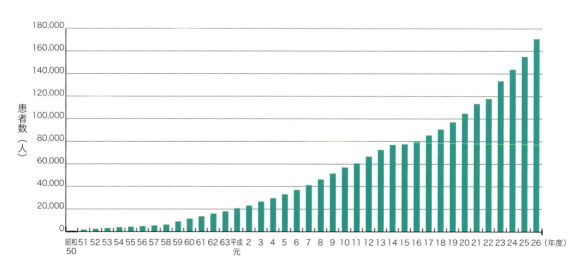

図1　特定疾患医療受給者数の年次変化（潰瘍性大腸炎）
文献2より引用

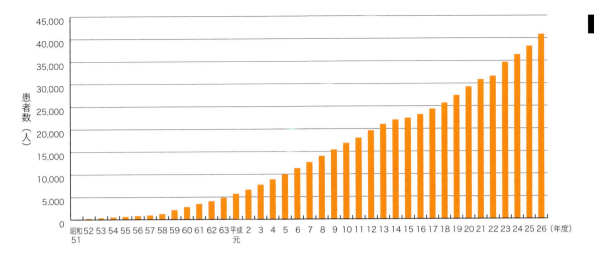

図2 特定疾患医療受給者数の年次変化（クローン病）
文献2より引用

1 患者数

　潰瘍性大腸炎の特定疾患医療受給者証所持者数は，平成26年度末現在で170,781人（男93,399人，女77,382人），特定疾患登録者（軽快者）数は10,779人（男5,122人，女5,657人）となっており，前年度にくらべ15,665人増加している．

　一方，クローン病の医療受給者証所持者数は，平成26年度末現在で40,885人（男28,916人，女11,969人）となっており，前年度にくらべ2,614人増加している．クローン病では患者数の性差が大きく，**男性の比率が高く70％を占めている**．特定疾患登録者数は1,512人（男843人，女669人）である．

　また，**患者数は潰瘍性大腸炎では40歳代が男女とも最多，クローン病では30歳代が最多であるが，潰瘍性大腸炎の方が幅広い年代で患者がみられ，70歳代の患者も少なくない**（図3）[2]．

2 年齢調整有病率

　年齢調整有病率については，特定疾患臨床個人調査票のうち，匿名化，電子化されたデータを解析したものから算出されている（表1）[3]．

> **MEMO**　本邦のみならず，他のアジア地域でもIBDの罹患率，有病率が増加傾向にあり，何らかの環境因子の関与が強く示唆され，疫学研究の重要性が高まっている．本邦の「厚生労働省科学研究費助成金・難治性炎症性腸管障害に関する調査研究」班でも「疫学解析プロジェクト」が設けられている．潰瘍性大腸炎，クローン病のリスク因子について多施設共同，症例対照研究を実施中である．

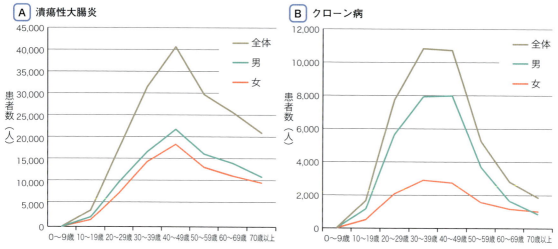

図3 潰瘍性大腸炎とクローン病の年齢分布（2014年度）
文献2より引用

表1 年齢調整有病率

疾患	項目	年度			
		2003年	2004年	2005年	2006年
潰瘍性大腸炎	特定疾患医療受給者証所持者数（人）	77,571	80,311	85,453	90,627
	電子化済み患者データ数	40,536	47,720	48,712	42,588
	電子化率（%）	52.3	59.4	57.0	47.0
	解析対象都府県数[※1]	20	26	25	26
	解析対象電子化済み患者データ数	25,354	30,947	25,449	28,023
	年齢調整有病率（10万人あたり）[※2]	54.1 (53.5～54.8)	54.1 (53.5～54.7)	63.6 (62.8～64.4)	66.5 (65.7～67.3)
	都府県別年齢調整有病率（10万人あたり）[※3]	45.3～76.8	33.8～70.2	37.6～79.9	40.7～85.2
クローン病	特定疾患医療受給者証所持者数（人）	22,395	23,188	24,396	25,700
	電子化済み患者データ数	11,301	13,210	14,113	12,087
	電子化率（%）	50.5	57.0	57.8	47.0
	解析対象都府県数[※1]	22	25	24	27
	解析対象電子化済み患者データ数	7,436	7,123	7,048	8,717
	年齢調整有病率（10万人あたり）[※2]	16.3 (16.0～16.5)	18.2 (17.8～18.6)	21.2 (20.8～21.7)	23.0 (22.6～23.5)
	都府県別年齢調整有病率（10万人あたり）[※3]	11.0～28.2	10.0～27.9	11.5～32.1	12.1～34.5

文献3より引用
※1：2003年は，電子化率80％以上，以降は85％以上の都府県を選んで算出
※2：解析都府県全体の年齢調整有病率．カッコ内は95％信頼区間
※3：解析都府県別の年齢調整有病率．最小値～最大値を記載

POINT

- 潰瘍性大腸炎，クローン病ともに患者数は増加の一途にある
- 潰瘍性大腸炎の患者数は17万人を超え，専門医以外でも遭遇することが多い
- 潰瘍性大腸炎に性差はほとんどみられないが，クローン病では男性の比率が高い

文献

1) 難病情報センター（http://www.nanbyou.or.jp）
   ⇒ 厚生労働省が難治性疾患克服研究事業（特定疾患調査研究分野）の対象としている疾患を中心に患者向けに情報提供を行っている．

2) 厚生労働省　衛生行政報告例（http://www.mhlw.go.jp/toukei/list/36-19.html）
   ⇒ 統計法に基づく一般統計調査結果が年度報および隔年報で公表されている．ただし，2010年度のデータには東日本大震災の影響により，宮城県と福島県が含まれていない．

3) 朝倉敬子：IBD Research, 3：265-270, 2009
   ⇒ 特定疾患医療受給者証申請時の記載内容は都道府県によって電子化され，厚生労働省でまとめられる．その匿名化されたデータを解析している．電子化率の問題から本邦のIBD患者の半数弱のデータが反映されている．

第1章 IBDとは

2 病態・病因・予後

新井万里，金井隆典

> IBDは慢性・再発性の腸管炎症を特徴とする疾患群であり，主に潰瘍性大腸炎とクローン病を指す．原因は解明されていないが，近年の研究により，遺伝的素因を有する者に，食事，衛生環境などの環境因子が加わり，腸内細菌に対する異常な免疫応答が生じる多因子疾患と考えられている．本邦でも患者数は増加の一途をたどり，潰瘍性大腸炎は17万人超，クローン病も4万人超が罹患しており（第1章1, 図1と図2参照），一般内科医が診断・治療する場面も増えている．さらに両疾患は，若年者に好発し（第1章1, 図3参照），学業，就職，結婚，妊娠・出産などに大きな影響を及ぼすおそれもあり，メンタル面での十分なケアも必要とされる．

1 IBDの病態

消化管は口腔から肛門まで約5メートルの長さがあり，粘膜の表面積はテニスコート1.5面分におよぶ巨大な管腔臓器である．多様な機能をもっており，水分・食物を消化・吸収する器官であると同時に免疫器官でもある．腸管は外界と接しており，外来微生物や薬剤などのさまざまな異物に絶えず曝露されている．その一方で，日常的に接する食物や共生する腸内細菌叢に対して過剰に免疫応答しないよう調節され（免疫寛容），恒常性を保っている．IBDとは，このような腸管の恒常性が何らかの原因で破綻する炎症疾患である（広義のIBDを表1に示す）．この原因不明の非特異的IBDのうち，潰瘍性大腸炎とクローン病を狭義のIBDとして呼称することが多い．

1) 潰瘍性大腸炎

潰瘍性大腸炎の報告は，1875年にWilksとMoxonが，重症下痢の患者を"原因不明の非特

表1 広義のIBD

特異性腸炎	非特異性腸炎
A. 感染性（ウイルス，細菌，寄生虫，真菌など） B. 物理的刺激（放射線照射腸炎） C. 薬剤性（急性出血性大腸炎，偽膜性腸炎） D. 血管性（虚血性大腸炎，静脈硬化性大腸炎） E. 全身性疾患（膠原病，尿毒症）	A. **潰瘍性大腸炎** B. **クローン病** C. その他（単純性潰瘍，ベーチェット病，非特異性多発性小腸潰瘍）

太字：狭義のIBD

異的大腸炎"として報告したのが最初である．本邦で，潰瘍性大腸炎は次のように定義される．

> "主として粘膜を侵し，しばしばびらんや潰瘍を形成する原因不明の大腸のびまん性非特異性炎症である．"

本邦では1928年にはじめて報告され，1973年には厚生省特定疾患・潰瘍性大腸炎調査研究班が発足し，1975年に厚生省特定疾患に認定された．

特徴的な症状としては，持続性または反復性の下血を伴うことのある下痢，粘血便と腹痛である．病変は直腸から連続的に，口側に広がり，最大で直腸から結腸全体にまで及ぶ．

病態分類として，罹患範囲による病型分類（全大腸炎型・左側大腸炎型・直腸炎型・右側大腸炎型），臨床的重症度による分類（劇症・重症・中等症・軽症），病期の分類（活動期・寛解期），臨床経過による分類（再燃寛解型・慢性持続型・急性激症型・初回発作型）などがあり（第3章1参照），若年者に好発し，多くの症例で再燃と寛解をくり返す．

2) クローン病

クローン病は，1932年にCrohn博士らが，それまで腸結核として扱われていた回腸末端部を侵す亜急性または慢性の腸炎を，限局性回腸炎（regional ileitis）として報告したことが本疾患を独立した疾患として扱うようになった端緒である．その後，回腸末端は好発部位ではあるが，全消化管に起こりうることが明らかとなってきたため，クローン病とよばれるようになった．こちらも1975年に厚生省研究班が発足し，診断基準案が作成され，全国調査が行われるようになった．難治性炎症性腸管障害に関する調査研究班の定義は次のとおりである．

> "本疾患は原因不明で，主として若年者にみられ，小腸・大腸を中心に潰瘍や線維化を伴う肉芽腫性炎症性疾患であり，消化管のどの部位にも起こりうる．消化管以外にも種々の合併症を伴うため，全身性疾患としての対応が必要である．"

臨床症状は病変の部位や範囲によるが，下痢や腹痛などの消化管症状と発熱や体重減少・栄養障害などの全身症状を認め，貧血，関節炎，虹彩炎，皮膚病変などの合併症に由来する症状（第2章3参照）も呈する．

病態分類として，罹患範囲による病型分類（小腸型・大腸型・小腸大腸型），臨床的重症度による分類（重症・中等症・軽症）があり（第3章1参照），病状・病変は再燃・寛解をくり返しながら進行し，治療に抵抗して社会生活が損なわれることも少なくない．

2 IBDの病因

IBDの原因は解明されていないが，実験動物モデルや患者サンプルを用いた免疫学的研究，疾患の形質や表現型と一塩基多型との相関を網羅的に解析するゲノムワイド関連解析（genome wide association study：GWAS）の発展，腸内細菌の研究などから，遺伝的素因を有する者に，食事，衛生環境などの環境因子が加わり，腸内細菌に対する異常な免疫応答が引き起こされる多因子疾患と考えられている（図1）[1) 2)]．

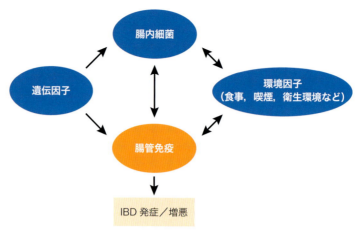

図1 IBDの病因

1) 遺伝因子

　IBDは，家族内発症が多いこと，一卵性双生児は二卵性双生児と比較してIBD発症の一致率が高いことから遺伝因子の関与が大きい疾患の1つであり，遺伝因子（疾患感受性遺伝子）を同定するために，GWASの手法を用いた解析がさかんに行われている．これまで欧米のIBD患者を中心とした研究から，160以上の遺伝子多型がIBD疾患感受性遺伝子として報告されている[3]．これらの遺伝子が関与している生理的機能は，①獲得免疫，②自然免疫，③オートファジー，④粘膜バリアに大別される．大半の遺伝子がクローン病と潰瘍性大腸炎の両疾患に関連しており，クローン病，潰瘍性大腸炎の一方のみで関与があるものは限定的である．

　近年の発症率の急激な増加は，遺伝因子だけでは説明できないが，これらの研究結果はIBD発症に重要な粘膜の機能異常を明らかにした．クローン病では，オートファジー（自食作用）など細菌の認識・処理に関与する遺伝子，潰瘍性大腸炎では粘膜バリア機能に関連する遺伝子との相関が強く，これらの異常が両疾患の発症に寄与している可能性が考えられる．一方で，2001年に報告された最初のクローン病感受性遺伝子であり，クローン病と最も強い相関を示す*NOD2*遺伝子変異が本邦を含むアジアでは認められず，疾患感受性遺伝子に人種差が報告されていることは興味深い．

2) 腸内細菌

　腸炎モデル動物では無菌環境下で腸炎の発症が抑制される．臨床的にも広域抗生物質や**プロバイオティクス**が有効な症例が存在することより，腸炎の発症・進展に腸内細菌が重要であると考えられてきた．さらに，IBD疾患感受性遺伝子に腸内細菌の認識・処理に関連する分子や粘膜バリアに関連する分子が複数含まれることや，近年の次世代シークエンサーを用いた腸内細菌叢の網羅的解析により，IBD患者では健常人と比較して腸内細菌叢の多様性の低下や菌種構成の変化（dysbiosis）が指摘され，腸内細菌叢の病因への関与が再注目されている[4]．

　ヒト腸内細菌叢は*Firmicutes*門と*Bacteroides*門が最優占菌種である．*Firmicutes*門は主に，*Clostridium*属からなり*Clostridium* cluster IVおよびXIVaが多く含まれている．また，個々人で独自の腸内細菌叢をもっていることや，健常成人の腸内細菌叢は安定性が高いことも知られている．一方で，IBD患者では健常者と比較し，腸内細菌叢の多様性の低下が多くの報告で

示されている．腸内細菌叢構成の変化については，*Firmicutes*門の減少は多くの研究で示されており，さらにクローン病患者では，*Proteobacteria*門の増加も指摘されている．*Firmicutes*門に含まれる*Clostridium* cluster ⅣおよびⅩⅣaは，食物繊維から短鎖脂肪酸を産生し，抗炎症作用を有する制御性T細胞を誘導する．IBD患者では，*Clostridium*属の減少による腸管の恒常性の破綻が病態に関与している可能性が考えられている．

腸内細菌を標的とした治療としてプロバイオティクスの投与や糞便微生物移植法（fecal microbiota transplantation：FMT）があげられるが，いずれも明確な有効性は示されておらず，さらなる検討が待たれる．

3）環境因子

IBDの発症や自然史にはさまざまな環境因子が関与している[5]．環境要因の関与のまとめを（表2）に示す．

a. 食餌因子

クローン病の治療に中心静脈栄養や成分栄養の有効性が報告されているが，普通食に戻すと多くに再燃がみられることから，病因および増悪因子に何らかの食餌抗原や脂質の存在が想定される．ただし，現在のところ病因として直接または間接的に関与する食餌抗原は特定されていない．果物や野菜由来の食物繊維は，IBDの発症を予防するとの報告がある．その機序として，短鎖脂肪酸の抗炎症作用や，インドール-3-カルビノールという物質が関与している可能性が示されている．飽和脂肪酸は，小規模なケースコントロール研究の結果からIBD発症のリスク因子と考えられてきたが，前向きコホート研究では明確な関連は認められなかった．また，炭水化物や精製糖，動物性蛋白に関しても一貫性のある研究結果は得られていない．微量元素についても研究が行われており，ビタミンDや亜鉛の欠乏はクローン病の発症，再燃への関連が示唆されている．

b. 喫煙

喫煙は重要な環境因子の1つであるが，クローン病と潰瘍性大腸炎では喫煙との関連は大きく異なる．代表的なメタアナリシスでは，**喫煙はクローン病のリスク因子（オッズ比1.76）**であることが報告されている．受動喫煙についても，小児期に親などの喫煙があった場合は発症率が増加するといわれる．また，喫煙者は非喫煙者と比較して免疫抑制薬や手術が必要になるリスクが高く，術後の再発率が高い．前向きの介入試験では非喫煙者は喫煙者に比べ再燃率，

表2　IBDの危険因子（環境要因）

	潰瘍性大腸炎	クローン病
野菜・果物の摂取	↓？	↓？
糖・脂肪の摂取	↑？	↑？
喫煙	↓↓	↑↑
虫垂切除	↓↓	0
衛生環境改善	↑？	↑？

↓↓：エビデンスが高い非危険因子，↑↑：エビデンスが高い危険因子
↓？：エビデンスが低い非危険因子，↑？：エビデンスが低い危険因子，
0：エビデンスなし

新規治療の必要性，活動性が低下すること，非喫煙者と禁煙者では差がないことが報告されていることから，**クローン病患者では禁煙の指導が重要である**（第6章4参照）．

一方で潰瘍性大腸炎では喫煙が保護的因子として働くことが知られている．潰瘍性大腸炎患者では禁煙1年以内に再燃のリスクが高いこと，喫煙者は免疫抑制薬や手術を要する割合が低いことが報告されている．

c. 虫垂切除

潰瘍性大腸炎患者に虫垂切除の既往が少ないという疫学的事実がある．本邦でもケースコントロール研究が行われ潰瘍性大腸炎患者では過去に虫垂切除術の既往が6.5％であるのに対し，非罹患者では16.3％であり，虫垂切除が潰瘍性大腸炎発症を抑制する可能性が示唆された．また潰瘍性大腸炎患者のなかで虫垂切除施行した症例の方が，切除していない症例に比べ再燃率が低かった．同じリンパ装置である扁桃腺切除は潰瘍性大腸炎の発症抑制には関係がないことより，腸管局所の免疫異常や腸内細菌の関与が潰瘍性大腸炎の発症に重要であることが考えられる．

虫垂切除と潰瘍性大腸炎に関するメタアナリシスでは，**虫垂切除は潰瘍性大腸炎の発症を抑制すること**（オッズ比0.312）が示され，同様の結果が得られた．さらにスウェーデンにおける大規模研究では，20歳以下で虫垂切除した場合は潰瘍性大腸炎の発症は低いが，20歳以上に切除を受けた場合は発症率に影響を及ぼさないことが報告された．一方で，クローン病では虫垂切除による明らかな発症予防効果は知られていない．

d. 衛生環境

IBDは，いわゆる先進国に多く発展途上国では少ないが，これは衛生的な先進国では小児期に微生物に曝露されることが少ないことが発症に関与しているのではないかと推測されている．農場に住んでいる子どもや動物・ペットをもつ家庭の子ども，滅菌が十分でない牛乳を摂取した子どもでは罹患する頻度が少ない，などの報告と関連がありそうである．出産形式や母乳栄養などのIBD発症への影響については明らかなことはいえない．

4）粘膜免疫

動物モデルにおいて，特定のサイトカインのノックアウトマウスが自然腸炎を発症することや，炎症性サイトカインの抗体や抗炎症性サイトカインの投与により慢性腸管炎症の予防や治癒がみられることが報告されている．さらに近年の遺伝学的解析により，IBD患者ではサイトカイン（IL-10，IL-12/IL-23，IL-2，IL-21など）やそのシグナル伝達経路の遺伝子変異が指摘され，IBDの発症に粘膜免疫異常は大きく関与している[6]．

サイトカインは，これまでに50種類以上発見されてきた．したがって，IBDにおけるサイトカイン研究はその数だけ行われてきた（図2）．腸管粘膜に存在する自然免疫および獲得免疫系の免疫細胞が産生する炎症性サイトカイン，抗炎症性サイトカインのネットワークの乱れは，炎症を持続させ粘膜傷害をもたらす．そのため，これらのサイトカインやシグナル伝達経路は重要な治療のターゲットとなっており，①抗体やシグナル伝達阻害薬による炎症性サイトカインの遮断，②リンパ球の末梢血から腸管への侵入の抑制，③抗炎症性の細胞やサイトカインによる腸管炎症の抑制，などが治療法として期待される．

IBDにおけるサイトカインの病態関与を考えるうえでCD4$^+$ T細胞における"**Th1/Th2バランス**"仮説が有名である．すなわち，**クローン病はTh1型サイトカイン，潰瘍性大腸炎はTh2**

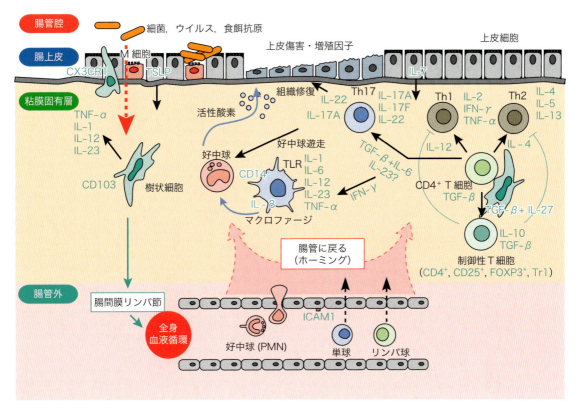

図2 IBDのサイトカインネットワーク

型サイトカインがそれぞれ**免疫反応の主体である**と考えられてきた.しかし,IL-17を産生するTh17細胞が発見されたことで,IBDの病態の形成にこのTh17細胞の関与が重要であることがわかってきた.IBDの免疫病態,さらには臨床応用を視野に入れた場合,サイトカインを以下のように大別すると理解しやすい.

①Th1サイトカイン:IFN-γ など
②Th2サイトカイン:IL-4,IL-13 など
③Th17サイトカイン:IL-17A,IL-17F,IL-22 など
④炎症性サイトカイン:TNF-α,IL-1,IL-6,IL-12,IL-23 など
⑤抗炎症性サイトカイン:IL-10,TGF-β など

a. クローン病の免疫学的異常

クローン病は,組織学的に非乾酪性肉芽腫を特徴とするなど,単球・マクロファージの機能異常が強く関与していると推察される.クローン病患者の腸管粘膜には,CD14陽性のマクロファージが存在し,活性化マクロファージより産生されるIL-1,IL-6,IL-8,IL-12,IL-23,TNF-αが活動期組織において上昇している.IL-12はCD4$^+$ T細胞のTh1細胞への分化を誘導する.実際,クローン病患者では潰瘍性大腸炎患者や健常人と比較して,腸管粘膜やリンパ節でのIFN-γ,IL-2産生の増加,Th1細胞に特徴的な転写因子が発現していることが報告されている.また,IL-23はTh17細胞の生存や機能維持に重要であることから,クローン病ではTh1細胞とTh17細胞がその病態や炎症の持続に重要と考えられている.

マクロファージ，Th1細胞，Th17細胞が産生するサイトカインはクローン病治療のターゲットである．**抗TNF-α抗体**（インフリキシマブ，アダリムマブ）の臨床応用では著明な有効性が実証されており，クローン病の治療体系を一変させた．またIL-12/IL-23の共通のサブユニットであるp40に対する抗体（ustekinumab）は，抗TNF-α抗体治療抵抗性難治性クローン病に対する有効性が報告され，現在日本でも臨床試験が行われている．

b. 潰瘍性大腸炎の免疫学的異常

活動期潰瘍性大腸炎粘膜では，活性化マクロファージより産生されるIL-1，IL-6，IL-8，TNF-αの活性の上昇に加え，粘膜局所のIgG1含有細胞の増加や自己抗体の存在からTh2型免疫反応が主体であると考えられている．実際，潰瘍性大腸炎患者の腸管粘膜にはIL-5，IL-13を産生するT細胞が存在しており，Th2細胞に特徴的な転写因子であるGATA3も発現している．しかし古典的なTh2細胞と比較してIL-4の産生能が低いなど，Th2細胞の潰瘍性大腸炎における病態への関与に関しては，さらなる検討が必要である．また，IL-13産生能をもつNKT細胞の関連も示唆されている．

潰瘍性大腸炎においても，抗TNF-α抗体（インフリキシマブ，アダリムマブ）は寛解導入において高い有効性を示している．

c. 新たな分子標的薬

接着分子や，複数のサイトカインおよびその伝達経路を阻害する薬剤の開発も進んでいる．血管内皮細胞に発現する接着分子は白血球の血管壁接着を誘導し，消化管組織への白血球遊走を促進することで，組織炎症を増強する．これらの接着分子は白血球に存在するインテグリンと相互作用を示し，流血中の白血球は組織へ遊走する．これを阻害するのが抗接着分子抗体であり，本邦においてクローン病，潰瘍性大腸炎の両疾患に対して抗α4β7インテグリン抗体であるvedolizumabの臨床試験が進行中である．

3 自然史・予後

1) 臨床経過

潰瘍性大腸炎のコホート研究では，確定診断後3～7年間で25％の患者は寛解を保っているが，18％では慢性に症状が持続し，57％で再燃をくり返していることが知られている．また同じグループからの報告では10年間の手術率は24％である．また左側型の患者は25年間に半数以上で口側進展し，最終的に75％で全大腸炎に進展する．

一方クローン病では診断後1年間で寛解維持を保っているのは55～65％，15～25％で軽度の炎症，10～30％で悪化することが知られている．また発症10年間で約半数以上で手術が必要となること，特に穿孔型では70％以上で手術が必要になることがいわれている．

本邦の研究班で調査された重症度によると潰瘍性大腸炎の場合軽症が約2/3を占め，中等症が27％と軽症から中等症の患者がほとんどである．クローン病では同様に寛解と軽症で約2/3を占めている．重症例は両疾患ともに5％前後である．

抗TNF-α抗体の登場によって，症状の改善に加え粘膜治癒の達成とこれまでより長期の寛解維持が可能となり，入院率や短期の手術率は低下しており，自然史の改善が期待される．

2）癌の合併

　慢性炎症は発癌の重要なリスク因子である．潰瘍性大腸炎の長期経過例で大腸癌を合併することが報告されている．10年以上の長期経過例，全大腸炎型，慢性持続型，若年発症例などがそのリスクファクターといわれている．累積発癌率は20年で7％，30年で17％であると報告されている．

　クローン病の場合，欧米と本邦では癌の発生部位に大きな違いがある．欧米では癌の発生は遠位大腸に多いが，本邦では痔瘻癌を含めた直腸肛門管癌が多いことが特徴である．癌の危険因子としては，若年発症，長期罹病期間，広範な結腸病変，狭窄病変などがあげられる．

　上記のようにクローン病と潰瘍性大腸炎の両疾患は手術や癌化のリスクがあるなど臨床経過はさまざまであるが，生命予後は健常人と大差ないことが示されている．反面このことは，若年者の多い両疾患において，患者のQOLを妨げていることをクローズアップさせている．患者数が増え続けている本邦において，患者本人だけでなく社会の損失も見逃すことはできず，今後のさらなる病態解明や治療の進歩が待たれる．

POINT

- IBDは，遺伝的素因を有する者に，食事，衛生環境などの環境因子が加わり，腸内細菌に対する異常な免疫応答が引き起こされる多因子疾患と考えられている
- 抗TNF-α抗体は治療体系を一変させ，新規薬剤開発の原動力となっている
- 糞便微生物移植といったdysbiosisを是正する全く新しいアプローチの治療法も検討されている

文　献

1) Xavier RJ & Podolsky DK：Nature, 448：427-434, 2007
　→ IBDの病態を体系的にレビューした有名な総説．
2) Baumgart DC & Sandborn WJ：Lancet, 369：1641-1657, 2007
　→ IBDの臨床を体系的にレビューした有名な総説．
3) Jostins L, et al：Nature, 491：119-124, 2012
　→ IBDの疾患感受性遺伝子に関する有名な報告．
4) Sartor RB, et al：Am J Gastroenterol Suppl, 1：15-21, 2012
　→ IBDにおける腸内細菌の関与を体系的にレビューした総説．
5) Ananthakrishnan AN：Nat Rev Gastroenterol Hepatol, 12：205-217, 2015
　→ IBDの疫学，リスク因子を体系的にレビューした最新の総説．
6) Neurath MF：Nat Rev Immunol, 14：329-342, 2014
　→ IBDの免疫病態を体系的にレビューした最新の総説．

第2章 こんな臨床症状からIBDを疑う

1 潰瘍性大腸炎を疑う臨床症状

矢島知治

潰瘍性大腸炎の代表的な症状は腹痛，下痢，血便であるが，この3つに着目するだけでは潰瘍性大腸炎を鑑別診断にあげることはできても診断の絞り込みは検査に頼ることになる．しかしながら，しぶり腹に代表される直腸病変に関連した症状と特徴的な日内変動も意識した医療面接を行うと，医療面接による診断の精度を高める，かつ疾患活動性のモニタリングもより的確に行うことができるようになる．

1 「炎症の5徴」から潰瘍性大腸炎の病態を捉える

いうまでもなく，潰瘍性大腸炎は大腸の慢性炎症性疾患である．「急がば回れ」とはよく言ったもので，潰瘍性大腸炎の疾患概念を正しくイメージできるようにするには「炎症とは何か？」という考察から始めるのが早道である．

炎症は約2,000年も前から1）発赤，2）腫脹，3）疼痛，4）熱感，5）機能障害の5徴で特徴付けられる現象とされてきた．ここでは，これら炎症の5徴を潰瘍性大腸炎に当てはめてみることとする．

1）発赤

発赤は文字通り赤みを帯びることを指す．結節性紅斑などの特殊な腸管外合併症（第2章3参照）を除けば潰瘍性大腸炎の病変部は外から視認することはできず，発赤は**大腸内視鏡所見**として観察される．通常，潰瘍性大腸炎においては炎症の程度がある程度強くならないと発赤が目立たず，軽度の炎症は別の所見に着目して診断することになる（第3章4-1参照）．

2）腫脹

ここで重きを置かれるのが血管透見消失である．通常容易に透見されるはずの大腸粘膜下の血管が視認できなくなるのは粘膜が肥厚したときであり，炎症による粘膜の腫脹はその代表的な原因となる．血管透見消失部位がどのような広がりをもっているかを確認することが，そのまま炎症の範囲を評価することになり，連続性びまん性の炎症が確認できれば診断は潰瘍性大腸炎に大きく傾くことになるのである（第3章4-1参照）．

3）疼痛

大腸の炎症によって生ずる疼痛である腹痛はほとんどの潰瘍性大腸炎症例で認められ，しば

しば主訴となる．腹痛の部位は非局在性のこともあるが，局在性の場合にはその部位が炎症の強い部分を示唆することになる．下腹部正中または左下腹部のことが多いが，右側腹部痛を訴える症例もある．蠕動に伴って，または病変部の便の通過に伴って腹痛がピークとなるため，多くの症例で便意とともに腹痛が増強し排便後しばらくすると腹痛が和らぐという経過になる．

4）熱感

熱感は局所の所見として出現することは通常なく，**重症例における発熱**として観察される．

5）機能障害

機能障害とは，例えば関節リウマチなどで手指関節に炎症が起これば「物が握れなくなる」，あるいは肺炎によって「血中酸素濃度が低下する」ということを指す．炎症性疾患において機能障害による症状に着目することは，炎症の罹患臓器を特定するうえできわめて重要な情報を得ることになる．

潰瘍性大腸炎の病変範囲は症例によって異なるが，ほぼすべての症例で下部直腸が罹患範囲に含まれ，総じて罹患臓器は直腸と結腸である．したがって，**直腸と結腸の炎症によってどんな機能障害が誘発されるか**を考察することが，潰瘍性大腸炎の症状を理解する助けとなる．

直腸の機能は，「直腸の内容物を的確に感知する」ことである．炎症によって直腸の知覚は過敏になり，便意を強く感じるようになる．便意が堪え難くなり（便意促迫），便失禁まできたすこともある．また，直腸に内容物がほとんどなくても便意を感ずることで，残便感やしぶり腹が認められるようになる．しぶり腹は便意を感じてトイレに行ってもほとんど便が出ない状態を指す．この2つの症状により，頻回に便意を感じてトイレに行き，そのたびに長くトイレに留まることとなるのである．

感覚臓器としての直腸は便とガスの区別もしているが，直腸の炎症はしばしばその弁別能を低下させる．これにより，放屁のつもりで便失禁をしてしまったり，ガスしかないのに便意を感じてトイレに行ったりするという不都合が発生する．

こうして直腸の機能障害は潰瘍性大腸炎患者のQOLを著しく低下させるが，言葉で表現しにくかったり，羞恥心が妨げになったりして，患者が自発的に訴えないことが多いので，担当医が直腸炎症上まで把握する医療面接を心がけることが望ましい．

一方，結腸の機能は，便の水分を吸収して便を形作ることと，便を適切なスピードで移送させることにある．潰瘍性大腸炎では結腸の罹患範囲に応じて便が軟化し泥状便や水様便をきたす．炎症部における水分吸収能の低下だけでなく，ハウストラの消失も便の軟化に関与する．水分吸収能は寛解期には回復するがハウストラは再生しないため，ハウストラの消失した症例では寛解導入後も軟便が続くことになる．

腸炎というと便秘よりも下痢が連想されるが，一般的に炎症が蠕動に対して及ぼす影響は抑制的である．急性膵炎の腹部X線所見として知られるsentinel loop signやcolon cut off signも炎症の波及による膵周囲の腸管蠕動麻痺を反映するものである．潰瘍性大腸炎は粘膜から粘膜下の炎症が主体とされるが，それでも炎症が強ければ隣接する消化管（小腸）の蠕動が低下する．これは小腸ガスの発生（腹部X線上で認められる）と，自覚症状としての食欲低下を誘発する．炎症がきわめて強いと病変部自体の蠕動が麻痺し，腸管が拡張する．この現象は中毒性巨大結腸症として知られる潰瘍性大腸炎の重篤な合併症である．

表1　潰瘍性大腸炎を疑うべき症状

- 腹痛：下腹部〜左下腹部が主体．便意，便通，蠕動に伴って増強
- 直腸の知覚異常：便とガスの区別が困難．排便後の残便感（テネスムス）
- 便失禁
- 下痢
- （粘）血便
- 日内変動：早朝にピーク．夜間に腹痛・便意で覚醒
- 慢性の経過

2 「炎症の5徴」を除く視点で潰瘍性大腸炎を捉える

　ここでは「炎症の5徴」では説明のつかない徴候について解説する．潰瘍性大腸炎の症状で腹痛，下痢と並ぶ代表的なものとして知られているのは**血便**である．出血は炎症による粘膜の損傷に起因する．ここで着目すべきは，血便なのか**粘血便**なのか，ということである．血便は単に血管の破綻を示唆するにすぎないが，粘液は炎症部から染み出すものなので粘血便は炎症粘膜からの出血を示唆する．出血の原因に炎症がからんでいるかどうかの判定のために血便と粘血便を区別する習慣をもつことは重要である．

　潰瘍性大腸炎の症状に関してもう1つ留意すべきなのは時間経過である．潰瘍性大腸炎は通常慢性に経過する疾患であり，症状出現から受診に至るまで数週間以上要することが多い．したがって発症当日や翌日に受診した症例では他疾患を念頭に置くべきである．また，潰瘍性大腸炎では多くの症例で早朝をピークとする症状の**日内変動**が認められる．軽症でない潰瘍性大腸炎ではピークの時間が長くなり，夜間も腹部症状で覚醒してトイレに行くようになる．こうした日内変動の機序はいまだ解明されていないが，他の下部消化管疾患ではそうした日内変動は通常見られないため，医療面接で鑑別を進めていくうえでは有用な情報となる．特に，夜間の下痢の有無は過敏性腸症候群との鑑別でもポイントになる．

　以上をまとめると，潰瘍性大腸炎を疑うべき症状は**表1**の通りとなる．

服薬歴を確認する

　服薬歴の確認も重要である．プロトンポンプ阻害薬によるコラーゲン蓄積大腸炎（collagenous colitis）を筆頭に多くの薬剤で副作用として下痢が誘発されうるからである．また，5-ASAのアレルギー，サイトメガロウイルス腸炎やC. difficile関連腸炎などの合併により潰瘍性大腸炎の治療中に腹部症状が増悪することがある．こうした際には症状の組合わせが何らかの形で変化するので，症状の推移を服薬歴と併せて把握するのがコツとなる．

POINT

- 直腸の知覚異常を反映する症状（便意促迫，しぶり腹など）に着目する
- 血便なのか粘血便なのかの区別をする
- 日内変動を含めて症状経過が潰瘍性大腸炎らしいか吟味する
- 診断の際も治療開始後も服薬歴を常に意識する

第2章 こんな臨床症状からIBDを疑う

2 クローン病を疑う臨床症状と経過中に注意すべき症状

中野 雅

　クローン病の病変は潰瘍性大腸炎と異なり口腔から肛門までの消化管のあらゆる部位に起こり，罹患部位によりその症状は異なる．腹部症状が目立たず，関節症状や皮膚症状など腸管外合併症に伴う症状，慢性の消耗性疾患であるがゆえの全身症状が主体となることも多い．また再燃寛解をくり返す慢性の経過のなかで，治療による影響も加わり症状が変化する．
　このようにクローン病の症状は多様性に富むため，疾患の自然史を理解したうえで症例ごとの治療内容やその効果も把握し診療にあたることが重要である．

1 病初期における診断の契機となる症状

1) 腹部症状（腸管合併症を含めて）

　クローン病の症状は多岐にわたり，疾患特異的症状はないが，腹部症状の出現頻度は高く，適切な腹部症状の把握が正確な診断への近道となる．**腹痛**（70%），**下痢**（80%）は診断時に高率にみられる[1]．クローン病の好発部位が回盲部であるため，**右下腹部痛**の出現頻度は高く，実地臨床では急性虫垂炎や憩室炎との鑑別に迫られるケースをたびたび経験する．**血便**は30%と潰瘍性大腸炎に比べると頻度は低く，程度も軽いことが多い．クローン病の経過中，半数以上の症例で**肛門病変**がみられ，診断の契機となることも多い．

　腹痛は下痢に伴う蠕動亢進によるものから，クローン病の特徴である腸管の全層性炎症に起因するもの，さらに腸管合併症（表1）に由来するものまでさまざまである．急性腹症，すなわち潰瘍穿孔による腹膜炎が初発症状となる場合も稀ではない．腸間膜・腸腰筋・腹壁などに穿通した場合は**腹腔内・後腹膜・腹壁膿瘍**を生じ，膿瘍の部位と関連した限局性の腹痛を認めることが多い．

　腸管合併症の1つである瘻孔に起因する症状が初発となる場合もある．消化管が膀胱や尿管と交通した場合には気尿を，糞尿が膣と交通した場合には異常帯下を認める．肛門，直腸の瘻孔が肛門周囲の皮膚に開口したものを**痔瘻**と呼ぶが，特に手術を要するような若年者の痔瘻や**肛門周囲膿瘍**はクローン病の初発症状であることが多く，クローン病を念頭において消化管の精査を進める．

表1　腸管合併症

- 穿孔，腹膜炎
- 膿瘍形成，肛門周囲膿瘍
- 瘻孔形成（内瘻，外瘻，痔瘻）
- 腸閉塞
- 大量出血
- 中毒性巨大結腸症
- 悪性腫瘍

表2　腸管外合併症

眼疾患	結膜炎，ぶどう膜炎，虹彩毛様体炎
運動器疾患	関節炎，仙腸関節炎
骨疾患	骨量減少，骨粗鬆症
皮膚疾患	結節性紅斑，壊疽性膿皮症
消化器疾患	胆石，膵炎
泌尿器系	腎結石

2）全身症状

　クローン病は慢性の経過をたどる消耗性疾患であり，初診時，**体重減少**や**発熱**を主訴に来院される症例も少なくなく，このような症例では腹部症状に乏しいことが多い．体重減少，発熱などの全身症状は診断時40〜70%にみられ，特に体重減少は小腸型に多いとされる．全身倦怠感，食思不振などの全身症状やアフタ性口内炎，口腔内の浅い潰瘍は経過中に高頻度にみられるが，クローン病に対する特異性は高くない[1]．体重減少は下痢や発熱による消耗と，腹痛や食欲低下に起因する食事量の低下による栄養不良状態を反映したものである．特に広範囲にわたる小腸病変の存在は，吸収不良症候群や蛋白漏出性胃腸症を合併することがあり，栄養不良状態を助長する．発熱により来院され，不明熱の精査中に診断される症例もある．また小児では成長障害の原因疾患として考慮すべき疾患でもある．

3）腸管外合併症

　腸管外合併症（表2）として比較的高頻度にみられるものが，**関節炎，結節性紅斑，壊疽性膿皮症**である（次項第2章3参照）．いずれも炎症性の病変であり，腸管病変，特に大腸病変との関連が指摘されている．結節性紅斑は症状も典型的で腸管病変の活動性と連動し，ステロイドなどの治療に対する反応性も良好で比較的予後はよい．一方，壊疽性膿皮症は感染症との鑑別が困難なことも多く，重症化して難治となる症例も少なくないことから，皮膚病変の合併を認めた場合には原病との関連を念頭に置き，皮膚科医とも連携をとりながら早期診断，早期治療に努める．

2　経過中に注意すべき症状

　治療により寛解状態に入ればいずれの症状も軽減し安定するが，粘膜治癒まで得られていない場合や消化管の形態，機能異常をきたしている症例では，腹部症状が変動する．診察ごとの問診，腹部の診察，肛門の診察は，疾患活動性，腸管ならびに腸管外合併症の評価のために必要である．

　経過中に腹痛，発熱，炎症反応の上昇を認めた場合，その原因が腸管炎症自体の増悪か腸管合併症によるものかを見極めることは，適切な治療方針決定のために非常に重要である．炎症が増悪しているのであればステロイド，生物学的製剤など免疫を抑制する治療の強化が必要となるが，感染症の合併，特に膿瘍の形成ではこれらの薬剤はむしろ**禁忌**となる．

急性腹症を認める場合には，消化管穿孔による腹膜炎や腸閉塞発症の可能性を念頭に置く．生物学的製剤の投与により腸管の炎症は改善する一方で，腸管の狭窄が強くなる症例もあるので注意が必要である．アザチオプリンや6-MPの副作用として，膵炎が起こりうるので急性腹症の鑑別疾患の1つとして覚えておくとよい．

　治療中の発熱では薬剤の副作用，特に強い免疫抑制を伴う治療の重複使用においては感染症の併発に留意する．また5-ASA製剤による発疹や下痢，アザチオプリンや6-MPによる脱毛にも注意が必要であり，薬剤による副作用が疑われた場合にはすみやかに中止の可否を検討する[2]．

　潰瘍性大腸炎だけでなくクローン病においても，長期経過により大腸癌（痔瘻癌を含む）や小腸癌の合併が報告されているのでスクリーニング検査（第7章5参照）はもちろんのこと，肛門病変をもつ症例においては症状の変化に注意する（第4章3-11参照）．

POINT

- クローン病は潰瘍性大腸炎とは異なり，下痢，血便の出現頻度は必ずしも高くない
- 体重減少や発熱など全身症状が前景に立ち，腹部症状が乏しい場合もある
- 肛門病変が初発症状となることも多い
- 再燃寛解をくり返す長期経過のなかで症状が変化する．悪性腫瘍の合併にも注意
- 治療内容による修飾，薬剤の副作用にも留意する

文献

1)「クローン病診療ガイドライン」（日本消化器病学会／編），pp14-17，2010
2)「潰瘍性大腸炎・クローン病 診断基準・治療指針（平成27年度改訂版）」（厚生労働科学研究費補助金 難治性疾患等政策研究事業「難治性炎症性腸管障害に関する調査研究」平成27年度分担研究報告書別冊），2016年
　➡ 1) 2) いずれも標準治療を行ううえで参考になる．特に2) は毎年改訂が加えられ，最新の活療法が網羅されている．

第2章 こんな臨床症状からIBDを疑う

3 IBDの腸管外合併症

水野慎大

　炎症性腸疾患は全身性炎症性疾患の腸管病変と考えられる症例も多く，一部のHLAは腸管外合併症発症と関連する．腸管外症状の精査過程で原病の腸管病変が発見されることや，腸管病変に対する薬剤の副作用・合併症として出現する腸管外病変も多く経験される．IBD患者で，何らかの腸管外合併症を有する割合は40％以上と推計されており，IBD診療において，腸管外合併症の十分な知識は不可欠である．

1 関節・骨格系病変

　関節病変は35％と高頻度に合併する．滑膜炎と末梢関節の腫脹を主体とする**末梢関節炎**の頻度は5〜20％で，不可逆的な変化は生じない．腸管病変の病勢と相関して数カ月で改善することが多い．対称性に5関節以上に生じる病変は腸管病変の病勢と相関せず，数年間持続することがある．サラゾピリン・NSAIDs・COX-2阻害薬投与も効果的だが，NSAIDsは腸管病変への影響も考慮して投与を検討する．

　強直性脊椎炎（AS）・**仙腸関節炎**などの大関節病変は，潰瘍性大腸炎患者の2〜6％に合併するが，クローン病患者では5〜22％にのぼる．腰背部痛や朝のこわばりとして自覚され，腸管病変の病勢と相関しない．AS患者の6.5％にIBDを合併し，自覚症状がない場合も含めてAS患者の70％以上に病理学的な腸管炎症を認める．IBDとASの合併例の25〜78％がHLA-B27陽性で，遺伝学的背景が示唆されている．ASは不可逆的な変化を生じてQOLを損ねるため，MRIによる早期診断と治療介入が望ましい．NSAIDsやCOX-2阻害薬に加え，抗TNF-α抗体製剤も有効とされる．

　骨粗鬆症はIBD患者の15％に合併し，一般人口の1.4倍の骨折リスクを有する．炎症に伴って産生されるサイトカインが破骨細胞を活性化させることや，ビタミンDの吸収障害が原因とされる．ステロイド投与歴や椎体骨折既往を有する患者と閉経後女性は特に危険性が高い．

2 皮膚・粘膜病変

1) 皮膚病変

　結節性紅斑（EN）・**壊疽性膿皮症**（PG）などの皮膚病変も多く，クローン病患者の9〜19％，潰瘍性大腸炎患者の9〜23％に合併する．免疫調節薬や抗TNF-α抗体製剤投与に起

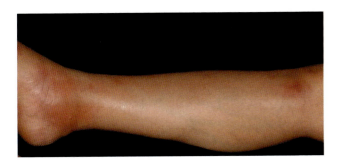

図1　結節性紅斑

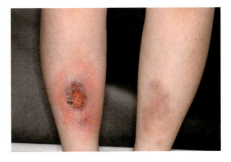

図2　壊疽性膿皮症

因する皮膚病変も少なくない．注射部位の硬結や皮膚感染症，乾癬・皮疹・ループス様症状などの免疫学的機序による症状も認める．

a. 結節性紅斑（EN）（図1）

ENは皮膚病変のなかで最も頻度が高く，10〜15％に合併する．下腿前面に好発し，赤い有痛性の硬結を触れる．原病の病勢と相関することが多く，原病治療で改善することが多い．難治例では連鎖球菌・結核菌感染やリンパ腫などを鑑別する必要がある．

b. 壊疽性膿皮症（PG）（図2）

PGは，炎症性紅斑・丘疹から始まり，境界不明瞭な潰瘍辺縁が紫色調に変色し，中心部が壊死する．壊死が出現すれば診断は比較的容易だが，膿疱主体の段階では時に診断に難渋する．ENより合併頻度は低く，クローン病患者の0.1〜1.2％，潰瘍性大腸炎患者の1〜5％程度とされる．PG患者の半数近くがIBDを合併し，本病変を認めた場合は腸管病変の精査を要する．腸管病変の病勢と相関せず，広範な病変にはステロイド全身投与を検討し，難治例ではシクロスポリン・タクロリムス・抗TNF-α抗体製剤を投与する．

2）粘膜病変

アフタ性口内炎に代表される粘膜病変はIBD患者の10％近くに合併し，原病の病勢と相関する．

3 眼病変

眼病変の合併頻度は2〜6％で，ビタミンAの吸収障害に伴う**夜盲症**や，**ぶどう膜炎・上強膜炎・結膜炎**などに加えて，ステロイドの合併症としての**白内障・緑内障**もみられる．ぶどう膜炎で後眼房に炎症が波及すると視力を失うこともあり，ステロイド全身投与などのすみやかな治療介入を要し，無効例ではシクロスポリンやレミケード®が投与される．

4 肝胆膵病変

原発性硬化性胆管炎（PSC）・胆石症・自己免疫性肝炎（AIH）・原発性胆汁性肝硬変（PBC）などが含まれ，IBD患者の50％近くが合併する．抗TNF-α抗体製剤・チオプリン製剤・ステロイドなどの投与中に薬剤性膵炎・肝炎に加えて，**肝脾T細胞リンパ腫**（第5章3参照）という稀な疾患を呈する例も報告されている．

IBD患者の1.4〜7.5％がPSCを合併（潰瘍性大腸炎患者の0.8〜5.4％，クローン病患者の1.2〜3.4％）し，PSC患者の80％近くでIBDを合併する．興味深いことに，PSC合併の潰瘍性大腸炎は軽症であることが多いが，PSC合併は大腸腫瘍の高危険群である．PSCの診断がIBDの診断に先行することもあり，PSC患者は腸管病変の精査が必要である．PSC合併例の70％近くがHLA-B8陽性で，遺伝的要因が大きく関与していると考えられる．初発症状は，倦怠感・腹痛・体重減少などの非特異的な症状が多く，進行すると掻痒感・黄疸を伴う．ウルソデオキシコール酸が投与されるが，経過を変えるほどの効果はなく，高容量長期投与が大腸腫瘍の危険因子という報告もある．

　クローン病や回腸切除術後は胆石症の危険因子で，一般人口で5.5〜15％の発症頻度に対し，クローン病患者の11〜34％で合併する．

　AIHは潰瘍性大腸炎患者を中心に，一部でPSCと合併する．PBCも一般人口よりも高頻度に合併する．**非アルコール性脂肪性肝疾患**（NAFLD）は潰瘍性大腸炎患者の9.4％，クローン病患者の19.3％に合併し，ステロイド使用や中心静脈栄養が発症に寄与する．

5 血液病変

　IBDの活動性が亢進すると**静脈血栓症**の発症リスクが上昇するが，IBD自体が発症リスクを一般人口の2〜4倍に上げる．しかし，動脈塞栓のリスクは上昇しない．

　貧血は19〜32％に合併し，慢性炎症・鉄欠乏・ビタミンB_{12}／葉酸吸収障害などが原因となる．さらに，免疫調節薬の骨髄抑制に伴う貧血も時に合併する．潰瘍性大腸炎患者と比較して，クローン病患者の方が多く合併するが，これはビタミンB_{12}／葉酸の吸収にかかわる回腸病変の存在が原因と考えられる．

6 その他の合併症

　呼吸器合併症として，**薬剤性肺臓炎・肺線維症**に加えて，**特発性器質化肺炎**を認める．また，**糸球体腎炎**や**薬剤性腎炎・アミロイド腎症**などの腎合併症も4〜23％の頻度で合併するが，**腎結石症**が最も多く，クローン病患者で特に多い．**末梢神経障害**や**ギランバレー症候群**などの神経合併症も報告されている．

> **POINT**
> - 病勢や治療に伴って全身の合併症が出現するため，腸管症状だけにとらわれない診療が不可欠
> - 腸管外合併症は原病の病勢と必ずしも相関しないことに注意が必要
> - 腸管外合併症を入り口として腸管病変の存在を疑う視点も求められている

■ 文　献

1) Ott C & Schölmerich J：Nat Rev Gastroenterol Hepatol, 10：585-595, 2013
　➡ IBDの腸管外合併症のreview. 各合併症についてコンパクトに説明されている.

2) Gizard E, et al：Aliment Pharmacol Ther, 40：3-15, 2014
　➡ 消化器内科医がしばしば遭遇する, 肝障害を伴うIBD患者についての系統的review.

3) Marzano AV, et al：Inflamm Bowel Dis, 20：213-227, 2014
　➡ IBDに合併しやすい皮膚病変について代表的な写真を豊富に盛り込んでいる.

第3章 IBDの診断

1 潰瘍性大腸炎とクローン病の診断（総論）

鈴木康夫

　潰瘍性大腸炎とクローン病は，ともに慢性に経過する非特異的炎症性腸疾患であることからIBD（炎症性腸疾患）と総称されてきた．IBDは従来患者数が少なく病因・病態が不明で治療に難渋する特殊な疾患として専門医に委ねられ，一般臨床医は直接診療に携わる機会は少なく両疾患を厳密に区別して病態・診断・治療の相違を理解することが特段に必要とされてこなかった．しかし近年，本邦におけるIBD患者数の増大傾向は著しく一般臨床医もIBD診療にかかわる機会が増加し，潰瘍性大腸炎とクローン病を的確に鑑別すると同時に個々の症例の病型・病勢を適切に判断し，正確な病態判断に基づく最適な治療法を選択実践しなければならない時代となっている．

1 潰瘍性大腸炎・クローン病における病態と病像の共通点と相違点

1) 共通点

　IBDとして両疾患が総称される背景には，患者発症率の高い地域が欧米諸国に集中し人種的・地理的要因が共通すること，ともに発症年齢が若年者層に集中してみられることなどの疫学的共通点以外にも，慢性に経過する非特異的炎症性腸疾患としての共通した臨床症状や，腸管病変以外の合併症を発現する全身的免疫機能異常という共通した病態の存在が指摘されてきた．

2) 相違点

　表1に示すように，典型例における画像的所見ではそれぞれ特徴的相違を有すること，**潰瘍性大腸炎は大腸に限局して病変を形成するのに対してクローン病は全消化管に病変を生じること**，**病理組織学的には表層性炎症と全層性炎症という相違を認めること**，**クローン病においては潰瘍性大腸炎では稀な腸管合併症を併発しやすいこと**，などの明らかな相違が認められる．

> **! Pitfall　IBDの病理診断**
> 病理学的検索として生検材料のみでは鑑別が困難な場合があり，非乾酪性肉芽腫が存在してもクローン病以外の疾患である可能性も存在する．

表1 潰瘍性大腸炎とクローン病の相違

項目	潰瘍性大腸炎	クローン病
病変部位	大腸	全消化管
病変分布	直腸からびまん性，全周性連続性	非連続性，区域性，偏側性
X線所見	鉛管状，spiculation，カフスボタン様ニッシェ	裂溝潰瘍，狭窄，瘻孔，偏側硬化像
内視鏡所見	びまん性発赤・浮腫，顆粒状粘膜，膿粘液付着	縦走潰瘍，敷石像，比較的境界明瞭な不整形潰瘍，アフタ・小潰瘍
病理所見	表層性炎症，均一炎症，陰窩膿瘍	全層性炎症，不均一炎症，非乾酪性肉芽腫

2 IBD鑑別のポイント

1) 確定診断を行うための注意点

別項（第2章，第3章2）ですでに述べられているように臨床症状・血液検査所見などからIBDが疑われた場合，潰瘍性大腸炎とクローン病の確定診断はそれぞれの診断基準案に沿って行われる（表2，3）．診断基準案の中心所見は画像診断に基づく形態学的所見であることから，それぞれの**画像的特徴を十分に理解し鑑別**することが必要である（第3章3〜5参照）．しかしながらIBD診断において特異的所見は存在しないことから，感染性腸炎や薬剤性腸炎そして膠原病関連性腸炎といった**各種除外診断によって初めて診断が確定することが基本**であることを忘れてはならない．

2) 臨床経過上の潰瘍性大腸炎とクローン病の相違

IBDの臨床経過における最大の特徴は，寛解と再燃をくり返し慢性に経過することにある．**現時点では，いかなる強力な治療法によって寛解導入に成功したIBD症例でも，その後多くの症例が再燃を経験する**．しかし潰瘍性大腸炎とクローン病では寛解と再燃をくり返す長期経過には相違が認められる．潰瘍性大腸炎症例では，いったん臨床的寛解状態に導入された症例は多くの場合，大腸粘膜病変も正常と同等までに改善し経過することが可能であるが，クローン病では臨床的寛解状態でも腸管粘膜病変は活動性を有したり，血液検査所見上の炎症所見が完全に改善しないまま経過することが稀でない．したがって**クローン病においては，臨床的活動性と腸管病変の活動性**さらには**血液学的炎症所見との間に乖離所見が存在する**ことを認識しながら慎重に経過を観察することが肝要である．

3 IBDの病型分類

IBDにおける病型分類には，臨床経過に基づく分類と主病変部位の存在に基づく分類がある．IBDの病型分類はIBDの治療方針を決定する重要な要因であり，病型を正確に把握することはIBDの診療上きわめて重要である．

表2　潰瘍性大腸炎診断基準改訂案（渡辺班, 2010）

次のa）のほか，b）のうちの1項目，およびc）を満たし，下記の疾患が除外できれば，確診となる．

a) 臨床症状	持続性または反復性の粘血・血便，あるいはその既住がある．
b) ①内視鏡検査	ⅰ）粘膜はびまん性におかされ，血管透見像は消失し，粗ぞうまたは細顆粒状を呈する．さらに，もろくて易出血性（接触出血）を伴い，粘血膿性の分泌物が付着している． ⅱ）多発性のびらん，潰瘍あるいは偽ポリポーシスを認める．
②注腸X線検査	ⅰ）粗ぞうまたは細顆粒状の粘膜表面のびまん性変化 ⅱ）多発性のびらん，潰瘍 ⅲ）偽ポリポーシス を認める．その他，ハウストラの消失（鉛管像）や腸管の狭小・短縮が認められる．
c) 生検組織学的検査	活動期では粘膜全層にびまん性炎症性細胞浸潤，陰窩膿瘍，高度な杯細胞減少が認められる．いずれも非特異的所見であるので，総合的に判断する．寛解期では腺の配列異常（蛇行・分岐），萎縮が残存する．上記変化は通常直腸から連続性に口側にみられる．

b）c）の検査が不十分，あるいは施行できなくとも切除手術または剖検により，肉眼的および組織学的に本症に特徴的な所見を認める場合は，下記の疾患が除外できれば，確診とする．
　除外すべき疾患は，細菌性赤痢，アメーバ性大腸炎，サルモネラ腸炎，キャンピロバクタ腸炎，大腸結核，クラミジア腸炎などの感染性腸炎が主体で，そのほかにクローン病，放射線照射性大腸炎，薬剤性大腸炎，リンパ濾胞増殖症，虚血性大腸炎，腸型ベーチェットなどがある．

注1）稀に血便に気付いていない場合や，血便に気付いてすぐに来院する（病悩期間が短い）場合もあるので注意を要する．
注2）所見が軽度で診断が確実でないものは「疑診」として取り扱い，後日再燃時などに明確な所見が得られた時に本症と「確診」する．
注3）Indeterminate colitis：クローン病と潰瘍性大腸炎の両疾患の臨床時，病理学的特徴を合わせもつ，鑑別困難例．経過観察により，いずれかの疾患のより特徴的な所見が出現する場合がある．

文献1より引用

表3　クローン病診断基準（渡辺班, 2013）

(1) 主要所見	〈A〉縦走潰瘍[注1] 〈B〉敷石像 〈C〉非乾酪性類上皮細胞肉芽腫[注2]
(2) 副所見	(a) 消化管の広範囲に認める不整形〜類円形潰瘍またはアフタ[注3] (b) 特徴的な肛門病変[注4] (c) 特徴的な胃・十二指腸病変[注5]

確診例：
1. 主要所見の〈A〉または〈B〉を有するもの[注6]
2. 主要所見の〈C〉と副所見の(a)または(b)を有するもの
3. 副所見の(a)(b)(c)すべてを有するもの

疑診例：
1. 主要所見の〈C〉と副所見の(c)を有するもの
2. 主要所見の〈A〉または〈B〉を有するが潰瘍性大腸炎や腸型ベーチェット病，単純性潰瘍，虚血性腸病変と鑑別ができないもの
3. 主要所見の(c)のみを有するもの[注7]
4. 副所見のいずれか2つまたは1つのみを有するもの

注1）小腸の場合は，腸間膜付着側に好発する．
注2）連続切片作成により診断率が向上する．消化管に精通した病理医の判定が望ましい．
注3）典型的には縦列するが，縦列しない場合もある．また，3ヵ月以上恒存することが必要である．また，腸結核，腸型ベーチェット病，単純性潰瘍，NSAIDs潰瘍，感染性腸炎の除外が必要である．
注4）裂肛，cavitating ulcer，痔瘻，肛門周囲膿瘍，浮腫状皮垂など．Crohn病肛門病変肉眼所見アトラスを参照し，クローン病に精通した肛門病専門医による診断が望ましい．
注5）竹の節状外観，ノッチ様陥凹など．クローン病に精通した専門医の診断が望ましい．
注6）縦走潰瘍のみの場合，虚血性腸病変や潰瘍性大腸炎を除外することが必要である．敷石像のみの場合，虚血性腸病変を除外することが必要である．
注7）腸結核などの肉芽腫を有する炎症性疾患を除外することが必要である．

文献2より引用

1）IBDの臨床的経過に基づく病型分類

a. 潰瘍性大腸炎の場合

潰瘍性大腸炎では臨床経過によって，初発型・再燃寛解型・慢性持続型・劇症型に分類される．

大部分の潰瘍性大腸炎症例は発症後いったん寛解に至るもその後の経過中に病状の増悪をきたし，何度かの寛解と再燃をくり返す．潰瘍性大腸炎は本質的にacute on chronic（急性増悪の慢性くり返し）（図1）の病態と考えられる．

疫学調査結果によれば，**再燃寛解型**は全患者の約52％と大部分を占める．その他の症例は以下のように分類される．

- **慢性持続型**：寛解状態に至らず長期にわたり活動期のままで経過する
- **劇症型**：各種内科的治療によっても改善せず重篤な経過を辿る
- **初発型**：いったん発症するも寛解導入後には二度と再燃を認めず経過する

しかし，発症時に個々の症例がその後どの分類に沿った臨床経過を辿るかを予測することはきわめて困難である．

> **MEMO　潰瘍性大腸炎の難治症例**
>
> 潰瘍性大腸炎において治療上難渋する症例は難治症例とされてきた．以前は長期に活動性を有する症例や頻回に再燃をくり返す症例とされたが，現在は**ステロイド減量後容易に再燃をくり返しステロイド離脱困難な症例や大量ステロイド投与で改善を認めないステロイド抵抗症例**とされている．
>
> 難治症例は症例自体が本来有する病態の結果としてたどる経過の場合もあるが，初期治療が不適切で迅速かつ完全寛解に至らない中途半端な治療の結果や寛解後も不用意にステロイド投与が長期になされた結果などによって生じる臨床経過の場合があることを肝に銘じるべきである．

> **Pitfall　潰瘍性大腸炎のステロイド治療**
>
> ステロイド未投与の活動期潰瘍性大腸炎症例がステロイド投与で寛解導入される確率は86％と高率ではあるが，寛解導入された症例が1年後には22％はステロイド依存性，29％はステロイド抵抗性の病状になることが報告されており[3]，ステロイド投与に際しては適応を慎重に決定すべきである．

b. クローン病の場合

クローン病においては，潰瘍性大腸炎において区分されるような臨床経過に基づく病型分類はない．多くのクローン病症例は，たとえ臨床的寛解状態にあっても容易に病勢の増悪を認める．したがってクローン病は本質的にchronic active（慢性的に活動性を持続する病状）（図2）な病態と考えられる．特に，再発をくり返すなかで，重篤な合併症を併発し，進行性に増悪していくクローン病症例の特徴が明らかにされていることから，増悪をきたしやすいタイプか否かを把握し，発症後早期の段階から増悪要因にかかわる因子を見出し改善させる方策が必要である．

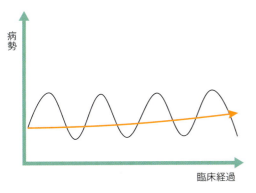

図1 潰瘍性大腸炎の病状進行
長期の経過中，再燃と寛解を何度かくり返す症状

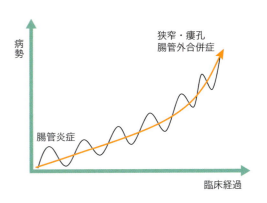

図2 クローン病の病状進行
再燃と寛解をくり返すと病状は進展増悪していく

> **MEMO クローン病の難治症例**
> クローン病症例で再発・増悪しやすく進行性の症例の特徴として，**若年発症例**，**肛門病変合併症例**，**瘻孔や腸管穿孔を生じる穿孔型症例**，**最初の発症時の治療としてステロイド投与を必要とした症例**，**喫煙症例**であることが示されている[4)5)]．また，**外科的治療**を要した症例は，その後の経過で再度の外科治療になる確率が高いこと，**腸管切除術**の症例では吻合部に術後早期から高率に再発することも示されている[6)]．

2) 病変部位による病型分類

IBDにおいては，主要病変部位の存在様式によって病型分類がなされる．これら病型分類が投与される薬剤の剤形や投与法を決定する重要な要因となってくることから，病変部位による病型を正確に診断することは適切な治療方針決定においてきわめて重要となる．

a. 潰瘍性大腸炎の場合

潰瘍性大腸炎は大腸粘膜に限定して病変が形成され罹患範囲は直腸から口側へ連続して広がるが，個々の症例によって病変の広がりは異なり，病変範囲に基づき病型が区別される．病型を判断する検査法としては，注腸造影検査と大腸内視鏡検査が用いられる（第3章3，4-1参照）．活動期においては，注腸検査で使用するバリウムによる直接的粘膜傷害の可能性や，二重造影検査を実施するために行う大腸内への大量の空気の挿入によって生じる腸管過進展刺激による病状悪化が危惧される．そのため，同様に過剰な送気や乱暴な操作を慎しむ注意が必要ではあるが，病型診断は現在では主に大腸内視鏡検査によってなされる．

直腸からの病変の進展範囲によって次のように分類される．

- **直腸炎型**：直腸のみに病変が限定される
- **遠位大腸炎型**：直腸からS状結腸までの範囲に病変が存在する
- **左側大腸炎型**：直腸から下行結腸脾弯曲部までに病変が存在する
- **全大腸炎型**：横行結腸を超え盲腸までの大腸全域に病変範囲を認める
- **右側大腸炎型**：上行結腸に限局した非典型的な病型として時に認められる

> **⚠ Pitfall　潰瘍性大腸炎粘膜病変の非定型例**
>
> 　潰瘍性大腸炎は直腸から連続する病変であり下部大腸の観察のみで診断は可能であるが，再燃時には時に病変が非連続的に存在することがあること，重症例では最も高度な病変部位が深部大腸に存在する場合があることや右側大腸炎型の存在も念頭に置く必要がある．

> **コツ　潰瘍性大腸炎再燃時の大腸検査**
>
> 　病状の悪化を招かない慎重な検査の実施が必要であるが，病型・病勢の適切な判断には下部大腸のみの観察で十分とは言えない．再燃時に開始した治療が十分に効果を発揮しない場合には，初発時の病型にとらわれず改めて全大腸内視鏡観察を行い，病型が変化していないか把握し直すべきである．

b. クローン病の場合

クローン病は全消化管領域に病変を形成するが，主病変の存在部位から次のように分類される．

- **小腸型**：病変は小腸に限局して存在するが，回腸が好発部位である
- **大腸型**：病変は大腸に限局して各部位に非連続的に存在する
- **小腸大腸型**：病変は小腸，特に回腸から大腸に広範に存在する
- **胃・十二指腸型**：病変が胃・十二指腸に存在するが，時には食道にも病変を形成する

> **MEMO　クローン病の胃病変**
>
> 　クローン病の典型的胃病変として**竹の節様外観**がある．主に胃体部小弯側に竹の節様に数条に隆起した粘膜変化が観察される．そのほか，多発するびらん面を形成する場合や高度な病変によって幽門狭窄をきたす症例も存在する．

　クローン病では大腸と小腸に限らず上部消化管を含めた全消化管における画像診断の実施が必要である．通常は組織診断も可能で直接的な粘膜面の観察ができる内視鏡検査が施行されるが，**X線造影検査**もきわめて有用である．X線造影検査は腸管全体を把握しやすく，変形や狭窄そして瘻孔の診断には内視鏡検査より優れている．小腸造影検査には，経口的に投与された造影剤を経時的に追跡撮影して小腸病変を検索する**追腸造影検査法**とゾンデを用いて選択的に小腸の二重造影も可能な**ゾンデ式小腸造影検査法**がある（第3章3参照）．最近，**カプセル型小腸内視鏡検査法**や**バルーン小腸内視鏡検査法**（第3章4-2参照）がクローン病小腸病変の観察に応用され始めている．その他の検査法として，腹部超音波検査（第3章5-1参照），CT，MRI（第3章5-2参照）などもあり，クローン病の特に小腸病変の病型分類や重症度分類への応用が期待されている．

4　IBDの重症度分類

　IBDにおいては各種存在する治療法の中から病態に応じて治療法が選択され治療薬剤の投与量が決定されるが，重症度はそれらを決定する重要な要因となる．病型分類とともに重症度を正確に判別・理解することはIBDの診療を適切に実施するうえできわめて重要である．

> **MEMO** 潰瘍性大腸炎の病型と重症度の関係
>
> 潰瘍性大腸炎においては，重症度は病型と相互に関連している場合が少なくない．**直腸炎型**のほぼ全症例が軽症を呈し，**左側型**では重症例の比率は少なく大部分は中等症から軽症であり，**全大腸炎型**では重症を呈する症例が多い．

a. 潰瘍性大腸炎の重症度分類

潰瘍性大腸炎の重症度分類には**臨床的重症度分類**と**内視鏡的重症度分類**がある．

①臨床的重症度の評価法

潰瘍性大腸炎の重症度を分類し治療の選択や効果判定に用いる試みはさまざまになされいくつかの重症度分類が提唱されてきたが，クローン病のように世界的に統一して用いられる分類が現時点では存在しない．本邦では，厚生労働省難治性腸管障害研究班によって臨床的重症度分類が作製され（第3章2の表1参照），その分類に基づく治療指針案が提唱されている．その他本邦ではSeo's index[7]，欧米ではWalmsley[8]やLichtiger[9]によってclinical activity index（CAI）が提唱された．最近では，主にMayo score（表4）[10]が汎用され，治療効果の判定に用いられている．

表4 Mayo score

①排便回数	
0	潰瘍性大腸炎になる前の1日排便回数と同程度
1	潰瘍性大腸炎になる前の1日排便回数より1〜2回多い
2	潰瘍性大腸炎になる前の1日排便回数より3〜4回多い
3	潰瘍性大腸炎になる前の1日排便回数より5回以上多い
②直腸からの出血	
0	血液なし
1	排便回数の半分以下で少量の血液が見られる
2	ほぼ毎回はっきりした血液が見られる
3	ほぼ血液のみ
③内視鏡所見	
0	正常もしくは寛解期粘膜
1	軽症（発赤，血管透見低下，軽度脆弱性）
2	中等症（著明な発赤，血管透見消失，脆弱性，びらん）
3	重症（自然出血，潰瘍）
④医師による全般評価	
0	正常（完全寛解期）
1	軽症
2	中等症
3	重症

参考：内視鏡所見を除いた合計スコアをpartial Mayo scoreとして用いることがある
文献10より引用

②内視鏡的重症度分類

　潰瘍性大腸炎では病変の主体は大腸粘膜の炎症であることから，直接的粘膜傷害の程度を評価するには全身的重症度と強く相関する内視鏡的重症度を適切に理解することが重要である．しかし，現在のところ，世界的に共通した重症度分類が存在しない問題点がある．

　本邦では厚生労働省難治性腸管障害研究班によって内視鏡的重症度分類が提唱されているが，欧米ではBaronら[11]やRachmilewitz[12]を始め多くのさまざまな内視鏡的重要度分類が提唱されており，基本的にはMatts[13]の分類が基本となっている（第3章4-1の表4参照）．さらに，臨床的重症度と内視鏡的重症度を組合わせた重症度分類としてdisease activity index（DAI）[14]がある．最近，観察者間でのばらつきの少ないulcerative colitis endoscopic index of severity（UCEIS）が開発され，欧米を中心に用いられている[15]．

> **MEMO** 潰瘍性大腸炎の臨床的重症度分類
> 　さまざまな重症度分類が存在するが，おのおのがいかなる相関性を有しているかは不明であり，用いたindexによって重症度判定にズレが生じることも指摘されている．ほとんどの内視鏡的重症度分類では明瞭な潰瘍の存在のみで重症と判断され，重症例をさらに潰瘍病変の相違によって細分化を試みた分類はなく，限局した面としてとらえず連続した面として粘膜病変を評価する重症度分類の確立が望まれる．
>
> **潰瘍性大腸炎の深掘れ潰瘍**
> 　臨床的重症例のなかでもさらに内視鏡的重症度に相違があり，内視鏡的重症度によって内科治療の反応性を判断することの有用性が注目されている．特に深く掘れたような潰瘍が多発する症例は内科治療に難渋する難治重症例である場合が多い．さらにそのような症例ではサイトメガロウイルス（CMV）腸炎の合併例が存在することに注意する必要もある（第5章1参照）．

b. クローン病の重症度分類

　Crohn's disease activity index（CDAI）は，英国National Cooperative Crohn's Disease Studyグループによって作製されたクローン病の疾患活動性を表わす指数である．指数150点を境に非活動期と活動期が分類され，指数の上昇に応じて重症度が上昇する．臨床症状と簡単な血液検査を用いて算出されている（第3章2の表2参照）．現在のところ国際的に共通して用いられる唯一の臨床的活動性を表現する指数である．しかしこの指数には1週間の臨床経過が必要なことや主観的要素が大きいこと，粘膜病変の活動性との間に乖離が存在するなどの問題点がある．**CDAI値が非活動期の値にありながら，腸管には活動性粘膜病変が存在する可能性があることを認識しておく必要がある**．本邦ではCDAIより簡便な重症度分類としてIOIBD評価分類（表5）が用いられている．そのほか，クローン病の発症年齢や病変部位そして個々の症例の発症様式を総合的に勘案した重症度分類としてモントリオール分類（表6）がある．

　IBDの病像・病勢は多彩であり，適切な治療を実施するには個々の症例における病態を反映する病型や重症度を的確に把握することが基本となる．以前にも増してIBD治療法の選択肢が大きく広がりつつある現在，個々の症例の病態を的確に把握して初めてそれらのなかから最適な治療の実施が可能になる．

表5 IOIBD評価スコア

1. 腹痛
2. 1日6回以上の下痢または粘血便
3. 肛門部病変
4. 瘻孔
5. その他の合併症
6. 腹部腫瘤
7. 体重減少
8. 38℃以上の発熱
9. 腹部圧痛
10. 10g/dL以下の血色素

1項目を1点とし，合計スコア数とする．
寛解：スコアが1または0で，赤沈値，CRPが正常化した状態
再燃：スコアが2以上で，赤沈値，CRPが異常な状態

表6 クローン病のモントリオール分類

診断時年齢	A1：16歳以下 A2：17歳から40歳 A3：40歳を超える	
病変部位	L1：回腸 L2：結腸	L3：回腸・結腸 L4：上部（空腸より口側）のみ
病変のbehaviour	B1：炎症型（非狭窄・非穿通） B2：狭窄型	B3：穿通型 p：肛門部病変

B1は診断後一定期間後（5〜10年）経過しても病変のbehaviourが変化しない場合にのみ適応
L4は肛門側の病変が併存する場合には付加する．例：L3＋L4
pはB1からB3に付加する．例：B2p

POINT

- 画像上の特徴的所見から潰瘍性大腸炎とクローン病を的確に鑑別診断すること
- 個々の症例における病型を適切に把握すること
- 個々の症例における重症度を適切に把握すること
- 再燃時には初発時の病型・重症度にとらわれず再度評価すること

文献

1) 松井敏幸：潰瘍性大腸炎の診断基準改訂案（平成21年度），厚生労働科学研究費補助金難治性疾患克服研究事業，難治性炎症性腸管障害調査に関する調査研究（渡辺班），平成21年度総括・分担研究報告書，pp484-488, 2010
2) 松井敏幸：クローン病診断基準．厚生労働科学研究費補助金難治性疾患克服研究事業，難治性炎症性腸管障害調査に関する調査研究（渡辺班），平成24年度総括・分担研究報告書，pp41-45, 2013
3) Faubion WA Jr, et al：Gastroentelogy, 121：255-260, 2001
   → ステロイド未投与の活動期潰瘍性大腸炎患者においてステロイド投与は高率に改善を認めるが，改善に至った患者の半数が1年後にはステロイド依存・抵抗症例になるとの報告で，安易なステロイド投与を戒めている．
4) Cosnes J, et al：Inflamm Bowel Dis, 8：244-250, 2002
   → 多数例の10年にわたる経過解析によって，腸管炎症病変を主体として発症するクローン病が長期の経過中に再燃をくり返す結果，狭窄や瘻孔病変を合併する経過不良患者の比率が次第に増加していくことを報告している．
5) Beaugerie L, et al：Gastroenterology, 130：650-656, 2006
   → クローン病において再燃しやすい患者群と再発しにくい患者群との各種要因で比較分析した結果，若年発症，肛門病変を合併する，発症時に穿孔や瘻孔を形成する穿孔型，治療にステロイド剤投与を必要そして喫煙患者が易再発患者群の特徴と報告した．

6) Katz JA：Gastrointest Endosc, 66：541-543, 2007
　　➡ クローン病では術後再発が高率に生じることは以前から報告されていたが，術後定期的に内視鏡観察を実施すると患者の臨床症状が発現する以前から早期の段階で吻合部を中心に再発が生じることを明らかにした．

7) Seo M, et al：Am J Gastroenterol, 87：971-976, 1992
　　➡ 潰瘍性大腸炎患者の疾患活動性を臨床所見・血液検査から評価する方法で，血便・排便回数・赤沈・ヘモグロビン・アルブミン値を用い計算式により数値化し寛解と活動期を区分している．

8) Walmsley RS, et al：Gut, 43：29-32, 1998
　　➡ 主な臨床症状である排便状態と血便そして全身状態に腸管外症状の有無から活動性を評価する方法で，日中の便回数・夜間の排便回数・排便切迫性・血便の程度・全身状態・腸管外合併症の有無を点数化している．

9) Lichtiger S, et al：N Engl J Med, 330：1841-1845, 1994

10) Schroeder KW, et al：N Engl J Med, 317：1625-1629, 1987
　　➡ 治療薬剤の効果判定を目的に開発された潰瘍性大腸炎の活動指数で治療前後の病勢の変化を捉えるように工夫され，臨床症状とともに内視鏡検査結果を組合わせ治療効果判定基準として現在最も汎用されている．

11) Baron J H, et al：Br Med J, 298：89-92, 1964
　　➡ 大腸内視鏡観察における出血の程度に基づき分類された評価法で，正常粘膜あるいは自然出血・易出血性なしを0点，自然出血はないが易出血性を2点，0点と2点の間の所見を1点，自然出血・易出血性を3点と判断する．

12) Rachmilewitz D,：Br Med J, 273：82-86, 1989
　　➡ 臨床的活動性の評価法と区別して開発された内視鏡的評価法で，粘顆粒状変化・血管透見像・粘膜脆弱度・粘膜損傷（粘液・線維素・滲出物・びらん・潰瘍）の4項目を点数化した合計点で表示する．

13) Matts SG,：Q J Med, 30：393-407, 1961
　　➡ Baronの分類同様出血所見を中心に分類されており，正常を1点，軽度の接触出血を伴う顆粒状粘膜2点，粘膜の顕著な顆粒化および浮腫化，接触出血および自然出血3点，出血を伴う粘膜の重症潰瘍4点に点数化している．

14) Sutherland LR, et al：Gastroenterology, 92：1894-1898, 1987
　　➡ 潰瘍性大腸炎における注腸剤の有効性を判断する際の評価法として開発された方法で，患者の排便回数，血便の程度，医師による全般的評価に加え内視鏡所見を組合わせ総合的に病勢が評価できるようになっている．

15) Travis SP, et al：Gut, 61：535-542, 2012
　　➡ 現在最も汎用されているMayo scoreの内視鏡分類は簡便ではあるが観察者間のバラつきが大きいことから，内視鏡観察による評価項目を増やして評価者間のバラつきを少なくするように工夫された内視鏡的活動指数である．

第3章 IBDの診断

2 血液検査所見の見かた

飯島英樹

IBDの診断，疾患活動性の評価，治療効果の判定には，単独の方法で評価しうる"ゴールド・スタンダード"は存在しない．血液検査は日常的に用いられるが，血液検査だけでは十分な評価が困難な場合もあり，問診・診察に加え，必要に応じて消化管造影，内視鏡，CT，MRIなどの画像検査を行う必要がある．本項ではIBD診療における血液検査所見の見かたについて概説する．

1 IBD患者の診断，評価

1) 貧血

潰瘍性大腸炎，クローン病のいずれにおいても，消化管出血に伴い，鉄欠乏性貧血が認められることが多い．この際，ヘモグロビン，ヘマトクリット，MCV（平均赤血球容積），血清鉄，フェリチンの低下，UIBC（不飽和鉄結合能）の増加が認められる[1]．

> **コツ**
> 小腸に病変をもつクローン病患者では，吸収障害や腸内細菌の異常などによりビタミンB_{12}や葉酸欠乏に伴う大球性貧血が起こることがあり，定期的なモニタリングが必要である[1]．

2) 炎症

IBDでは，腸管の炎症を反映して，**白血球数，血小板数の増加，ESR**（赤血球沈降速度）の**亢進，CRPの上昇**が認められることが多い．

> **Pitfall**
> IBDにおいて，腸管炎症とCRP値は相関する場合が多いが，炎症の増悪時でもCRPの異常が認められない患者も少なからず存在する[2]．

> **コツ**
> IBDの重症度の評価法にはさまざまなものがあるが，代表的なものに厚生労働省班会議による潰瘍性大腸炎の重症度分類（表1）[3]やクローン病に対するCDAIがある（表2）[4]．それらによる重症度評価にはヘモグロビン，ヘマトクリットやESRが組み込まれている．

表1　潰瘍性大腸炎重症度分類（難治性炎症性腸管障害に関する調査研究班）

	重症	中等症	軽症
1) 排便回数	6回以上	重症と軽症の中間	4回以下
2) 顕血便	（＋＋＋）		（＋）〜（−）
3) 発熱	37.5℃以上		（−）
4) 頻脈	90/分以上		（−）
5) 貧血	Hb 10g/dL以下		（−）
6) 赤沈	30mm/時以上		正常

・重症とは1) および2) のほかに全身症状である3) または4) のいずれかを満たし，かつ6項目のうち4項目以上を満たすものとする
・軽症は6項目すべてを満たすものとする
・重症の中でも特に症状が激しく重篤なものを劇症とし，発症の経過により急性劇症型と再燃劇症型に分ける
・劇症の診断基準：以下の5項目をすべて満たすもの
　①重症基準を満たしている　②15回/日以上の血性下痢が続いている　③38℃以上の持続する高熱がある　④10,000/mm^{3}以上の白血球増多がある　⑤強い腹痛がある
文献3より引用

表2　クローン病の活動示標：CDAI（Crohn's disease activity index）

1.	過去1週間の軟便または下痢の回数	×2＝y1
2.	過去1週間の腹痛（下記スコアで腹痛の状態を毎日評価し，7日分を合計する） 0＝なし，1＝軽度，2＝中等度，3＝高度	×5＝y2
3.	過去1週間の主観的な一般状態（下記スコアで一般状態を毎日評価し，7日分を合計する） 0＝良好，1＝軽度不良，2＝不良，3＝重症，4＝激症	×7＝y3
4.	患者が現在もっている下記項目の数 1) 関節炎/関節痛 2) 虹彩炎/ぶどう膜炎 3) 結節性紅斑/壊疽性膿皮症/アフタ性口内炎 4) 裂肛，痔瘻または肛門周囲膿瘍 5) その他の瘻孔 6) 過去1週間の37.8℃以上の発熱	×20＝y4
5.	下痢に対してロペミン®またはオピアトの服用 0＝なし，1＝あり	×30＝y5
6.	腹部腫瘤 0＝なし，2＝疑い，5＝確実にあり	×10＝y6
7.	ヘマトクリット（Ht） 　男（47－Ht） 　女（42－Ht）	×6＝y7
8.	体重：標準体重 $100 \times \left(1 - \dfrac{体重}{標準体重}\right)$	×1＝y8

$$CDAI = \sum_{i=1}^{8} y_i$$

150〜220：軽症，220〜450：中等症，450以上：重症

3）栄養状態

　IBD 患者のうち，特に活動性小腸病変を有するクローン病患者において，栄養障害が認められることが多い．栄養障害は，食事摂取不良，腸管でのタンパクやその他の栄養素の吸収不良，漏出により起こる．IBD の活動性の増悪に伴い**血清タンパク，アルブミン，コレステロール，コリンエステラーゼ，rapid turnover protein，血中金属が低下**することが多い（表3）．

表3 病態の評価のために用いられる血液検査項目

分類	検査項目	評価・欠乏症による障害
タンパク,糖,脂質	総タンパク質	低栄養・肝臓のタンパク合成機能・ストレスによる代謝変化・創傷からの喪失を反映
	アルブミン	
	コリンエステラーゼ	肝臓でのタンパク合成能を反映
	トランスフェリン,トランスサイレチン(プレアルブミン),レチノール結合タンパク	早期のタンパク合成を反映
	BUN	窒素代謝を反映
	クレアチニン	筋肉量と相関
	空腹時血糖	糖代謝を反映
	総コレステロール,中性脂肪	脂質代謝を反映
電解質	Na, K, Cl	水分,電解質・酸塩基平衡異常を反映
	Ca	テタニー,骨軟化症,骨粗鬆症
	Mg	痙攣,不整脈
	P	知覚異常,意識障害
微量元素,金属	亜鉛	腸性肢端皮膚炎,皮疹,味覚障害
	銅	貧血,汎血球減少
	セレン	下肢筋肉痛,心筋障害,爪の白色化
	鉄	低色素性貧血
ビタミン	ビタミンA	夜盲症
	ビタミンE	知覚障害,運動失調
	ビタミンB_{12}	貧血
	葉酸	貧血
内分泌	副甲状腺ホルモン	骨粗鬆症

> **MEMO** IBD患者では血清25(OH)Dの低下,低カルボキシル化オステオカルシン(ucOC)の上昇などビタミンD,Kの欠乏を反映するマーカーの異常が高頻度に認められるとともに,高頻度に骨密度の低下がみられる.経過中のステロイド投与,炎症,無月経なども骨密度の低下の原因となる[5].

4) 血液凝固異常

IBDでは,**血小板数の増加**に加え,**血小板機能も亢進**し,**フィブリノゲン,Ⅷ因子が増加**するために,凝固能が亢進し,血栓症の原因となることがある.

5) 肝・胆道系障害

肝臓への脂肪沈着や薬剤の影響により,IBD患者の約30%で肝機能異常が起こるとされる.原発性硬化性胆管炎(PSC)は,特に潰瘍性大腸炎患者で多くみられる合併症である[6].

6）感染症

IBDの診断のためには感染性腸炎の除外が必須である（第3章6参照）．血液検査では，**抗赤痢アメーバ抗体，抗エルシニア抗体，抗サイトメガロウイルス抗体，サイトメガロウイルス抗原・アンチゲネミア法（C7-HRP，C10, C11など）** などが用いられる．

> **MEMO** IBDの血液診断マーカー
> クローン病患者においては抗 *Saccharomyces cerevisiae* 抗体（ASCA）の陽性率が高く，潰瘍性大腸炎患者ではperinuclear anti-neutrophil cytoplasm autoantibodies（p-ANCA）の陽性率が高い[7]．しかしながら，潰瘍性大腸炎，クローン病の鑑別に十分な感度，特異度はなく，現在のところ保険適応ではない．

2 IBD治療薬使用時の血液検査のポイント

1）5-ASA

5-ASAでは，**白血球，血小板減少，肝機能障害，膵炎などの副作用**報告がある．サラゾスルファピリジンの内服により，葉酸の吸収阻害をきたし，貧血の原因となることがある．

2）ステロイド

糖尿病，続発性副腎不全，日和見感染症などさまざまな副作用があり，血液検査を定期的に行い，経過をみる必要がある．

3）免疫調節薬，免疫抑制薬

免疫調節薬〔アザチオプリン（AZA），6-メルカプトプリン（6-MP）〕の副作用として，骨髄抑制による白血球減少が起こることがあるため，本剤開始後および増量後には注意が必要である．肝機能障害，膵炎が発症することもある．シクロスポリン，タクロリムスにより腎機能障害，日和見感染症が認められることがあり，定期的に血液検査を行う．

> **MEMO** AZAは6-MPのプロドラッグであり，6-MPは活性代謝体である6-thioguanine nucleotides（6-TGN）に変換される．6-TGN濃度には代謝酵素であるthiopurine methyltransferase（TPMT）活性が関与しており，効果・副作用発現との関連が示唆されているが，現在のところ6-TGN，TPMTなどの測定は保険適応となっていない．シクロスポリン，タクロリムスは定期的に血中濃度をモニタリングし，至適な血中濃度を保つ必要がある．

4）抗TNF-α抗体製剤

抗TNF-α抗体製剤は強い免疫抑制により感染症のリスクが生じるため，定期的なモニタリングが必要である．特に潜在性結核患者については抗体製剤使用前に十分なスクリーニングが必要である．従来，ツベルクリン反応が用いられていたが，それに加えてクオンティフェロン®

やTスポット®.TBのような**インターフェロン-γ遊離試験**(interferon-γ releasing assay：**IGRA**)が用いられている．

> **POINT**
> - 血液検査は主に，活動性，栄養状態の評価，感染症の除外，薬剤の副作用のチェックに用いられる
> - IBDは血液検査だけでは診断できない．臨床症状，画像所見などと総合して，病態を考える

文献

1) Dignass AU, et al：J Crohns Colitis, 9：211-222, 2015
   ⇒ ECCO (European Crohn's and Colitis Organisation) によるIBDでの鉄欠乏性貧血でのコンセンサスが示されている．
2) Mack DR, et al：Pediatrics, 119：1113-1119, 2007
   ⇒ 小児の軽症のクローン病患者の21％，軽症潰瘍性大腸炎患者の54％でヘモグロビン，血小板，ESR，アルブミン値のいずれもが正常であったと報告されている．
3) 厚生労働科学研究費補助金 難治性疾患等政策研究事業「難治性炎症性腸管障害に関する調査研究」(鈴木班) 潰瘍性大腸炎・クローン病診断基準・治療指針 平成27年度分担研究報告書 別冊 p2
4) Best WR, et al：Gastroenterology, 70：439-444, 1976
   ⇒ 計算が煩雑なため日常診療での使用には向かないが，クローン病活動性評価のための国際基準として最も用いられている．
5) Iijima H, et al：Curr Opin Clin Nutr Metab Care, 15：635-640, 2012
   ⇒ IBD患者においてビタミンDやビタミンKの欠乏が高頻度に認められる．
6) Lee YM & Kaplan MM：N Engl J Med, 332：924-933, 1995
   ⇒ 潰瘍性大腸炎患者の5％がPSCを合併し，PSC患者の90％が潰瘍性大腸炎を合併すると報告されている．
7) Reumaux D, et al：Best Pract Res Clin Gastroenterol, 17：19-35, 2003
   ⇒ クローン病患者の48〜69％でASCAが陽性であり，p-ANCAは潰瘍性大腸炎患者の45〜82％，クローン病患者の2〜28％で陽性である．

3 X線診断：IBDにおける X線診断の役割とは？

横山　薫

　IBDの診断は詳細な医療面接と身体所見，X線検査や内視鏡検査などの画像診断により総合的に行われる．

　画像診断で最も重要なことは，疾患に特徴的な所見，腸管の炎症の程度や病変の分布，腸管合併症の有無など病変の全体像を把握することである．内視鏡検査が有用な点は，局所の詳細な観察と病変部より生検診断が行えることである．しかし病変の罹患範囲や分布など全体像の把握には，X線を用いた造影検査が威力を発揮する．本項ではクローン病と潰瘍性大腸炎についてX線診断の検査手技や有用性，典型的な所見について解説する．なお，鑑別診断については別項（第3章6）を参照されたい．

1 クローン病におけるX線診断

　クローン病は小腸および大腸を主座とし，口から肛門まで消化管のいずれの部位にも病変が発生しうる疾患である．病変は非連続性に存在し，潰瘍やびらんに加え，腸管狭窄や瘻孔，膿瘍形成などの合併症も高頻度に認められる．

1）クローン病に行われるX線検査法

・小腸病変：小腸造影（経口法，ゾンデ法，逆行造影法）
・大腸病変：注腸造影法

a. 経口法

　造影剤を経口的に服用させ，小腸内の移動を追跡，観察する[1]．充盈像（じゅうえい）が主体となり，適宜圧迫を加えて小腸係蹄を分離し病変を検索する．患者への負担は少ないが，癒着で分離が不十分になったり，慣れないと微細な病変の描出は難しい．

b. ゾンデ法

　経鼻的に小腸造影用のチューブをX線透視下にTreiz靱帯近傍まで挿入して造影剤と空気を注入し，二重造影像を得る精密検査法である．まず，充盈像を撮影し，次に圧迫検査を行い，その後空気を注入して二重造影を行う．造影剤と空気の量を調節でき，微細な病変の描出に優れるが，チューブ挿入，留置に伴う患者の負担が大きい．

c. 注腸造影法

　経肛門的に挿入したチューブより造影剤と空気を注入して二重造影像を得る．

d. 逆行造影法

クローン病は下部回腸〜回腸末端が好発部位であり，注腸造影検査の際に回盲弁を超えて造影剤を回腸に流入させ，病変の描出を試みる方法である．

2) X線検査の有用性

クローン病においてX線造影検査は，**小腸病変や腸管合併症を有する症例の評価に威力を発揮する**．

- 小腸病変：クローン病にバルーン式小腸内視鏡が施行される機会も増えている（第3章4-2参照）．しかし，狭窄部のスコープ通過不能のほかに，外科手術後や腹腔内の炎症の波及による癒着の存在により，深部小腸への挿入が困難な場合が少なくない．全小腸における病変の分布の把握には小腸造影の方が有用かつ患者への負担も少ない．
- 腸管狭窄合併例：スコープの狭窄部通過不能例において，狭窄部以深の病変の範囲，狭窄の程度や長さ，腸管変形などの評価に有用である．
- 瘻孔合併例：瘻孔の開口部を内視鏡で同定することは困難な場合が多い．造影検査は瘻孔の描出に優れ，瘻孔の存在部位の同定や瘻孔の先に膿瘍形成があれば，造影剤の貯留として描出される場合もある．

3) クローン病のX線所見

クローン病の診断基準（表1）[2]にある主要所見と副所見のX線所見について解説する．

a. 縦走潰瘍（主要所見-A）

腸管の長軸方向に4〜5cm以上の長さを有する潰瘍を指す．小腸では腸間膜付着側に存在し，1条で長く，くっきりした深い潰瘍を形成する．その周辺に炎症性ポリープを伴うことも多い[3]．偏側性の変形を呈し，再燃，寛解をくり返すと管腔の狭小化をきたし，進行すると腸間膜付着側に偏った非対称性の狭窄へと進展する（図1A）[4]．小腸病変は下部回腸〜回腸末端に存在することが多い．大腸では結腸ひもに一致して潰瘍形成し，3本みられることもある（図1B）．

表1 クローン病の診断基準

1. 主要所見	A. 縦走潰瘍
	B. 敷石像
	C. 非乾酪性類上皮細胞肉芽腫
2. 副所見	a. 消化管の広範囲に認める不整形〜類円形潰瘍またはアフタ[注1]
	b. 特徴的な肛門病変[注2]
	c. 特徴的な胃・十二指腸病変[注3]

注1：典型的には縦列するが，縦列しない場合もある．また，3カ月以上恒存することが必要である．また，腸結核，腸型ベーチェット病，単純性潰瘍，NSAIDs潰瘍，感染性腸炎の除外が必要である．
注2：裂肛，cavitating ulcer，痔瘻，肛門周囲膿瘍，浮腫状皮垂など．「クローン病の肛門病変肉眼所見アトラス」を参照し，クローン病に精通した肛門病専門医による診断が望ましい．
注3：竹の節状外観，ノッチ様陥凹など．クローン病に精通した専門医の診断が望ましい．
第3章1の表3も参照．
文献2より一部引用

b. 敷石像（主要所見-B）

　縦走潰瘍とその周囲の炎症性変化による残存粘膜部が，半球状や角が丸いレンガ状に隆起した所見を指す．イモムシ状，糸状の形態をしたものでも区域性にびっしり密在したものは敷石像に含める[5]とされる（図2A，B）．治療により消退し，炎症性ポリープを伴う粘膜面へと移行する．

c. 不整形潰瘍，アフタ（副所見-a）

　不整形潰瘍やアフタは，縦走潰瘍や敷石像などの主病変に付随する所見である．アフタは中央に微小バリウム斑を有する小さな透亮像として認められ，腸管の長軸方向に縦走配列することが特徴とされる（図3）．なお，アフタはクローン病の初期病変と考えられている．

d. 裂溝，瘻孔

　裂溝とは壊死や好中球浸潤層に囲まれた幅の狭い切り込み状の潰瘍で，造影検査では腸管の軸に直交する線状の陰影として描出される（図4A）．裂溝が腸壁を穿通し脂肪組織あるいは隣接臓器に達したのが瘻孔である（図4B）[6]．

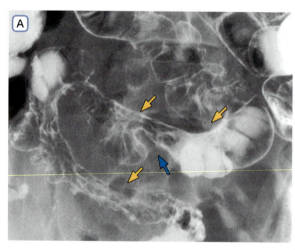
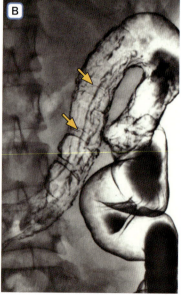

図1　クローン病の縦走潰瘍のX線像
A）小腸の縦走潰瘍と偏側性変形：小腸に縦走潰瘍を認め（→），偏側性変形と腸管の狭窄を認める（→）
B）大腸の縦走潰瘍：横行結腸に縦走潰瘍を認める（→）

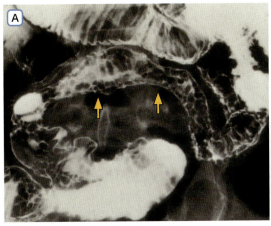
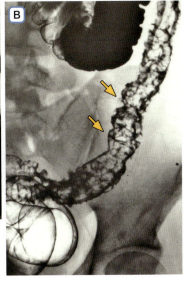

図2　クローン病の敷石像
A) 小腸．回腸に敷石像を認め，腸管は変形，狭小化している（→）
B) 大腸．下行結腸に敷石像を認める（→）

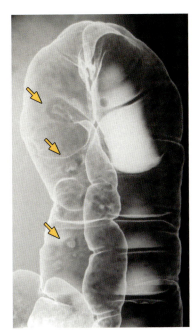

図3　クローン病の大腸の不整形潰瘍，アフタ
横行結腸の中央にバリウム斑を有する透亮像を認め，腸管の長軸方向に縦列傾向にある（→）

> **コツ**　クローン病は肛門病変の合併例が多く，肛門痛や肛門狭窄を伴っている場合がある．注腸造影の際，チューブの挿入に注意を要する．狭窄の程度により細径のチューブを用いるようにする．

> **Pitfall**　クローン病では狭窄による通過障害を起こしやすい．造影検査の前に腹部単純X線撮影を行い，ニボー像など明らかな閉塞所見がないことを確認する．注腸造影で下剤を内服させる場合も事前の確認が必要である．

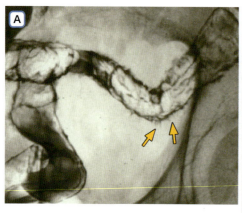
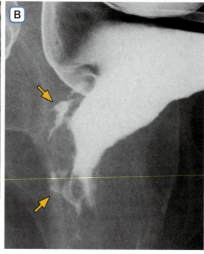

図4　クローン病の裂溝と瘻孔
A) 大腸の裂溝潰瘍．S状結腸〜下行結腸に腸管の軸に直行する線状の陰影を認める (→)
B) 直腸の瘻孔．注腸造影にて直腸から管腔外へ造影剤の流出を認める (→)

2 潰瘍性大腸炎におけるX線診断

潰瘍性大腸炎は大腸内視鏡検査で特徴的な所見が観察され，診断がつくことが大部分である．最近は潰瘍性大腸炎に対してX線検査（注腸造影）を施行する機会は減少してきている．

1) 潰瘍性大腸炎に行われるX線検査法

・注腸造影検査法：経肛門的に挿入したチューブを用いて造影剤を注入する．血便や下痢が著明な活動期に行う際は，造影剤による充盈像のみとする．造影剤や過剰な送気が病勢を増悪させる可能性があるため，無理に二重造影を行う必要はない．

2) X線検査の有用性

注腸造影の役割は，**病変の程度と罹患範囲を決定すること**である[4)7)8)]．内視鏡検査では疼痛のために全大腸の観察が行えないこともあり，治療方針決定のためにも病変範囲や重症度の判定が必要である．

3) 潰瘍性大腸炎のX線所見

潰瘍性大腸炎の診断基準の注腸X線検査の所見として下記があげられている[9)]（表2）．

a. 粗ぞうまたは細顆粒状の粘膜表面のびまん性変化

正常大腸粘膜にみられる無名溝（fine network pattern）が破壊消失した像として認められる[7)]．

b. 多発性のびらん，潰瘍

側面像でびらんや潰瘍による腸管辺縁の毛羽立ち像（spicula）を認める（図5）．下掘れの深い潰瘍は管腔辺縁の突出像として描出され，カラーボタン様潰瘍と称される[4)10)]．

表2 潰瘍性大腸炎の診断基準

b) 画像検査
　②注腸X線検査
　　1) 粗ぞうまたは細顆粒状の粘膜表面のびまん性変化
　　2) 多発性のびらん，潰瘍
　　3) 偽ポリポーシス
　　4) その他として，ハウストラの消失（鉛管像）や腸管の狭小・短縮

第3章1の表2も参照．
文献9より一部引用

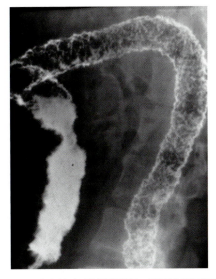

図5　潰瘍性大腸炎活動期の注腸造影所見
ハウストラは消失し，連続性，びまん性にバリウム斑が認められ，管腔の辺縁は毛羽立ち像を認める

c. 偽ポリポーシス（炎症性ポリープ）

　消化管に多発性の潰瘍が発生して，潰瘍と潰瘍の間に残存した粘膜が再生過程でポリープ様に隆起する状態を称し，半球状や棍棒状の隆起が多い．一部は癒合して粘膜橋（mucosal bridge）や粘膜垂（mucosal tag）と呼ばれる比較的大きな隆起を形成することもある[4]．

d. ハウストラの消失（鉛管像）と腸管の狭小・短縮

　潰瘍性大腸炎では炎症細胞浸潤が全周性，連続性に均等に惹起されるため，両側性に腸管の短縮や狭小化が出現する．ハウストラが消失し鉛管像を呈する[4)7)8]．

> **MEMO　中毒性巨大結腸とは**
>
> 　重症の潰瘍性大腸炎により腸管が弛緩性に拡張した状態を指す．通常横行結腸に認められる．**背臥位の腹部単純X線でハウストラが消失した横行結腸の拡張**（6〜7cm以上）として認められる．穿孔を高率にきたしやすく，緊急大腸切除術の適応とされていた[8]．最近は内科治療で改善を得たとの報告[10]もされているが，このX線像を認めたら外科と相談し手術のタイミングを逸しないようにする．

　潰瘍性大腸炎活動期では頻回の下痢や血便で残便が少ない場合が多く，注腸造影の前に下剤の内服は必要ないことが多い．また，造影の際は，腸管への負担を軽減するために，バリウムにステロイド剤（当院ではプレドニゾロン20mg）を混入させている．

4) 潰瘍性大腸炎寛解期のX線所見

　活動期の重症度により寛解期の所見は異なる．軽症ではほとんど痕跡なく治癒するが，中等症以上の炎症が高度であった例では，ハウストラの消失，腸管の狭小化や短縮が認められる．潰瘍の治癒に伴い，瘢痕像や炎症性ポリープ（図6）が認められる．
　潰瘍性大腸炎でも経過中に炎症をくり返し，スコープが通過しない腸管狭窄をきたす症例も

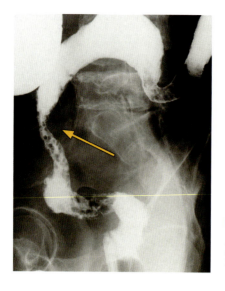

図6 潰瘍性大腸炎寛解期の注腸造影所見

ハウストラは消失，鉛管像を呈し，炎症性ポリープ（⇒）も多発している．この症例は炎症性ポリープが多発している部分で腸管狭窄をきたし細径スコープが通過しなかった

少数ながら認められる．このような症例には注腸造影を行うことで口側腸管の情報を得ることができる．

本項では最小限のポイントを述べるに留まるが，これを期にIBDのX線診断に興味をもち，学んでいただければ幸いである．

POINT

- IBDの診断には，病変範囲や疾患の活動性，重症度など，その症例の全体像を的確にとらえることが重要である
- 最良の治療法を選択するためには，病態の全体像を評価することが必要不可欠であり，X線診断はこの一端を担う
- IBDのX線所見は病期や病型でも異なり，非常に多彩で奥が深い
- X線を用いた造影検査を行う際にはこまめにスイッチを切るようにし，X線の被曝量を極力少なくなるようにする

文 献

1) 八尾恒良，他：胃と腸，38：990-1004，2003
   → 胃と腸 vol38 No.7は主題が「消化管炎症性疾患におけるX線検査の有用性」でIBDにおけるX線検査の有用性が詳細に述べられているので参照されたい．
2) クローン病診断基準（2013年1月改訂），厚生労働科学研究費補助金 難治性疾患等政策研究事業「難治性炎症性腸管障害に関する調査研究（鈴木班）」平成27年度分担研究報告書，pp17-18，2016
3) 渡辺英伸，他：胃と腸，13：351-373，1978
4) 森山智彦，他：Pharma Medica，26：15-18，2008
5) 八尾恒良：胃と腸，32（胃と腸増刊号「炎症性腸疾患1997」）：317-326，1997
   → 胃と腸1997年増刊号「炎症性腸疾患1997」は潰瘍性大腸炎とクローン病について画像診断，病理診断，鑑別診断まで詳細に解説されており目を通しておくべき1冊である．
6) 飯田三雄：胃と腸，32（胃と腸増刊号「炎症性腸疾患1997」）：341-350，1997
7) 宋 祐人，他：Medical Practice，22：765-769，2005
8) 青柳邦彦，他：「胃と腸用語辞典」（八尾恒良/監，牛尾恭輔，他/編），p210，医学書院，2002
   → 消化器医として知っておくべき基本的な事項が1ページずつ記載されており1冊丸ごと目を通しておくべきである．
9) 棟方昭博，他：厚生省特定疾患難治性炎症性腸管障害調査研究班 平成9年度研究報告書：pp123-125，1998
10) 小林清典，他：胃と腸，38：1017-1027，2003
    → 文献1と同様

第3章 IBDの診断

4 内視鏡診断

1) 大腸内視鏡

上野義隆, 田中信治

IBDの診断に内視鏡検査は必須であり検査技術や機器の進歩と普及により, その重要性がますます増加している. また治療効果の判定や再燃予測においても内視鏡検査の活用範囲が広まっている. したがってIBD患者を診療する際には内視鏡的特徴を十分把握するとともにその適応と限界を周知する必要がある. 本項ではIBD, 特に潰瘍性大腸炎とクローン病における一般的な内視鏡所見を概説する.

1 IBDにおける大腸内視鏡検査の適応と目的

出血や下痢など, 大腸に炎症を疑わせる症状があれば診断目的に大腸内視鏡を考慮する. 診断確定後も治療内容の決定や罹患範囲の判定, あるいは治療効果判定にも内視鏡検査は重要である. さらに大腸癌のサーベイランス目的としても用いられる. 以下, **表1**に適応と目的を列挙する[1].

① 前処置について: 大腸内視鏡の腸管前処置法は寛解期では**経口腸管洗浄液**を用いる場合が多い. しかし重症例では洗浄液の内服のみで増悪することがあり, **頻回の血性下痢を伴う場合は無処置で直腸からS状結腸くらいまで観察**する. 大腸深部への内視鏡の挿入は患者の苦痛が強いし, 検査後に病状が悪化する誘因になる.

② 潰瘍性大腸炎はびまん性, 連続性の病変を特徴とするが, 直腸粘膜が自然治癒や治療による影響で, 一見正常にみえることがある. しかし, 注意深く観察すると血管走行の異常や粘膜の凹凸が見られることが多い. **インジゴカルミン撒布し, 拡大するとピットの配列の乱れを確認できる**. 生検による病理組織診断では炎症の名残りがみられる.

③ 病理診断で**陰窩膿瘍や杯細胞減少は感染性腸炎でもみられ, 潰瘍性大腸炎に特異的な病理所見ではない**. したがって病理所見コメントで潰瘍性大腸炎にcompatibleと記載されていても, 必ずしも潰瘍性大腸炎と診断確定されるわけではないことを認識しておく必要がある.

表1 IBDにおける大腸内視鏡検査の意義
● 腸炎の診断
● 潰瘍性大腸炎とクローン病の鑑別
● 病変の範囲の評価
● 病変の活動性の評価
● 疾患の再燃の有無
● 治療効果の確認
● 合併症やX線所見の確認
● 大腸癌・dysplasiaのスクリーニング
● 説明のできない下痢の評価
● 腸管狭窄の治療
● 術中内視鏡

文献1より引用

表2 IBDにおける大腸内視鏡観察のポイント
● 炎症の程度
● 罹患範囲と部位
● 連続性の有無
● 辺縁粘膜および周囲粘膜の性状
● 潰瘍，アフタの形態と配列
● 過去の炎症の既往

2 IBDにおける大腸内視鏡観察のポイント

　IBDにおける大腸内視鏡観察のポイントとして表2の項目を把握しながら行う．具体的な所見として，**発赤**，**浮腫**，**出血**，**粘液分泌**，**アフタ様びらん**，**潰瘍**，**敷石像**，**狭窄**などに注目し検査を行う．発赤は出血，充血か血管増生か，浮腫は原局性かびまん性か，出血は自然出血か接触出血かを判断する必要がある．

・**粘液分泌**：小黄白色点を伴う発赤した細顆粒状粘膜は潰瘍性大腸炎に特徴的な所見である．アフタ様びらんも多くのIBDで認められる所見である．感染性腸炎では炎症性滲出物などにより汚い印象である．

・**潰瘍**：形態と病変部位を把握する．円形，地図状，不整形潰瘍は多くの疾患でみられるため診断の鑑別としては使いにくい．クローン病は**縦列する不整形潰瘍やアフタ**を形成することがあり，配列の把握も必要である．ベーチェット病や単純性潰瘍は深掘れ傾向の潰瘍を形成する．**縦走潰瘍**はクローン病や虚血性腸炎で特徴的な所見であるが，感染性腸炎，薬剤性腸炎，潰瘍性大腸炎でもみられることがある．輪状潰瘍は腸結核に特徴的な所見であるが，腸結核は多彩な潰瘍を形成するため診断の際注意が必要である．潰瘍の局在部位に関しては大腸では結腸ひも付着側，小腸では腸間膜付着側との関係を把握する．

・**敷石像**：クローン病に特徴的な所見で診断基準の主要所見になっているが，大腸では潰瘍性大腸炎や腸結核でもみられることがあり，注意が必要である．

・**狭窄**：多くのIBDで生じる可能性があるが，クローン病，虚血性腸炎，腸結核，薬剤性腸炎で頻度が高い．

3 潰瘍性大腸炎の大腸内視鏡像と重症度分類

1）活動期の大腸内視鏡像

　活動期には粘膜は混濁して浮腫状となり，血管透見は消失し，粘膜表面は粗ぞうで細顆粒状を呈する（図1, 2）．また，発赤，びらん，膿性粘液の付着がみられ，粘膜は脆弱で易出血性を呈する（図3）．炎症が強くなるとさらに浮腫は増強し，潰瘍を形成する（図4）．重症にな

[潰瘍性大腸炎活動期]

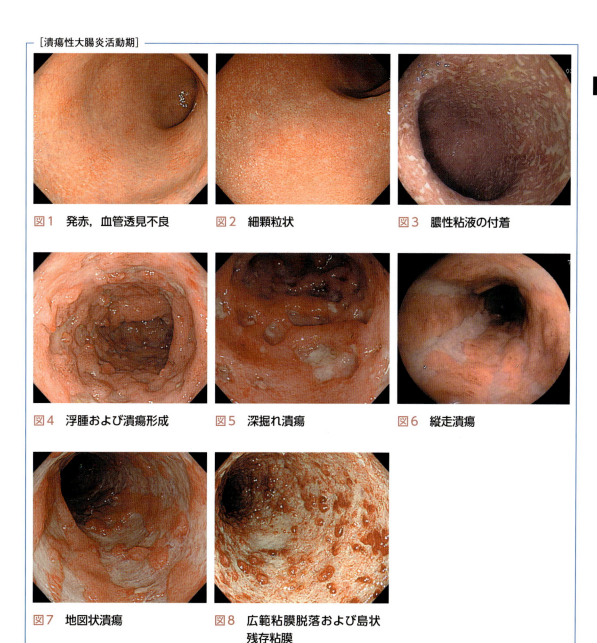

図1　発赤，血管透見不良
図2　細顆粒状
図3　膿性粘液の付着
図4　浮腫および潰瘍形成
図5　深掘れ潰瘍
図6　縦走潰瘍
図7　地図状潰瘍
図8　広範粘膜脱落および島状残存粘膜

ると広範囲な自然出血がみられ，地図状，縦走，類円形などさまざまな形態の潰瘍を生じるが（図5〜7），広範な粘膜障害では粘膜脱落により島状に取り残された残存粘膜がポリープ状に見える（図8）．基本的にこれらの所見が**直腸下端から口側に向かって連続性，びまん性にみられ健常粘膜が介在しないことが潰瘍性大腸炎の特徴**である．しかし，特に治療例ではしばしば深部大腸に病変が限局したり，直腸より深部大腸に重篤な病変が限局することがあるので注意が必要である．

2）寛解期の大腸内視鏡像

寛解期には炎症所見は消失し血管透見像も回復する．軽症例では完全に回復して正常血管網

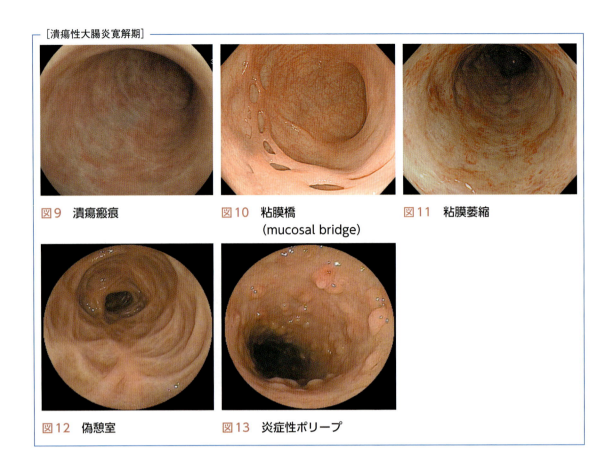

[潰瘍性大腸炎寛解期]

図9　潰瘍瘢痕
図10　粘膜橋 (mucosal bridge)
図11　粘膜萎縮
図12　偽憩室
図13　炎症性ポリープ

がみられるようになるが，重症例では血管透見が不良であることが多く，血管網が回復しても走行が不規則な枯れ枝状，樹枝状の血管網を呈し，多発潰瘍瘢痕，粘膜橋（mucosal bridge）の形成をみることがある（図9〜11）．また炎症が強く深い潰瘍がみられた場合には，炎症性ポリープや管腔の狭小化，襞壁集中，偽憩室形成を認めることがある（図12, 13）．残存粘膜が島状に取り残されると偽ポリポーシス像を呈する．

3) 潰瘍性大腸炎の内視鏡的重症度分類

　　内視鏡的重症度分類は臨床的重症度と相関し，治療方針の決定に有用である．現在用いられる頻度の高いものとして，海外の4つの分類と厚生労働省研究班の分類を紹介する．
　　Mayoの内視鏡分類（表3）は最近の潰瘍性大腸炎関連の大規模な臨床試験で頻用されている[2]．Matts分類（表4）はMayo分類と同様，4段階評価であるが，顆粒状粘膜や浮腫も加味されている[3]．本邦では厚生労働省難治性炎症性腸管障害に関する調査研究班による基準（案）がよく用いられており，表5のごとく軽症，中等度，強度の3段階に分類され[4]，この分類はMatts分類に近いものである．一方，1989年Rachmilewitzは顆粒像，血管透見像，脆弱性および粘膜損傷の4項目をスコア化し，合計0〜12点のindexを提唱している（表6）[5]．治療による経時的変化をとらえやすくなっていることが特徴である．最近では統計学的解析手法により検者間のばらつきを少なくしたUCEIS（ulcerative colitis endoscopic index of severity）などもよく用いられている[6]．

表3 Mayoの内視鏡所見分類（潰瘍性大腸炎）

グレード	所見
0	正常または非活動性所見
1	軽症（発赤，血管透見像不明瞭，軽度の易出血性）
2	中等症（著明発赤，血管透見像消失，易出血性，びらん）
3	重症（自然出血，潰瘍）

文献2より引用

表4 Mattsの内視鏡所見分類（潰瘍性大腸炎）

グレード	所見
1	正常
2	軽度の接触出血を伴う軽度顆粒状粘膜
3	粘膜の顕著な顆粒化および浮腫化，接触出血および自然出血
4	出血を伴う粘膜の重症潰瘍

文献3より引用

表5 厚生労働省研究班の活動期内視鏡所見による分類（潰瘍性大腸炎，渡辺班2014）

軽度	血管透見像消失，粘膜細顆粒状，発赤，アフタ，小黄色点
中等度	粘膜粗ぞう，びらん，小潰瘍，易出血性（接触出血），粘血膿性分泌物付着，その他の活動性炎症所見
強度	広汎な潰瘍，著明な自然出血

文献4より引用

表6 Rachmilewitzの内視鏡所見分類（潰瘍性大腸炎）

評価項目	スコア			
	0	1	2	4
1：顆粒像（反射光による判定）	なし	—	あり	
2：血管透見像	正常	弱い/乱れ	まったくない	
3：粘膜の脆弱性	なし	—	軽度（接触出血）	高度（自然出血）
4：粘膜損傷（粘液，フィブリン，滲出物，びらん，潰瘍）	なし	—	軽度	軽度

全スコア：各スコアの合計
内視鏡的寛解は合計スコア4点以下と定義する
文献5より引用

4 クローン病の大腸内視鏡像と重症度分類

1）活動期の大腸内視鏡像

典型的には**不整形潰瘍や縦走する潰瘍が非連続性，非対称性で不規則に配列し，潰瘍周囲の粘膜が正常で血管透見を有すること**が特徴である．縦走潰瘍は4〜5cmの長さをもつものと定義されているが，絶対的な基準ではない．潰瘍性大腸炎や虚血性腸炎でも縦走潰瘍を認めることがあるが，介在粘膜に炎症を認め発赤や顆粒状変化を伴っていることで鑑別できる．炎症は全層性および粘膜表層より粘膜下層の炎症が強く消化管のどの部位にも生じうる．したがって病変は，正常粘膜を介しスキップする傾向があり，特に好発部位は回盲部であるが，大腸では結腸ひも付着側，小腸では腸間膜付着側に沿って縦走化する．

さらに，典型的な所見が**敷石像**で，多発する縦走潰瘍と炎症性変化による残存粘膜が玉石状に膨隆したもので，この隆起は粘膜下層の浮腫や炎症細胞浸潤による．表面は比較的平滑でみずみずしく，急性増悪期を除くと発赤など粘膜面の炎症所見が軽いことが多い（図14）．

縦走潰瘍や敷石像を認めず，アフタや不整形潰瘍のみのことがあるが，その場合でも縦走配列することが多い（図15, 16）．さらに，組織診断で非乾酪類上皮細胞肉芽腫が検出されれ

［クローン病活動期］

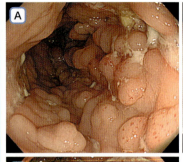
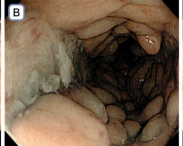
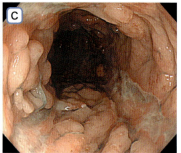
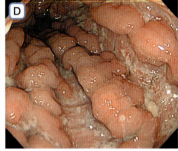

図14　縦走潰瘍および敷石状隆起
A）玉石状の隆起の表面に一部発赤を認め，白苔を有する潰瘍が介在して認められる
B）縦走潰瘍の周囲粘膜は炎症所見に乏しくdiscrete ulcerとして認められる
C）3条の縦走潰瘍および敷石状隆起を認められる
D）多発する縦走潰瘍が認められる

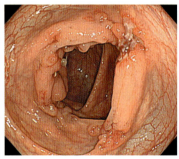

図15　不整形潰瘍

図16　縦列するアフタ様びらん

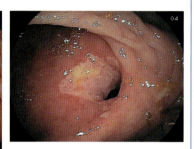

図17　吻合部潰瘍

ば確定診断が下せる．

　他の特徴として裂孔や瘻孔，さらに痔瘻などの肛門病変を合併することがあるが，通常は大きな瘻孔以外は内視鏡で認識できることは少ない．また，全層性炎症を反映し，高頻度に狭窄を認める．また腸管切除後の吻合部に高頻度に病変が再発し，潰瘍をきたしやすい（図17）．

2）寛解期の大腸内視鏡像

　アフタや小潰瘍などの浅いびらん性変化は完全に消失することがあるが，深い潰瘍性病変は上皮化し寛解しても瘢痕を残す（図18）．また，瘢痕収縮により腸管狭窄，狭小化することがある．敷石像も潰瘍間の粘膜にみられた玉石状隆起も平坦化し，目立たなくなるが，小ポリープとして残存することがある．

3）クローン病の内視鏡的重症度分類

　潰瘍性大腸炎に比べ，クローン病では内視鏡を用いた活動性定量化の試みは歴史が浅く，ま

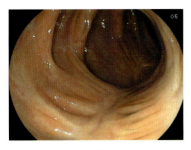

図18 縦走潰瘍瘢痕
（クローン病寛解期）

表7 クローン病の内視鏡的活動性指標（CDEIS）

直腸＋S状・下行結腸＋横行結腸＋上行結腸・盲腸＋回腸	
深い潰瘍（12×区域数）	小計1
浅い潰瘍（6×区域数）	小計2
各圧域における病変の拡がり（cm）の和	小計3
各圧域における潰瘍の拡がり（cm）の和	小計4
区域数　n （小計1＋小計2＋小計3＋小計4）/n ＝ A	
潰瘍を伴う狭窄（あり3，なし0）	B
潰瘍を伴わない狭窄（あり3，なし0）	C

CDEIS ＝ A ＋ B ＋ C
CDEIS＜3：非活動性，3≦CDEIS＜9：軽度活動性，9≦CDEIS＜12：中等度活動性，12≦CDEIS：重度活動性
文献7より引用

た報告も少ない．クローン病では病変がスキップしていることや，高度狭窄があるとスコープが通過しないことより全体像の把握が十分ではないことが大きな理由としてあげられる．1980年代後半にフランスのグループよりCDEIS（Crohn's disease endoscopic index of severity）という内視鏡的指標が提唱されている[7]（表7）．これは区域別に，潰瘍の深さ，病変の面積，潰瘍の面積，合併症の狭窄の有無などを加味して作られたスコアであり，日常臨床に用いるには複雑すぎるが，正確な評価が求められる臨床試験などにおいてsecondary endpointとして使用されている．

> **MEMO** ① サイトメガロウイルス（CMV）感染合併潰瘍性大腸炎
>
> 　潰瘍性大腸炎の難治例においてCMV感染を合併した症例を経験することがある（第5章1参照）．CMV感染合併潰瘍性大腸炎の内視鏡所見の特徴としては**打ち抜き潰瘍，地図状潰瘍，縦走潰瘍，円形潰瘍，びまん性腸炎型**などさまざまな形態をとることが知られているが特異度は高くはない[8]．診断は生検による核内封入体の確認，CMV抗原の免疫染色，血中サイトメガロウイルス抗原血症の有無などあるが，定まったものはない．潰瘍底からの生検で核内封入体の陽性率が高いとされているが，穿孔に注意しなければならない．治療としては抗ウイルス薬投与を考慮する．
>
> ② 拡大内視鏡の役割
>
> 　近年，IBDの分野でも拡大内視鏡の有用性が報告されている．当科では寛解期潰瘍性大腸炎大腸粘膜を拡大内視鏡を用い観察することで，寛解の質的診断を行い，再燃の予測ができるか否かを検討している．通常内視鏡検査ではMattsスコア2の所見でも拡大を行うことにより蜂の巣状粘膜，小腸絨毛様粘膜，小黄色斑，サンゴ礁状粘膜と多彩な拡大内視鏡所見を呈し，これらの所見と組織学的炎症の程度との間に関連が認められることが明らかとなった[9]．組織学的粘膜治癒と再燃率との関連は今後の研究課題である．
>
> ③ IBDの初期病変について
>
> 　クローン病の初期病変は全消化管のアフタで発生し，その後比較的緩やかに典型的な病変へと進展することが知られている．しかし潰瘍性大腸炎の初期病変についての理解は未だ不十分である．近年，**直腸にみられる隆起型アフタ様病変から典型像へ進展した症例**の報告が増えており，注目されている．隆起型アフタはクラミジア腸炎との

鑑別が必要であるが，潰瘍性大腸炎の初期病変の可能性もあり，十分な経過観察が必要である．

④ indeterminate colitis（IND：分類不能大腸炎）について

内視鏡的に潰瘍性大腸炎とクローン病の鑑別が困難な症例も稀ながらあり，これらはINDとして取り扱われている．診断能力によってその頻度は異なるが，安易にINDとすることは望ましくなく，INDとしても経過中に高率に両者を鑑別しうることを考慮に入れた経過観察が必要である．

POINT

- 本項では潰瘍性大腸炎とクローン病の内視鏡診断について解説した．両疾患とも内視鏡所見はバリエーションに富んでおり，非典型的な所見を認める場合も少なくない
- 基本的内視鏡所見を理解したうえで，学会や研究会などで呈示された症例報告を参考にしたり，じかに多くの症例に触れることで，個々の内視鏡所見ライブラリーを構築していく努力が必要であろう

文　献

1) Farrell RJ & Peppercorn MA：「Kirsner's Inflammatory Bowel Diseases, sixth edition」（Sartor RB & Sandborn WJ eds），pp380-398, SAUNDERS, 2004
　→ IBDにおける内視鏡の役割が簡潔に順序立ててまとめられている．数少ない英語版IBD専門書．
2) Schroeder KW, et al：N Engl J Med, 317：1625-1629, 1987
3) Matts SG：Q J Med, 30：393-407, 1961
4) 潰瘍性大腸炎診断基準（2010年2月改訂）．厚生労働科学研究費補助金 難治性疾患等政策研究事業「難治性炎症性腸管障害に関する調査研究（鈴木班）」．平成27年度分担研究報告書 別冊，p2，2016
5) Rachmilewitz D：BMJ, 298：82-86, 1989
6) Travis SP, et al：Gut, 61：535-542, 2012
7) Mary JY & Modigliani R：Gut, 30：983-989, 1989
8) 和田陽子，他：胃と腸，40：1371-1382，2005
9) Kunihiro M, et al：Inflamm Bowel Dis, 10：737-744, 2004
　→ 潰瘍性大腸炎における拡大内視鏡所見が組織所見とよく相関していることを報告した論文．

第3章 IBDの診断

4 内視鏡診断

2）カプセル内視鏡・バルーン小腸内視鏡によるクローン病の診断

山内康平，岩切龍一

> クローン病は，小腸，大腸を中心とした全消化管に炎症をきたしうる難治性の疾患である．クローン病に対する検査はこれまで，大腸内視鏡，腹部CT，MRI，小腸造影検査が主体であったが，バルーン内視鏡とカプセル内視鏡の登場により深部小腸の観察が可能となった．今後，小腸病変に対する診断，治療のみならず，治療効果判定などその重要性は増すものと考えられる．

1 クローン病と小腸病変

Crohnらが回腸末端部の慢性炎症性肉芽腫性炎症をregional ileitisとして報告して以来，クローン病は回腸末端部のみならず，口腔から肛門まで全消化管に病変を引き起こすことが知られている[1]．本邦での診断基準では，縦走潰瘍と敷石像が主要所見としてあげられており，腸結核，腸型ベーチェット病，潰瘍性大腸炎などとの鑑別を要するものの，これらの特徴的所見が得られればクローン病と診断できる[2]．クローン病の病型は縦走潰瘍，敷石像または狭窄の存在部位により，**小腸型**，**小腸大腸型**，**大腸型**に分類する．これらの所見を欠く場合やこれらの所見が稀な部位にのみ存在する場合は，**特殊型**に分類される．

大腸病変に関しては主に注腸造影検査や下部消化管内視鏡検査によって評価される．小腸病変においては，上部，および下部消化管内視鏡検査で十二指腸や回腸末端を評価することは可能であるものの，小腸全体を観察するためには，主にバリウムによる小腸造影が長年用いられてきた．近年カプセル内視鏡とバルーン内視鏡の2つの小腸内視鏡の登場により，小腸病変の診断にとどまらず，治療，治療効果判定などその有用性は増している．

2 カプセル内視鏡

1）カプセル内視鏡とは

カプセル内視鏡は11×24mmのカプセルを内服し，小腸全域の内視鏡観察を行うことのできる低侵襲な検査機器である（図1）．もともと，イスラエルの技術者が中心となって開発を開始し，迎撃ミサイルの先端に搭載する小型カメラの技術を医用転用したもので，2000年にNatureに発表された[3]．本邦では2007年より保険収載されたが，当初は原因不明の消化管出

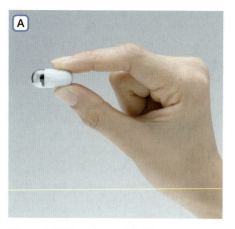
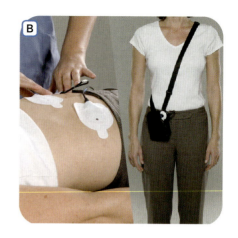

図1　小腸用カプセル内視鏡
A）現在は後継機となり，さらに画質が改善している
B）センサアレイ，およびレコーダの装着
（写真提供：コヴィディエン ジャパン株式会社）

血を伴う患者のみに適応が限られ，高率に腸管狭窄を合併するクローン病ではカプセル滞留の危険性が高いことから，クローン病確診例に対しては**禁忌**とされていた．しかし，2012年にパテンシーカプセルが保険認可され，パテンシーカプセルにて腸管開通性が確認できればクローン病に対してカプセル内視鏡が実施可能となった．

> **MEMO　パテンシーカプセル**
>
> パテンシーカプセルは，消化管の狭窄または狭小化を有する，または疑われる症例において，カプセル内視鏡検査前に消化管の開通性を評価するための崩壊性カプセルである．パテンシーカプセル内服後30時間以内にボディ部分に変形がなく，固さが同じ状態で体外に排出されたことが確認された場合，または内服後30～33時間に体外に排出されるか，腹部X線，CT検査で大腸に到達していることが確認された場合に腸管開通性ありと判断する．

2) 検査方法

　体外アンテナを腹部に装着し，カプセル内視鏡を飲み込むことで検査が可能なため，低侵襲である．カプセル内視鏡による撮像は，指定されたフレームレートでカプセルに内蔵された光源を発光させるのと同時にデジタルカメラで撮影し，画像情報が取り込まれる．取り込まれた画像情報は信号処理され，画像データとして送信アンテナから送信され，レコーダの受信アンテナで受信される．検査中は日常生活の範囲で移動が可能で，内服2時間後より飲水，4時間後より軽食摂取も可能となる．検査は約8時間で終了するが，クローン病では小腸内残渣が多く，小腸通過時間が長いことがあり，前日の絶食時間を長めにするなどの工夫が必要になる場合がある．

3) カプセル内視鏡を用いたクローン病小腸病変の診断

　クローン病症例では他の検査法と同様に，アフタ性びらん（図2），縦走潰瘍（図3），敷石

状外観（図4），縦走潰瘍瘢痕（図5），などの所見を認める．カプセル内視鏡の有用性についてはECCO Endoscopyコンセンサスにおいて，腸管狭窄がないクローン病疑診例では小腸評価の第一選択になりうると報告されている[4]．また，クローン病疑診例，クローン病確診例いずれにおいても，小腸造影検査やCT enterography，下部消化管内視鏡といった，従来より用いられてきた方法よりも病変指摘率が高かったと報告されている[5]．現在，クローン病に対するカプセル内視鏡検査の主な目的としては，①クローン病初期病変の検出，②診断困難例での鑑別，③活動性評価，などがあげられる．

4）カプセル内視鏡の注意点

カプセル内視鏡の合併症として最も注意を要するのが**滞留**である．滞留は被検者の体内に2週間以上カプセルが留まった状態で，60分以上一定の部位でカプセルの動きが悪くなることはRTA（regional transit abnormality：部分的通過障害）とされている．本邦のアンケート調査ではクローン病確診例のカプセル滞留率は7.4％と高率であり，カプセル内視鏡検査実施の際にはパテンシーカプセルによる腸管通過性を十分評価する必要がある[6]．また，クローン病疑診例においてもカプセル滞留率は6％と確診例と同等であり，疑診例といえども確診例と同様

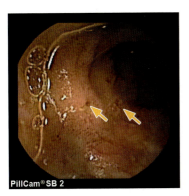

図2 クローン病のカプセル内視鏡所見：アフタ性びらん

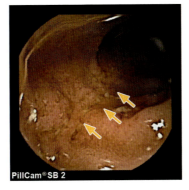

図3 クローン病のカプセル内視鏡所見：縦走潰瘍

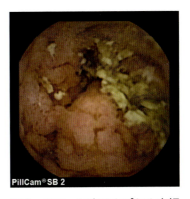

図4 クローン病のカプセル内視鏡所見：敷石状外観

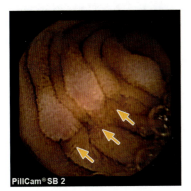

図5 クローン病のカプセル内視鏡所見：縦走潰瘍瘢痕

表1 カプセル内視鏡，パテンシーカプセルが禁忌となる症例（本邦）

- 腹部X線検査，腹部超音波検査，病歴や手術歴，臨床所見などで消化管の閉塞，瘻孔が既知または疑われる患者
- 内視鏡検査を実施した際に，明らかにカプセルが滞留すると考えられる消化管の狭窄が既知の患者
- 心臓ペースメーカー，または他の電気医療機器が埋め込まれている患者
- 嚥下障害がある患者
- 硫酸バリウム製剤に対し，過敏症の既往歴のある患者（硫酸バリウムが含有するパテンシーカプセルについてのみ）
- MRI検査を行うときは，カプセル内視鏡が自然排出されるのを待つか，体内にないことを確認する（**併用禁忌**）

の腸管通過性の評価が必要であると思われる．カプセル内視鏡が滞留した場合は自然排出を待つか，バルーン内視鏡などで回収ネットを用いて回収する．現在，本邦でカプセル内視鏡，パテンシーカプセルの**禁忌**とされる対象を表1に示す．

3 バルーン内視鏡

1）バルーン小腸内視鏡とは

　小腸において通常の上部，下部消化管内視鏡で十二指腸や回腸末端部を観察することは容易ではあるものの，全小腸を観察するためには，従来はプッシュ式やロープウェイ式，ゾンデ式小腸内視鏡などが必要であり，その手技的困難性から臨床現場では主にバリウムによる小腸造影検査が施行されてきた．2001年にダブルバルーン内視鏡（DBE）挿入法（図6A）が提示され[7]，高度な挿入手技を必要とせず，全小腸の観察が可能となった．その後シングルバルーン内視鏡（図6B）も加わり，現在多くの施設でバルーン小腸内視鏡検査が可能となっている．

2）検査方法

　クローン病を疑った場合，初期検査として上部，下部消化管内視鏡検査，CT，小腸造影を行うことが多いが，前述の検査による生検組織診断で確診所見が得られない症例や，小腸病変，特に狭窄を認める症例ではバルーン内視鏡の良い適応である．クローン病の小腸病変は回腸末端部に多く認められるため，経肛門的アプローチで行うことが多いが，深部挿入困難例や上部小腸病変が疑われる場合は経口的アプローチも行う．経肛門的アプローチでは大腸内視鏡検査に準じた前処置を行う．また，バルーン内視鏡検査は長時間を要することもあるため，適宜，鎮静薬や鎮痛薬の投与を行う．

3）バルーン内視鏡を用いたクローン病の診断

　小腸型クローン病のバルーン内視鏡所見は基本的に大腸病変と類似しており，①多発する粘

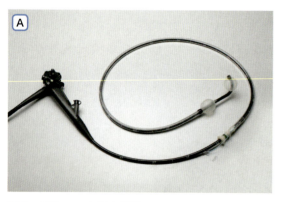
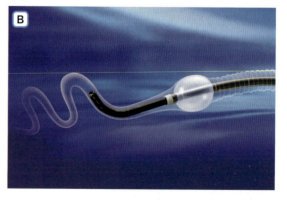

図6　バルーン小腸内視鏡
A) ダブルバルーン内視鏡システム（写真提供：富士フイルムメディカル株式会社）．バルーンがオーバーチューブと内視鏡の先端についている
B) シングルバルーン内視鏡システム（写真提供：オリンパス株式会社）．バルーンはオーバーチューブのみに装着されている

膜のアフタ性病変（図7），②縦走潰瘍（図8），③縦走潰瘍と横走する裂溝により形成される敷石像所見（図9），④狭窄，などがあげられる．クローン病の小腸病変は腸間膜付着側に好発し，内視鏡が同心円状に挿入されていれば，多くは画面上12時方向が腸間膜付着側と診断することができる．癒着などで同心円状の挿入が困難な場合はパイエル板の反対側が腸間膜付着側と判断できる．

鑑別診断として，虚血性腸炎，腸結核，Behçet病，NSAIDsによる粘膜障害などがあげられるが，前述の内視鏡的な特徴や生検組織診断，抗酸菌検査などから，多くは鑑別可能である．特にクローン病における主要所見の1つである非乾酪性類上皮肉芽腫が病理組織検査で証明できれば診断は確実となる．しかし，病初期の段階では典型所見が揃わない場合もあり，確定診断までに時間を要するケースもある．

4）バルーン内視鏡の注意点

バルーン内視鏡による偶発症は，主に穿孔，出血，**検査後膵炎**，誤嚥性肺炎などがあげられる．本邦ではクローン病におけるDBEでの穿孔発生率は1.9％と報告されている[8]．クローン病では全層性の腸管炎症により腸管壁が脆弱になっていることに加えて，狭窄や腸間膜の癒着が生じていることから，腸管の可動性が低下している症例も少なくない．無理に挿入しようとしたり，逆に腸管を過短縮させてしまった場合に，同部位に過剰なテンションがかかることで穿孔が引き起こされると思われる．潰瘍を通過する場合もスコープやオーバーチューブによる擦過には十分注意する必要があり，愛護的な挿入に努める．挿入が困難な場合は無理せず，反対側からのアプローチを検討する．

> **MEMO** バルーン内視鏡の治療応用
>
> バルーン小腸内視鏡は診断のみならず，治療手段としても有効である．クローン病は出血をきたすことがあり，限局した小腸潰瘍からの出血であれば，バルーン内視鏡による止血術（クリップ止血法など）が可能である．小腸狭窄に対する**内視鏡的バルーン拡張術**も手術を回避する手段として有用である．ただし，①長い狭窄，②高度の屈曲，③深い潰瘍，瘻孔の合併，を伴う症例では穿孔の危険性が高いため，保存的加療で状態を改善させてから再評価する．

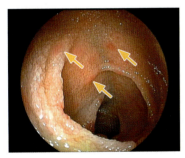

図7 クローン病のバルーン内視鏡所見：アフタ性病変

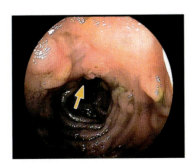

図8 クローン病のバルーン内視鏡所見：縦走潰瘍

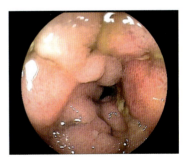

図9 クローン病のバルーン内視鏡所見：敷石像

> **POINT**
>
> - カプセル内視鏡，バルーン内視鏡の開発，普及により小腸粘膜の内視鏡観察が以前より容易になった．両検査はクローン病の診断において有用性が高い
> - カプセル内視鏡は低侵襲で患者に対する負担が少ないため，クローン病疑診例に対する小腸スクリーニング検査として最適である
> - クローン病ではカプセルの腸管内滞留頻度が高く，事前に腸管開通性を確認しておくことが重要である
> - バルーン内視鏡では観察のみならず，生検診断や内視鏡治療でもクローン病診療に貢献が可能である
> - クローン病患者の増加に伴い，クローン病診療における両検査の役割は今後さらに増すものと推察される

文献

1) Crohn BB, et al：JAMA, 99：1323-1329, 1932
2) クローン病診断基準（2013年1月改訂）．厚生労働科学研究費補助金 難治性疾患等対策研究事業「難治性炎症性腸管障害に関する調査研究（鈴木班）」．平成27年度分担研究報告書，pp17-18, 2016
3) Iddan G, et al：Nature, 405：417, 2000
4) Annese V, et al：J Crohns Colitis, 12：982-1018, 2013
5) Dionisio PM, et al：Am J Gastroenterol, 105：1240-1248, 2010
6) Esaki M, et al：J Gastroenterol Hepatol, 29：96-101, 2014
7) Yamamoto H, et al：Gastrointest Endosc, 53：216-220, 2001
8) Oshitani N, et al：Am J Gastroenterol, 101：1484-1489, 2006

第3章 IBDの診断

5 腹部超音波・CT・MRI

1）腹部超音波検査の有用性

桂田武彦，西田　睦

IBDは再燃・寛解をくり返す疾患であり，経過観察や治療効果判定には疾患活動性だけでなく，腸管病変自体の評価が必要となる．しかし，毎回内視鏡を行うのは患者負担が重く，癒着や狭窄，疼痛などによる内視鏡挿入困難例も存在する．また，造影検査やCT検査には被曝の問題がある．
体外式超音波検査（ultrasonography：US）は侵襲がなく，くり返し施行可能であり有用性が示されている．本項ではIBDに対するUSについて概説する．

1 体外式超音波検査（US）による腸管検査

そもそも超音波で腸管をみることができるのか疑問を感じる読者もいると思われるが，近年高周波プローブなどの機材の進歩や系統的走査法による診断技術の進歩により，腸管を評価することが可能となってきた．USは粘膜表面を評価する内視鏡と異なり，断層像による腸管全層の評価が可能である．一方で，粘膜の色調や微細病変は評価できない．USでは良好に描出されると，超音波内視鏡検査（endoscopic ultrasoundscopy：EUS）同様に**腸管壁の5層構造**が観察される．非侵襲的なUSは有用であるが，その長所，短所を理解して他の画像診断と相補して利用する必要がある．

> **MEMO** 消化管壁の5層構造（図1）
> 消化管壁の5層構造とは，内腔から第1層の高エコー〔内腔との境界（＋粘膜層の一部）〕，第2層の低エコー（粘膜層：m＋粘膜筋板：mm），第3層の高エコー（粘膜下層：sm），第4層の低エコー（固有筋層：mp），第5層〔漿膜下層：ss＋漿膜：s（＋境界）〕である．

> **コツ** 固定点を基準にする（図2A）
> ・消化管の固定点（上行結腸，下行結腸，直腸）を基準に走査する．
> ・系統的走査法（図2B）：見落としを防ぐため，スクリーニングの手順を一定にする．大腸は固定されている腸管の間をつなぐようにすることで系統的走査を施行可能である．長軸，短軸走査で観察（2方向以上からみる）．見失ったら固定点に戻る．
> ・装置の設定を消化管用の設定にする：消化管壁は正常では薄くて認識しづらい．大腸の大部分は浅いところに存在するため，6MHz以上の高周波プローブを用いる，画像の視野深度を浅くする，ゲインを下げる，ダイナミックレンジを下げる，などの工夫を行う．なおこれらの設定はボタン1つで行うようにpresetを設定できる．

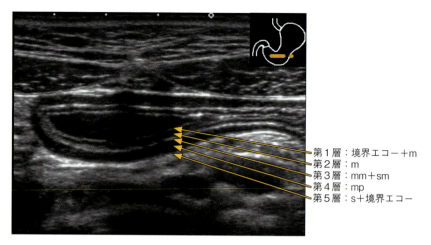

図1　正常胃前庭部

消化管は全部位にわたって5層構造を呈している．エコー像でみた5層構造を組織像と対比させると，内側から大まかには以下のようになる．
第1層の高エコー：境界エコーと粘膜層（m）の一部
第2層の低エコー：粘膜層の大部分
第3層の高エコー：粘膜筋板（mm）と粘膜下層（sm）と固有筋層の一部
第4層の低エコー：固有筋層（mp）の大部分
第5層の高エコー：漿膜（s）と境界エコー

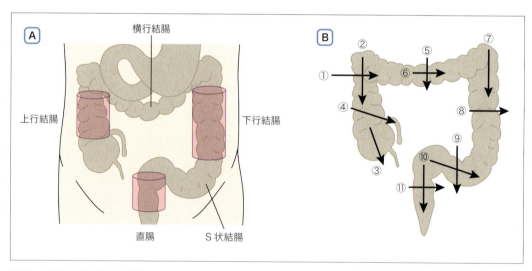

図2　大腸の系統的走査法

A) 上行結腸，下行結腸，直腸は後腹膜に固定されている．腸間膜に付着している横行結腸，S状結腸は固定点をつないでいくように管腔構造の連続性を追跡して走査する
B) 大腸の標準的な走査手順：上行結腸は腹腔内で右側最外側最背面に存在するため，右側腹部前面から横走査にてアプローチし，管腔構造を同定する（①）．次に縦走査にて上行結腸のハウストラを足側に追跡し（②），盲端を形成する盲腸を同定する（③，④）．横行結腸は正中縦走査でアプローチする（⑤）．胃前庭部足側の蠕動の乏しい消化管を同定し，肝弯，脾弯へとそれぞれ走査を行う（⑥）．下行結腸は左側最外側最背面に存在するため，背中側から抱きかかえるように横または縦走査でアプローチし，同定する（⑦，⑧）．背面から体表側へその連続性を追跡する．S状結腸はS/Dから直腸への連続性を追跡する（⑨，⑩）．骨盤腔内で時として追跡が困難な場合がある．直腸は膀胱背面，男性では前立腺～精嚢腺背面に，女性では腟～子宮背面に同定される（⑪）

2 IBDのUS評価

IBDのUSによる評価項目としては，❶罹患範囲，❷層構造の観察，❸壁厚の計測，❹ドプラによる血流評価，❺腸管周辺の評価があげられる．

1) クローン病にみられる所見

《特徴的US所見》
- 腸間膜付着側の全層性にエコーレベルが低下した高度の限局性肥厚
- 病変が非連続性に存在
- 周囲脂肪織のエコーレベル上昇

❶ 病変は区域性の非連続性病変（肥厚した病変と病変の間に正常腸管壁存在）として描出され，罹患範囲から病型（小腸型，小腸大腸型，大腸型）が同定される．クローン病患者は狭窄を有したり，癒着による内視鏡挿入困難例が存在したりするため，USは無侵襲に消化管検索が行えるメリットがある．

❷ クローン病では壁の全層に炎症細胞浸潤を認めるため，粘膜下層のエコーレベルは低下し，層構造は不明瞭化する．特に縦走潰瘍を反映した，腸間膜付着側の限局的なエコーレベルの低下，層構造の消失は**FD sign**（focal disappearance sign）として特異性が高い（図3）．

❸ 壁厚の計測は経過観察時の評価として用いられるが，腸管内容物の存在による壁の伸展により薄くなる点には注意する．

❹ ドプラによる血流評価は活動性評価に補助的に使用される．

❺ 腸管周辺の評価としては炎症波及による周囲脂肪織のエコーレベル上昇，リンパ節腫大，腹水，膿瘍形成の有無が重要である．

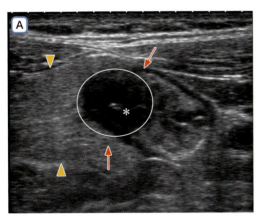 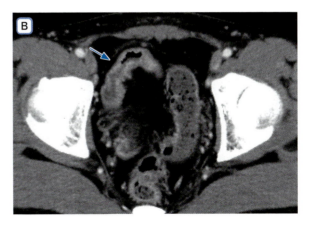

図3 クローン病

A) USでは骨盤腔内回腸の限局性肥厚を認める．腸間膜付着側は限局性にエコーレベルが低下し（〇），層構造は消失している（➡）．中心部に高輝度エコーを認め，潰瘍を疑う（＊）．FD sign（focal disappearance sign）を呈している．肥厚腸管が付着している腸間膜は肥厚し（▷），エコーレベルは上昇しており，炎症の波及が疑われる

B) CTでは骨盤内の小腸に壁肥厚を認め（➡），炎症部位が疑われる．膿瘍や瘻孔形成はみられない

2）潰瘍性大腸炎にみられる所見

《特徴的US所見》
- 直腸から連続するびまん性の壁肥厚
- 層構造は比較的保たれている
- ハウストラの消失

❶ 病変は**直腸から連続するびまん性壁肥厚**として描出され，ハウストラの消失がみられる．罹患範囲により直腸炎型，左側大腸炎型，全大腸炎型，その他に分類する．クローン病同様，潰瘍性大腸炎でも特に重症例では内視鏡の深部挿入が困難な例も少なくないが，USでは盲腸まで容易に無侵襲に観察できるメリットがある．一方で，直腸は深部に存在するため，肝弯曲部，脾弯曲部は肋骨の陰にあるために描出不良となる点は理解しておく必要がある．

❷ 潰瘍性大腸炎では主に粘膜が傷害されるため，層構造は比較的保たれている場合が多い（図4）．重症度により粘膜下層の低エコー化が強くなり，内腔面は潰瘍病変の存在により凹凸不整になる．

❸ 症例の経過観察を行う際，壁厚と層構造（特に粘膜下層のエコーレベル）を評価することが多い．

❹ ドプラによる血流評価に関しては，装置の感度の差や病変の深部により血流信号の多寡が異なるため，装置の設定には注意が必要である．造影剤を使用すると，ドプラ法と比較してより血流の有無が正確に評価できるが，現時点では保険適応がない．

❺ 腸管周辺の評価としてはクローン病同様，腹水，リンパ節腫大，周囲脂肪織濃度上昇の有無を確認する．

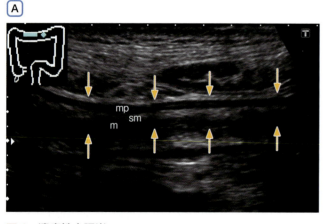
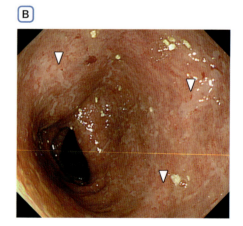

図4　潰瘍性大腸炎

A）画像は横行結腸．USでは直腸から上行結腸まで連続するびまん性の壁肥厚を認める（⇨で挟まれた領域）．肥厚は粘膜層（m）〜粘膜下層（sm）中心にみられており，sm層のエコーレベルの低下はみられない．層構造は比較的保たれており，m層の低エコーに対し，sm層は高エコー層として認識され，Sandwich signを呈している．内腔面には陥凹などなく，明らかな深掘れ潰瘍の所見はみられない．カラードプラ法では壁内に豊富な血流信号を認めた

B）下部内視鏡検査にては盲腸から直腸まで血管透見は消失し，浅い潰瘍性病変あり（▷）．横行結腸ではMatts grade 2，炎症の最も強い部位でMatts grade 3であった

USによる潰瘍性大腸炎と他の急性腸炎との鑑別は困難ではあるが，病変の分布や臨床経過などを併せて評価する．すでに診断のついた症例で特に短期間での治療効果を判定したいときなど非常に有用である．

3 今後の課題

USはIBDを含む腸管病変の診断，鑑別や経過観察に有用である．しかし，USはどうしても検者の主観や技量に影響されやすいため，検者間のばらつきを減らし標準化を図っていくことが今後の重要な課題である．

POINT

- IBD診断におけるUSの有用性
  ①非侵襲性・簡便性⇒放射線被曝がなく安全に頻回に施行可能
  ②高分解能な断層像：病変の詳細な評価が可能
  ③内視鏡にて挿入困難な深部大腸・小腸病変の観察
- USの限界と問題点
  ①描出不良部位⇒肝弯曲部，脾弯曲部，直腸など
  ②検者の技量，患者条件（腸管洗浄剤の有無，走行の多様性，体格など）
  ③色調変化，膿性粘液，面積の広い浅い潰瘍性病変など

■ 文 献

1) 「消化管超音波ビジュアルテキスト」（春間　賢/編，畠　二郎，他/著），医学書院，2004
   ➡ 消化管エコーを身につけようと考えている医師，技師必携のテキスト．図が多く理解しやすい．
2) 長谷川雄一：炎症性腸疾患，「消化管アトラス」（長谷川雄一/著），pp142-157，ベクトル・コア，2008
   ➡ IBDのUSについてわかりやすく解説されている．
3) 西田　睦，他：「Medical Technology別冊　超音波エキスパート14 消化管エコーUPDATE」（畠　二郎，長谷川雄一/編），pp56-66，医歯薬出版，2013
   ➡ 実際の症例のUS画像が内視鏡，CT，病理所見と対比され掲載されている．潰瘍性大腸炎に対する北大式US grade分類も一度参照されたい．
4) Kucharzik T, et al：Dig Dis, 33 Suppl 1：17-25, 2015
   ➡ IBDに対するUSに関する情報がきれいにまとまっている．
5) Hagiu C & Badea R：J Gastrointestin Liver Dis, 16：205-209, 2007
   ➡ 文献4と内容は近いが，鮮明な典型US画像が数多く添付されている．

第**3**章　IBDの診断

5 腹部超音波・CT・MRI

2）CT・MRIの有用性

今井　裕，市川珠紀，川田秀一

近年，CTならびにMRI装置の進歩には目を見張るものがあり，消化管疾患の診断にも積極的に応用されるようになってきている．IBDの診断においては，内視鏡やX線造影検査では粘膜のみの変化しか捉えることができないのに対し，CTやMRI画像は腸管全体の走行，腸管壁の所見，腹腔内の他臓器との関係や後腹膜の変化，リンパ節など広い範囲の情報を提供することができる．本項では，潰瘍性大腸炎とクローン病におけるCTおよびMRI検査の臨床的な有用性と限界について概説する．

1 CT・MRI検査の適応

　IBDの多くは，大腸のみならず，小腸の検査も必要となることが多く，これまではX線造影検査が中心であったが，近年ではカプセル内視鏡やダブルバルーン，あるいはシングルバルーン内視鏡が普及し，内視鏡による全消化管の検索が可能になってきた（第3章4-2参照）．しかし，X線造影検査は，検査時間が長く，透視も含めた放射線被曝を常に考慮しなければならない．一方，カプセル内視鏡は，消化管狭窄や憩室などが禁忌となることや病変部位を特定することが難しいなどの欠点を有する．また，小腸内視鏡検査も検査時間は長く，患者の負担も多く，合併症も考慮しなければならない．それに対してCT検査は，検査時間は短く，患者の負担も少ないが，やはり若年者を検査する機会の多いIBDでは，被曝を考慮しなければならない．一方，MRI検査は，空間分解能はCTよりも劣るが，濃度分解能に優れ，被曝がないため適応を拡大しやすい．特に最近では，MRI装置の進歩によりIBDを中心としたMRIによる小腸や大腸への臨床応用が進んでいる[1]．さらに**CT，MRI検査の絶対的適応としては，消化管穿孔が疑われる症例や他臓器との間に瘻孔形成を有する症例**などがあげられる．

2 実際の検査

1）CT検査

　大腸検査であれば，腸管洗浄のための前処置をし，肛門から空気や炭酸ガスを1,500～2,000mL注入してから撮影することにより，CT colonographyが施行できる．一方，小腸検査では，経口的に陰性の腸管洗浄液，あるいは陽性造影剤を服用することにより病変の同定は容易となる．しかし，日常の診療では，特に前処置を行わずに施行されることも多く，それで

表1　消化管撮像におけるMRI各撮像法の適応と意義

a	T2強調像	腸管内腔の液体は高信号となり，低信号を呈する腸管壁の肥厚を描出
b	T1強調像	高信号を呈する脂肪織内を走行する腸間膜内の血管や腫瘤を描出
c	脂肪抑制T2強調像	脂肪織は低信号となるため，液体が高信号となる
d	脂肪抑制造影T1強調像	脂肪織と血液成分との鑑別や造影効果を明瞭に描出
e	SSFP	腸管内腔は明瞭な高信号を示し，腸管壁は低信号で壁肥厚や変形を描出
f	造影3D ultrafast gradient echo	腸管壁の肥厚と造影効果や腸間膜内血管の描出

も多くの情報を得ることができる．経静脈性造影は，腸管壁の厚さや壁の血流情報から炎症の程度をある程度予測でき，さらに血管とリンパ節腫大との鑑別も容易にする．経過観察の検査では，位置決め画像で石灰化の有無などをよくチェックし，造影検査のみにすることによっても被曝を軽減できる．また，最近のCT装置に搭載されているdual energyで撮影が可能であれば，造影のみの1回の撮影で，造影後のCT画像と仮想の単純CT画像を得ることができる．

2) MRI検査

日常の診療のなかでは，特に前処置を行わずに検査を施行することが多いが，撮像時間がCTよりも長いため**鎮痙薬の投与が望ましい**．撮影では，一般的にT1強調像，T2強調像，脂肪抑制T2強調像，脂肪抑制造影T1強調像などが行われる．

T2強調像は，腸管内腔に腸液が存在することが多いため，腸液は明瞭な高信号を示し，正常腸管壁は低信号を呈するため壁の厚さの同定も容易となる．T1強調像では，脂肪織が特徴的な高信号を呈するため，クローン病では炎症のある周囲の脂肪織が増生するため診断が容易となる，あるいは腸間膜にある血管の同定に良い，などの利点を有する．なお，T2強調像では脂肪織の信号が高いため液体の貯留との鑑別が難しいが，脂肪抑制T2強調像では，液体の貯留をきちんと鑑別できる．したがって，クローン病による膿瘍の合併や腸管周囲のわずかな液体貯留の診断も容易となる．脂肪抑制造影T1強調像は，脂肪に接しているような腸管壁の血流分布などを明瞭に知ることができ，炎症の程度を知るうえでも重要な撮像法である．

近年では，MR enterography（MRE）〔あるいはMR enterocolonography（MREC）〕が普及し，IBD，特にクローン病の活動性モニタリングに臨床応用されている．前処置は，結腸内視鏡検査に用いられる腸管洗浄液が用いられ，筆者らは鎮痙薬投与後に腹臥位にて撮像している．主に用いる撮像系列は，steady-state gradient echo（SSFP）と造影前後で3D ultrafast gradient echoの冠状断像と軸位断像を撮影し，必要であれば脂肪抑制T2強調像やcine画像を撮像する．SSFPでは，腸管内の液体は明瞭な高信号，腸管壁は低信号として描出され，造影後3D ultrafast gradient echo画像では，腸管壁の造影効果が明瞭に描出され，腸管壁の肥厚の程度を知ることができる（表1）．

3 読影に必要な知識

IBDの診断で最も大切な所見は，CT，MRIいずれも腸管壁の肥厚であり，**正常腸管壁の厚さは，2mm程度であるので，これよりも厚い場合には異常所見の可能性を考える**．しかし，

腸管の攣縮によっても壁の伸展不良が生じる場合には，内腔が節状を呈するのに対し，壁に器質的な変化がある場合には，ある程度の範囲で連続した壁の肥厚がみられる．また，CTであれば元画像の軸位断像のほかに，MPR（multiplanar reconstruction：多断面再構成法）で作成した冠状断像や矢状断像により腸管の走行に沿って表示することができ，これにより腸管の変形や内腔の狭窄の程度を知ることができる．

1）潰瘍性大腸炎

潰瘍性大腸炎は，大腸の粘膜と粘膜下層を主体とする炎症性疾患で，一般的に腸管壁の肥厚は直腸から連続してみられることが多い．造影CTでは，肥厚した腸管壁の最内層は造影され高吸収域，粘膜下層は低吸収で，最外層は軟部組織濃度を呈し，いわゆる **target sign** とよばれる層構造を示す．また，活動期には，IBDの血管造影所見として有名な"prominent and early venous return"を反映して，**腸管から流出する静脈系が拡張し目立つのが特徴**である（図1）．なお，一般的に腸管壁の肥厚の程度はクローン病よりも菲薄で，特に内視鏡検査で問題となるような軽微な炎症性変化や潰瘍の有無に関しては，CTやMRIでの評価は難しく，この目的では施行されない．一方，**中毒性巨大結腸症を呈するような重症例では，CTにて腸管内腔の拡張ときわめて菲薄化した腸管壁**，あるいは**腸管気腫や穿孔などの合併症が診断され，CTの良い適応**である．

なお，10年以上の長期経過例で，特に炎症の程度の強かった症例では，癌の発生が知られており，腸管内に炭酸ガスを注入して撮影するCT colonographyでは，限局性の壁の肥厚として描出されるが，早期癌の診断は一般的に難しい．

2）クローン病

クローン病は，全消化管にみられる原因不明の潰瘍と線維増生を伴う肉芽腫性炎症性疾患である．好発部位は回腸および回盲部であるが，病変の分布は区域性で，いわゆるskip lesionを示す．また，炎症は限局性であるが，全層性炎症をきたすために**腸管壁の肥厚は，他のIBDよりも高度**である．症例によっては潰瘍性大腸炎と同様に **target sign** を示す．しかし，慢性期になると上記の層状構造はしだいに不明瞭となる．

また，もう1つの特徴は，腸間膜への炎症の波及による腸間膜内の線維脂肪組織増生（fibro-fatty proliferation）である[2]．CT像では腸間膜周囲の低吸収域を呈する脂肪織が増生し，**creeping fat** とよばれる所見である（図2A）．また，炎症をきたす腸管部では，増生する腸間

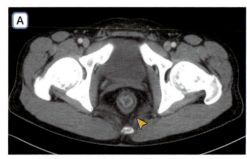
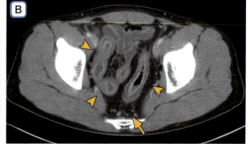

図1　潰瘍性大腸炎の造影CT像

直腸からS状結腸まで，連続してびまん性に腸管壁の肥厚像が認められ，最内層は造影され高吸収域，その直下には造影効果の乏しい低吸収域，さらに最外層に軟部組織濃度を示す層構造（target sign：▷）が認められる．また，腸管周囲の脂肪織内には，拡張した血管（⇨）がみられる

膜脂肪織により直細血管（vasa recta）が離れて見えるため，comb signとよばれる（図2B）．病理組織学的には，炎症性変化のプロセスより脂肪細胞の肥大が漿膜下に集積して起こり，漿膜は固有筋層から解離し，線維化を伴う炎症性変化が血管周囲ならびに脂肪織にも波及する．この2つの現象は，まず血管周囲の炎症に伴う線維化と筋層の収縮が生じ，それにより血管の収縮と腸間膜脂肪織の肥大がみられるからといわれている．

クローン病にみられる特徴的な潰瘍は縦走潰瘍であるが，この縦走潰瘍が腸管に対して横軸

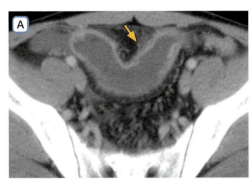 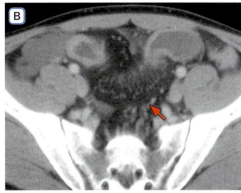

図2　クローン病のCT画像
A) 罹患部の小腸壁には，明瞭な壁肥厚（→）のほかに腸間膜脂肪織の増生（fibro-fatty proliferation）が観察され，いわゆるcreeping fatとよばれる所見である
B) 腸間膜から流入する直細血管は，血管の間に増生する脂肪織により離開して見え，comb sign（→）とよばれる

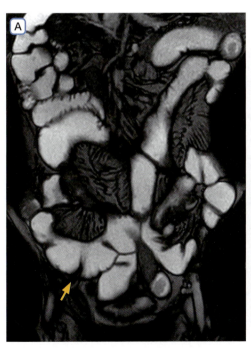 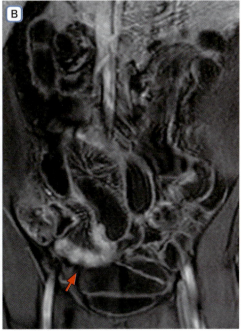

図3　MR enterography（MRE）によるクローン病の診断
A) SSFPの画像では，腸管内腔は明瞭な高信号を呈し，縦走潰瘍と横軸方向に伸びる潰瘍ならびに潰瘍瘢痕に伴うクローン病に特徴的な腸管壁の変形と狭窄を示す（→）
B) 造影後の3D ultrafast gradient echoの画像では，腸間膜側を中心に壁肥厚と明瞭な造影効果が観察される（→）．本画像からも活動期のクローン病であることが診断される

方向にも幅の広い潰瘍が拡がる，あるいは縦走潰瘍の周囲にも随伴潰瘍が出現し，これらの潰瘍が治癒経過により瘢痕化すると狭窄が進行する．最近行われるMREやMRECでは，小腸と大腸の両方の情報が得られ，さらにX線造影検査と同様に腸管の変形を知ることができ，さらに腸管壁の肥厚や狭窄の有無を知ることができる（図3, 図4）．

　IBDの治療方針の決定において内視鏡や画像検査で最も重要なのは，潰瘍が活動期か，あるいは寛解期かの鑑別，すなわち粘膜治癒の評価である．Rimolaらは，MREにおける腸管の壁肥厚，壁の造影効果，浮腫，潰瘍の所見からmagnetic resonance index of activity（MaRIA）を算出し，内視鏡によるCrohn's disease endoscopic index of severity（CDEIS：第3章4-1 表7参照）と比較し検討している[3]．

> **MEMO** **MaRIA（magnetic resonance index of activity）による活動度の評価**
>
> MaRIA＝[1.5×wall thickness（mm）]＋[0.02×relative contrast enhancement]＋[5×edema]＋[10×ulcers]
>
> 　Rimolaらによれば，MaRIA scoreのカットオフ値が11未満であれば，潰瘍の瘢痕化の感度は94％，特異度69％，正診率90％で，7未満であれば，粘膜治癒の感度は85％，特異度78％，正診率83％であったとしている[3]．

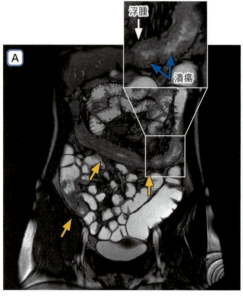
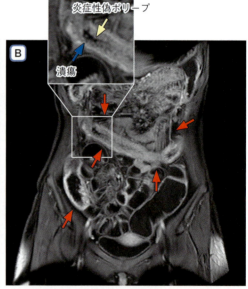
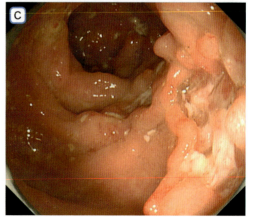

図4　MR enterocolonography（MREC）によるクローン病の診断

A) SSFPの画像では，盲腸ならびに横行結腸に高度の壁肥厚と内腔の狭小化が観察される（→）
B) 3D ultrafast gradient echoの画像では，盲腸ならびに横行結腸に一致して明瞭な造影効果が観察され，さらに腸間膜脂肪織の増生と血流の増加に伴い直細血管が目立つcomb signも観察される（→）
C) MRI検査後に施行された内視鏡検査では，横行結腸に縦走する活動性の潰瘍形成が多数確認された

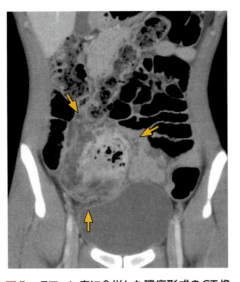

図5　クローン病に合併した膿瘍形成のCT像
回腸末端には，腸管穿孔に伴う腹腔内膿瘍の形成がみられ，内腔にはair densityも観察される（→）

　その他の合併症としては，腸管穿孔や膿瘍形成が疑われる場合にはCTが第一選択となる（図5）．また，クローン病は，全層性炎症を反映するために瘻孔形成の頻度は，他のIBDよりも高く，腸管同士や腸管と膀胱などの内瘻形成，あるいは皮膚との外瘻形成などを常に考慮しなければならない．

　クローン病は，肛門管にも高度の狭窄，あるいは痔瘻形成や肛門周囲膿瘍を生じ，Crohn's anusとよばれる特徴的な肛門病変を示し，やはり病理組織学的には肉芽腫性炎症が診断される．これらの肛門病変の診断に関しては，MRIのT2強調像が優れており，肛門管の壁は肥厚し，痔瘻や膿瘍を合併すると特徴的な高信号域として描出される．

POINT

- CTおよびMRI検査は，IBDの診断において内視鏡とX線造影検査にはない腸管の変形や壁肥厚，狭窄の有無，病変部の血流情報，腸管外所見などの病態をより正確に知ることができる
- 最近普及してきたMREやMRECは，X線被曝なしにIBDにみられる小腸や大腸の腸管壁の肥厚や血流の情報を容易に得ることができるようになり，IBDの活動期か寛解期かの診断に有用な情報を提供する

■ 文　献

1) 高原太郎，古川 顕：小腸（十二指腸）・腸間膜．「腹部のMRI　第3版」（荒木 力/編），pp245-270，メディカルサイエンスインターナショナル，2014
2) Herlinger H, et al：Abdom Imaging 23：446-448, 1998
3) Rimola J, et al：Gastroenterology, 146：374-382, 2014

第3章 IBDの診断

6 IBDと鑑別を要する疾患

大川清孝，佐野弘治

　日常診療ではIBDと鑑別を要する疾患に遭遇することは多い．内視鏡検査による鑑別診断は最も重要であるが，病歴，血液・糞便検査，他の画像診断などを総合して判断することが重要である．特に感染性腸炎ではIBDと正反対の治療になるため，その鑑別は重要である．本項では潰瘍性大腸炎，クローン病とに分けてそれぞれ鑑別を要する疾患について述べる．

1 潰瘍性大腸炎と鑑別を要する疾患

　潰瘍性大腸炎は決め手となる病理所見などはなく総合診断が必要とされる．実際には，主に内視鏡検査で診断が下されるため，その精度は非常に重要である．病理診断で潰瘍性大腸炎に合致すると返事があっても，それのみで潰瘍性大腸炎と診断するべきではない．例えば，陰窩膿瘍は感染性腸炎でもみられ，特異的所見ではないからである．実際に潰瘍性大腸炎と類似した内視鏡像を示す疾患は多く，**特に感染性腸炎との鑑別が重要**である．感染性腸炎を潰瘍性大腸炎と誤診されると，免疫抑制薬が投与され，原疾患が増悪する可能性がある．実際，副腎皮質ホルモンが誤って投与され，サルモネラ腸炎から敗血症を起こし死亡した症例や，アメーバ性大腸炎が劇症化し，死亡した報告がみられる[1]．感染性腸炎以外の疾患では**好酸球性胃腸炎**，アミロイドーシス，diverticular colitis（憩室性大腸炎）などが潰瘍性大腸炎と似た画像所見を呈することがあるので注意が必要である（表1）[2]．

> **コツ** 感染性腸炎と潰瘍性大腸炎の内視鏡的鑑別診断
> 　潰瘍性大腸炎の内視鏡的特徴は直腸から**びまん性，連続性病変**をきたすことである．一方，感染性腸炎は**基本的に非連続性病変**であり，**潰瘍と潰瘍の間には正常粘膜が存在する**．浮腫があれば血管透見は消失するため血管透見があれば正常粘膜と判定してよい．感染性腸炎で直腸病変が多いのはカンピロバクター腸炎，アメーバ性大腸炎であり，鑑別が問題となる．下部直腸から病変があるのか，潰瘍間粘膜は正常かなどで鑑別を行う．

1）カンピロバクター腸炎

　食中毒による急性感染性腸炎である．原因食品としては肉類，特に生の鶏，生レバーが多い．潜伏期は2〜11日と長く患者自身が食中毒と気づかないことが多い．また，25％程度に血便

表1 潰瘍性大腸炎と鑑別を要する疾患 （文献2を参考に作成）

疾患名	好発部位	大腸内視鏡所見	生検所見	その他の診断
カンピロバクター腸炎	全大腸，終末回腸	粘膜内出血，浮腫，びらん，回盲弁上の大きい潰瘍	好中球主体の急性炎症	便培養，摂取歴（特に鶏肉），便塗抹鏡検で小型らせん桿菌
サルモネラ腸炎	終末回腸，全大腸（直腸は稀）	浮腫，粘膜内出血，びらん，潰瘍	好中球主体の急性炎症	便培養，摂取歴（特に鶏卵）
アメーバ性大腸炎	直腸，盲腸	タコイボ様潰瘍・びらん 紅暈を伴う潰瘍・びらん 出血を伴う潰瘍・びらん	アメーバ栄養体	糞便・白苔の塗抹鏡検で栄養体，血清抗体価
サイトメガロウイルス腸炎	大腸，終末回腸	類円形打ち抜き様潰瘍，不整形潰瘍，輪状傾向潰瘍，縦走潰瘍，帯状潰瘍，アフタ	核内封入体	アンチゲネミア 組織DNA，血中DNA
好酸球性胃腸炎	胃，小腸	顆粒状粘膜，発赤，浮腫	好酸球浸潤	血液中好酸球増多
アミロイドーシス	十二指腸，小腸	AA：顆粒状粘膜 AL：多発粘膜下腫瘍様病変	アミロイド沈着	AA：リウマチや慢性炎症性疾患 AL：多発性骨髄腫，原発性マクログロブリン血症
diverticular colitis（憩室性大腸炎）	S状結腸（直腸は正常）	浮腫，うっ血，顆粒状粘膜，発赤，点状出血，粘膜内出血，易出血性	慢性炎症（非特異的），直腸は正常	

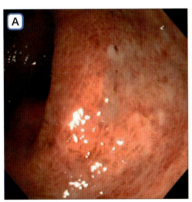
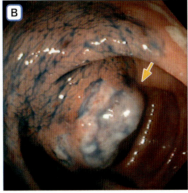

図1 カンピロバクター腸炎の内視鏡像
A) 直腸には粘膜内出血がびまん性にみられる
B) 回盲弁上に浅く大きな潰瘍がみられる（→）

を伴うため内視鏡検査が施行されることが多い．主な症状は発熱，下痢，腹痛，嘔吐である．発熱は38℃を越えることが多いが，1〜2日で自然に解熱する．

罹患部位は直腸から比較的びまん性に深部大腸まで及び，潰瘍性大腸炎に類似している．内視鏡所見は粘膜内出血（図1A），浮腫が主であり軽症の潰瘍性大腸炎に類似している．全大腸に病変が及ぶ場合もびまん性であることは少なく，**一部に正常粘膜を有していることが潰瘍性大腸炎との鑑別点**である．**回盲弁上に浅く大きな潰瘍**が約半数にみられ（図1B），この所見がみられれば潰瘍性大腸炎との鑑別は容易である．しかし，潰瘍性大腸炎を疑った場合は遠位大腸のみの内視鏡検査を行うことが多いため，遠位大腸の内視鏡所見で鑑別する眼を養う必要がある．回盲弁上の潰瘍は，サルモネラ腸炎，クローン病，腸管ベーチェット病・単純性潰瘍，

腸結核などとの鑑別が必要である．

2) サルモネラ腸炎

食中毒による急性感染性腸炎である．原因食品としては鶏卵や肉類が多い．潜伏期は8〜48時間と短く，患者が食中毒と気づくことが多い．また，25％程度に血便を伴うため内視鏡検査が施行されることが多い．主な症状は発熱，下痢，腹痛，嘔吐であり，平均体温は38.7℃と高く下痢も20行/日以上が多い．症状が遷延したり，腸管外症状（肝障害，腎障害，髄膜炎，骨髄炎など）を起こすことがある．

罹患部位は直腸病変を欠きS状結腸より口側に病変を認めることが多い．罹患部位は回盲部型と全大腸炎型に分けることができる．内視鏡所見は浮腫，発赤などの軽微な所見から深い潰瘍，縦走潰瘍などまで多彩であるとされているが，実際に経験する症例では浮腫，粘膜内出血，びらん，浅い潰瘍が大多数である．びまん性病変の場合は潰瘍性大腸炎と似ているが**下部直腸に病変がみられないことで鑑別可能**である．

> **! Pitfall　潰瘍性大腸炎経過中に発症する細菌性腸炎**
>
> 潰瘍性大腸炎は再燃・寛解をくり返すことが多い．その間に食中毒であるカンピロバクター腸炎やサルモネラ腸炎になることは当然ありうる．これらの疾患は下痢や血便や発熱を生じるため，潰瘍性大腸炎の再燃・増悪との鑑別が難しいこともみられる．そのため，下痢や血便が生じた場合にはすぐに再燃や増悪と決めつけず，これらの合併も念頭におく必要がある．潰瘍性大腸炎と診断した場合でも必ず便培養を行うことが重要である．

3) アメーバ性大腸炎

多くは慢性に経過し，下痢，粘血便，腹部膨満感，腹痛などで寛解と再燃をくり返す．このような経過は潰瘍性大腸炎と類似している．アメーバ性大腸炎の最も特徴的な内視鏡所見は**タコイボ様潰瘍・びらん**（図2A），**周囲に紅暈を伴う潰瘍・びらん**である．周囲に隆起を伴わない散在性の小潰瘍も比較的多くみられ，他疾患と間違われやすい．この場合，ほとんどが**潰瘍に出血**を伴っており，この特徴で診断可能である（図2B）．これらの**潰瘍間の粘膜は正常**であることがほとんどであり潰瘍性大腸炎との鑑別点である．しかし，粘液付着が著明で一見血管透見不良にみえる症例もあり，十分に洗浄する必要がある．

内視鏡下生検は白苔の部分から採ることが必要であるが，生検での陽性率はせいぜい7割程度である．そのため，本症を疑った場合は生検診断のみに固執せず，血清アメーバ抗体，白苔の鏡検，糞便検査などを組合わせることが重要である．

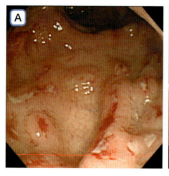
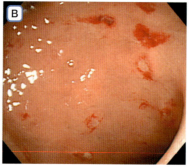

図2　アメーバ性大腸炎の内視鏡像
A) タコイボ様潰瘍が直腸にみられる．周囲に紅暈があり出血を伴う
B) 小潰瘍が直腸に散在性にみられる．潰瘍周囲は隆起せず，出血を伴う．周囲粘膜の血管透見は不良である

4) サイトメガロウイルス（CMV）腸炎

臨床症状は出血と下痢が多い．致命的合併症として腸穿孔や大量出血などがあるが，大腸より小腸に多い．CMV大腸炎の罹患部位はさまざまであり，病変部位から疾患をしぼりこむことは不可能である．CMV大腸炎の内視鏡所見は，類円形打ち抜き様潰瘍，不整形潰瘍，輪状傾向潰瘍，帯状潰瘍，縦走潰瘍，アフタ，偽膜など多彩な像をとりうる．最も診断価値の高い所見は**打ち抜き様潰瘍**であるが，多彩な潰瘍が同時に存在することも比較的多く，特徴と考えられる．**病変が全大腸にみられたり，びまん性のびらん・小潰瘍がみられる場合は潰瘍性大腸炎との鑑別が問題となる**．潰瘍やびらんの周囲粘膜に浮腫がある場合特に鑑別が難しい．

CMV感染症を疑った場合，組織の核内封入体，酵素抗体法によるCMV抗原の検出，血中アンチゲネミア測定を行うのが一般的である．しかし，これらで100％の診断は無理であり，臨床症状，内視鏡像などで疑われる場合は**組織DNA**，**血中DNA**なども測定することが重要である．

5) 好酸球性胃腸炎

何らかのアレルギーが原因で，消化管への好酸球浸潤によりさまざまな症状を呈する疾患であり，全消化管に病変が発生する．食道13％，胃45％，小腸58％，大腸31％の割合であり胃と小腸に多い．臨床症状は好酸球の浸潤部位によって異なり，粘膜優位型は腹痛，下痢，体重減少，筋層優位型は狭窄による腹痛，嘔吐，腹部膨満感，漿膜優位型は腹痛，下痢，腹水貯留が認められる．血中好酸球増多が特徴であるが約2割の症例で増多を認めない．生検で好酸球を主体とした炎症細胞増多が認められれば確定診断される．

粘膜優位型大腸炎では潰瘍性大腸炎との鑑別が問題となるが**下痢が主体で血便をきたすことは少ない**．大腸内視鏡像は粘膜のびまん性顆粒状粘膜，発赤，浮腫が主で潰瘍形成は少ない．びらんや潰瘍をきたしびまん性病変をきたす場合は鑑別が難しいが，**生検所見**で鑑別可能である．

6) diverticular colitis（憩室性大腸炎）

本症は欧米で提唱された概念であり，本邦ではいまだ十分に認知されていない．本症の診断基準は「憩室のある区域にのみ炎症があり，直腸には内視鏡的にも組織学的にも炎症がないこと」である．このようなあいまいな診断基準であるため，種々の病態のものが混在している可能性がある[3]．本症の一部は潰瘍性大腸炎やクローン病の組織所見と非常に類似しており，これらと区別することにdiverticular colitisという概念の存在意義があるとされている．すなわち憩室を伴う潰瘍性大腸炎やクローン病と診断された場合には，本症の可能性も考え，臨床的，内視鏡的，組織学的に十分検討して正しい診断をつけなければならない．また，本症は経過中に潰瘍性大腸炎やクローン病と診断されることも一部でみられる．本症の内視鏡所見は憩室のある腸管（主にS状結腸）の憩室間粘膜に，発赤斑，顆粒状粘膜，粘膜の脆弱性，うっ血，浮腫，アフタ，小黄色斑，小びらんなどがみられる（図3）．実際にIBDとの鑑別が問題となるのは潰瘍性大腸炎類似の多発小びらんや顆粒状粘膜がみられる場合である．局所的にみれば潰瘍性大腸炎と区別が全くつかない症例もみられるが，直腸が内視鏡的や組織学的に炎症がなければ本症の可能性を考慮する．しかし，将来潰瘍性大腸炎に進展することもあるため定期的な観察が必要である．

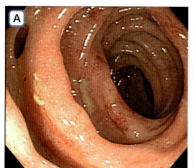
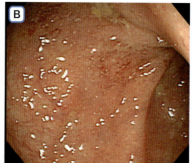

図3 diverticular colitisの内視鏡像

A) S状結腸の憩室間粘膜に小びらんと発赤斑がみられる．小びらんは一見潰瘍性大腸炎様である
B) 潰瘍性大腸炎様のびらん以外に周囲に紅暈をもつびらんや血管透見がみられ，潰瘍性大腸炎と異なる内視鏡像である．直腸は全く正常である

2 クローン病と鑑別を要する疾患

　潰瘍性大腸炎と同様に，クローン病でも抗TNF-α抗体製剤，副腎皮質ホルモン，免疫抑制薬などの治療が感染性腸炎と逆になり，増悪する可能性があるため，感染性腸炎との鑑別が重要である．クローン病の診断基準に含まれる肉眼所見は，縦走潰瘍，敷石像，縦列する不整形潰瘍ないしアフタであるが，縦走潰瘍，敷石像を示す感染性腸炎は少なく，**アフタや不整形潰瘍を示す感染性腸炎が問題となる**[4]．クローン病との鑑別が必要となる感染性腸炎は**腸結核，エルシニア腸炎**が代表的であるが，**アメーバ性大腸炎，CMV腸炎**との鑑別も必要である．感染性腸炎以外では**腸管ベーチェット病・単純性潰瘍，非特異性多発性小腸潰瘍症**（chronic nonspecific multiple ulcer of the small intestine：CNSU），**NSAIDs起因性腸炎，腸間膜脂肪織炎**などとの鑑別が必要である（表2）．

表2 クローン病と鑑別を要する疾患 （文献2を参考に作成）

疾患名	好発部位	大腸内視鏡所見	生検所見	その他の診断
腸結核	右側結腸，回腸	輪状・帯状潰瘍，アフタ，不整形潰瘍，萎縮瘢痕帯	乾酪性肉芽腫 大型で癒合傾向のある肉芽腫	生検組織培養・PCR法，ツベルクリン反応，インターフェロンγ遊離測定法
エルシニア腸炎	終末回腸，右側結腸	リンパ濾胞・パイエル板腫大，びらん，潰瘍，右側結腸のアフタ	中心部に膿瘍形成を伴う肉芽腫	便培養，生検組織培養，血清抗体価，腸間膜リンパ節腫大
腸管ベーチェット病・単純性潰瘍	回盲部	典型例では回盲弁近傍の打ち抜き様の深掘れ潰瘍．辺縁が明瞭な類円形潰瘍，アフタ，縦走潰瘍	慢性炎症（非特異的）	ベーチェット病では随伴症状が重要
非特異性多発性小腸潰瘍症（CNSU）	中〜下部小腸	境界明瞭な浅い輪走または斜走する潰瘍	軽度の炎症細胞浸潤	SLCO2A1遺伝子変異
NSAIDs起因性腸炎	右側結腸，終末回腸	境界明瞭な潰瘍（潰瘍型），発赤・浮腫・アフタ	陰窩深部のアポトーシス小体	薬剤使用歴，薬剤中止にて治癒
腸間膜脂肪織炎	S状結腸	浮腫状に腫大した半月ひだ，腸管の伸展不良．潰瘍は二次的	非特異的所見	注腸X線，CT，MRIがより特徴的所見

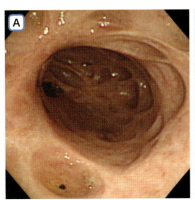 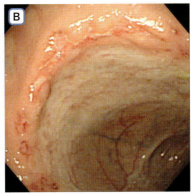

図4　腸結核の内視鏡像
A) 盲腸は消失し，多発潰瘍瘢痕による偽憩室形成と回盲弁の開大がみられる
B) 上行結腸には周囲に発赤を伴う不整形潰瘍が輪状に配列している

1) 腸結核

　腸結核の好発部位は回腸〜上行結腸であり，特に回盲部に多い．この部位はパイエル板などのリンパ組織が発達しており，また腸内容が停滞気味になることが原因と考えられている．腸結核の画像診断の基本は，萎縮瘢痕帯，腸管変形，多彩な潰瘍の3要素である．腸結核は自然治癒傾向が強いためしばしば萎縮瘢痕帯と活動期の病変が併存する．腸結核では長期間持続する炎症のため独特の腸管変形を生ずる．すなわち，輪状狭窄，上行結腸の短縮，回盲部変形，回盲弁開大，偽憩室形成などである（図4A）．このような**萎縮瘢痕帯や腸管変形が回盲部にみられれば診断は容易**である．特徴的潰瘍は輪状あるいは輪状配列の潰瘍（図4B）である．そのほかでは周囲に強い発赤を伴う小さい不整形潰瘍の頻度が高い[5]．腸結核の不整形潰瘍は枝分かれしたり独特の不整さが特徴で，周囲に炎症性ポリープがみられることも多い．

　クローン病も右側結腸に多く，炎症性ポリープを伴うことが多いため腸結核との鑑別が必要である．典型的な縦走潰瘍を示す場合には診断は容易であるが，不整形潰瘍のみの症例や炎症性ポリープが主体の症例では鑑別が難しい場合がある．**腸結核のポリープはクローン病の炎症性ポリープと比べて小さく密度が低い**．腸結核を疑った場合生検を行うとともに，生検培養とPCRを行う．糞便培養での検出率は10％以下であるが，生検培養では30〜90％と最も良好と言われている．生検にて特徴的な乾酪性肉芽腫が認められることは稀であるが，非乾酪性肉芽腫は半数近くに認められる．クローン病などの肉芽腫を呈する疾患を否定できれば十分な診断的価値がある．

2) エルシニア腸炎

　エルシニア腸炎は食中毒で原因として豚肉が多いが，ペット，野ネズミ，汚染された水からの感染もみられる．*Yersinia enterocolitica* と *Yersinia pseudtuberculosis* が原因菌であり，後者でより症状が多彩で重篤な傾向がある．潜伏期は3〜7日と比較的長く，遷延することもある．症状では腹痛，発熱の頻度が高く下痢を伴わないことがあるため注意が必要である．また，咳，咽頭痛などの感冒様症状を伴うことも比較的多い．血便がないため，症状から内視鏡検査が行われることは少ない．

　腹部CTや腹部エコーにてみられる回盲部リンパ節の腫大と終末回腸の壁肥厚が本症の特徴であり，診断の糸口となることが多い．終末回腸では，卵円形の隆起上に小びらんや浅く小さい潰瘍の多発（パイエル板上の変化）が特徴的である．リンパ濾胞に一致すると思われる小隆

起がびらんを伴う（孤立リンパ小節上の変化），いわゆるアフタが多発することも特徴である．回盲弁の著明な腫大と回盲弁上のアフタ，盲腸〜上行結腸のアフタもしばしば認められ特徴的である．**パイエル板の腫大が著明で潰瘍がみられる場合には敷石状にみえるためクローン病との鑑別が必要である**．また，*Yersinia pseudtuberculosis* では**終末回腸に縦走潰瘍や比較的大きな潰瘍を形成する場合があり**，クローン病との鑑別が必要である．

診断には便培養より生検培養が有用である．長期培養や低温培養が必要であるため，検査室にエルシニアの可能性を告げておくことが重要である．

> **MEMO　パイエル板とは**
>
> 小腸には孤立リンパ小節と呼ばれるリンパ組織が存在する．孤立リンパ小節が集合し平板状を呈するものをパイエル板という．回腸粘膜に存在し，腸間膜付着側の反対側に20〜30個みられる．腸管免疫において重要な働きを担っている．パイエル板のなかで重要な働きをするのがM細胞である．M細胞は腸管内腔の細菌などの抗原を取り込みパイエル板内の免疫細胞群に抗原情報を伝達する．

3）腸管ベーチェット病・単純性潰瘍

腸管ベーチェット病はベーチェット病の特殊型であり，診断基準により完全型，不全型，疑いに分類できる．ベーチェット病の主症状は口腔内の再発性アフタ様潰瘍，皮膚症状，眼症状，外陰部潰瘍の4つがあり，副症状は変形や硬直を伴わない関節炎，副睾丸炎，回盲部潰瘍に代表される消化器病変，血管病変，中等度以上の中枢神経病変の5つがある．腹痛，下痢，血便，腹部腫瘤触知が多い症状である．

消化管病変は口腔から肛門までのあらゆる部位に発生しうるが典型例では回盲弁近傍に打ち抜き様の深い潰瘍を呈する．このような典型的な回盲部近傍の潰瘍があるが，ベーチェット病の診断基準の完全型，不全型を満たさないものは単純性潰瘍と呼ばれている．回盲弁近傍の主潰瘍は辺縁鋭利で深く大きいが，小腸や大腸の潰瘍は多発し，より小型の不整形潰瘍やアフタを呈する．**小腸潰瘍は腸間膜対側にみられることが多くクローン病とは異なる**．生検は非特異的であり，診断の決め手とはならない．**縦走潰瘍も稀にみられ，クローン病との鑑別を要するが敷石像はみられない**．回盲弁近傍の深い潰瘍がなく，不整形潰瘍やアフタが多発する症例ではクローン病との鑑別を要するが，**ベーチェット兆候の有無**で診断できることが多い．

4）非特異性多発性小腸潰瘍症（CNSU）

岡部，崎村らが提唱した疾患単位で，慢性・難治性の非特異的小腸潰瘍を特徴とする疾患である．本症ではしばしば同胞発症や両親の血族結婚が認められ，最近遺伝子解析にてプロスタグランジン輸送関連遺伝子（SLCO2A1遺伝子）の変異が確認され，遺伝子異常に伴う疾患であることが明らかにされた[6]．本症は若年で発症し，女性に多い．慢性持続性出血による貧血と低栄養状態に起因する易疲労感，浮腫，成長障害などがみられるが，肉眼的血便をきたすことはない．検査所見として，持続性便潜血陽性，鉄欠乏性貧血，低蛋白血症などがみられるが，炎症所見はないか，あっても軽微である．本症の小腸病変は，終末回腸以外の下部回腸に好発し，比較的狭い範囲に病変が集中し，病変位置に規則性はない．X線所見の特徴は近接，多発する非対称性狭窄と変形である．内視鏡所見の特徴は，近接多発し境界鮮鋭で浅く斜走，横走

する地図状，テープ状の潰瘍である．鑑別すべき疾患としてクローン病，腸結核，腸管ベーチェット病・単純性潰瘍，NSAIDs起因性腸炎などがあげられる．

クローン病は若年者に多く慢性の貧血や持続性の便潜血陽性をきたすことがあり，小腸に病変をきたすことが多いため鑑別が必要である．**縦走潰瘍が腸間膜付着側に存在する，敷石像を呈する，終末回腸に病変をきたすことが多いなどが異なりCNSUと鑑別可能である．**CNSUの狭窄はらせん状の非対称性狭窄であり，クローン病でみられる偏側性狭窄や敷石像による狭窄とは異なる．

POINT

- IBDと鑑別を要する疾患は多い．内視鏡所見に精通することは重要であるが，患者背景，臨床症状，他の画像診断，確定診断法などにも精通して初めて正しい診断にたどりつける
- 内視鏡検査を行っている限りはいつ，どんな疾患に遭遇するかはわからないため，苦手意識をもたずに1例1例勉強していくという姿勢が必要である

引用文献

1) 大川清孝，他：胃と腸，41：959-970，2006
   → 内視鏡所見を中心に潰瘍性大腸炎と鑑別が必要な疾患がまとめられている文献．
2) 大川清孝，他：「潰瘍性大腸炎・クローン病の鑑別アトラス」，難治性炎症性腸管障害に関する研究調査班，平成21年度分担研究報告書別冊，2010
   → IBDと鑑別が必要な疾患がコンパクトにまとめられている本．
3) 大川清孝，他：diverticular colitis（憩室性大腸炎），INTESTINE，17：405-410，2013
   → diverticular colitisの概念，内視鏡像と組織像がまとめられている文献．
4) 清水誠治，他：胃と腸，41：951-958，2006
   → 内視鏡所見を中心にクローン病と鑑別が必要な疾患がまとめられている文献．
5) 大川清孝，他：Gastroenterol. Endosc.，52：221-230，2010
   → 腸結核，アメーバ性大腸炎，CMV腸炎の内視鏡診断を中心とした総説で詳細に述べられている文献．
6) 松本主之，他：分子消化器病，12：19-24，2015
   → CNSUの最新情報がまとめられている文献．

参考文献

- 「感染性腸炎 A to Z 第2版」（大川清孝，清水誠治/編），医学書院，2012
   → 感染性腸炎の内視鏡像が網羅されており，本項では十分でなかった内視鏡像が多数掲載されているためぜひ読んでほしい本．

第 3 章 IBDの診断

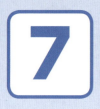 **IBDの病理所見**

明本由衣，田中正則

　内視鏡検査の発達に伴い，IBDが疑われる症例において軽症時期に生検が行われることが増えている．IBDを含む腸炎全体での病理診断においては，生検標本のみから確定診断を得られる症例は少数であり，正確な診断へ近づくには臨床医と病理医の間で多くの情報のやり取りが必要となる．
　本項では，IBDの病理所見に加え，正確な診断を得るために病理側に提出すべき臨床情報や，生検方法についても概説する．

1 正確な診断を導くために必要なこと

1）生検部位

　内視鏡的には所見がなくとも組織学的に変化がみられる場合が少なくないため，**内視鏡所見の有無にかかわらず，回腸末端を含めた全大腸からの生検を行うことが望ましい**．各部位から最低1個，所見の有無に応じて多少の増加はあるが，筆者の関連施設での平均生検数はクローン病で10.6±4.0個，潰瘍性大腸炎で7.6±3.7個である[1]．IBDにおいては罹患範囲の確定のため，non-IBDにおいては同所見でもその存在部位により診断が異なる場合があるので，可能な限り全大腸からの生検を行う．

2）病理診断に必要な臨床所見

　IBDとの鑑別が必要となる疾患で頻度が多いものは，感染性腸炎と薬剤性腸炎である．そのため，**内視鏡所見のほか，血液検査結果，便培養結果，薬剤使用歴を付記する**．内視鏡検査の施行時点で結果の出ていないものがあればその旨を記し，結果が届きしだい追加で報告するようにする．すでにIBDの診断が確定している場合は，**内視鏡的活動度とこれまでの治療経過や使用薬剤・量を明記する**．

3）上部消化管病変の検索

　IBDでは主に潰瘍性大腸炎とクローン病の鑑別が必要となる．大腸と同様，内視鏡所見の有無にかかわらず十二指腸（下行脚，球部），胃（幽門前庭部，体部），食道からそれぞれ生検を行う．ヘリコバクター・ピロリ菌（*H.pylori*）の有無がわかっていれば付記する．

2 IBDの病理診断

　腸炎における内視鏡診断では，特徴的な所見や罹患範囲，臨床情報をもとに感染性腸炎やIBDなど種々の疾患からの絞り込みを行っていると思われる．一方，生検診断ではIBDとnon-IBDの鑑別からスタートする．IBDと鑑別すべき疾患を表1にあげた[2)3)]．**non-IBDのなかには特徴的所見から確定診断に至る症例も少ないながらあり**（3.5％）[2)]，それらの病理所見も併せて記載したので参考にしてほしい．

1）IBDとnon-IBDの鑑別

　IBDとnon-IBDの鑑別において重要な所見は以下の4つである．

表1　IBDと鑑別を要する疾患とその組織学的特徴

原因	疾患	組織所見
感染性腸炎	アメーバ赤痢 クリプトスポリジウム症 スピロヘータ症	可視的病原体
	サイトメガロウイルス腸炎	核内封入体
	腸結核	乾酪壊死性類上皮肉芽腫[注1]
	エルシニア腸炎	化膿性類上皮肉芽腫[注1]
	Whipple病	PAS染色陽性の組織球増加
薬剤性腸炎	抗生物質起因性腸炎	潰瘍性大腸炎様の炎症，偽膜
	NSAIDs腸炎 抗癌剤による腸炎	アポトーシス，パネート細胞化生
	コラーゲン性大腸炎	表層上皮下コラーゲン層肥厚（10μm以上）[注2]
血管病変	腸間膜静脈硬化症	粘膜から粘膜下層のコラーゲン層肥厚[注2]
	血管炎による腸炎 （IgA血管炎，ANCA関連血管炎など）	壊死性血管炎[注3]
	虚血性腸炎	間質へのフィブリン沈着[注4]，腺管立ち枯れ像
その他	アミロイドーシス	アミロイド沈着
	サルコイドーシス	非乾酪壊死性類上皮肉外腫
	好酸球性腸炎	好酸球増多（60個/HPFで疑い濃厚）
	リンパ球性腸炎	表層上皮内リンパ球増加（20個/上皮100個以上）
	ベーチェット病	注5参照

注1：生検組織によっては乾酪壊死や化膿部が薄切されない場合がある．
注2：腸間膜静脈硬化症においては遠位大腸でコラーゲン性大腸炎類似の所見を示すため，遠位大腸のみの生検セットではコラーゲン性大腸炎のほかに腸間膜静脈硬化症を鑑別にあげるべきである．
注3：粘膜下の血管にみられる所見であり，生検組織では観察されないことが多い．
注4：これらの虚血性変化は種々の腸炎でみられる所見であり，血管支配領域に一致してみられる場合に虚血性腸炎の診断となる．
注5：ベーチェット病は，IBD（特にクローン病）類似の臨床像・組織像を示すことがある．潰瘍縁からの生検にもかかわらず炎症細胞浸潤が少ないことがIBDとの鑑別の一助となるが，組織像のみから確定診断へ至ることは難しい．
文献2，3を参考に作成

H₁：陰窩の萎縮（図1）

H₂：陰窩の捻れ（図1）

H₃：高度単核細胞浸潤を伴う basal plasmacytosis（図2）

H₄：肝弯曲部より肛側でのパネート細胞化生（図3）

これらの所見の有無から，**スコア化生検診断基準**（表2）[2]）を使用し IBD か否かを判別する．

> **Pitfall　スコア化生検診断基準の適用**
>
> 表2に示したスコアは急性期・活動期の症例でなければ適用できないため，初診で炎症の軽い症例では確定診断へ至らないことがある．また，回復期の潰瘍性大腸炎は炎症が patchy に残りクローン病に誤診されやすいので，活動度を必ず記載する．

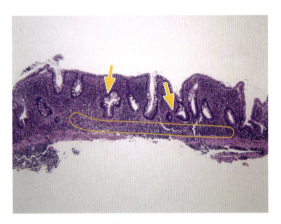

図1　陰窩の萎縮・捻れ

陰窩の萎縮（◯）：腺管の底部が粘膜筋板まで届いていない状態を指す

陰窩の捻れ（⇨）：腺管が平行に配列していないことや分枝があること，長径や間隔が不均一などの所見があれば陽性とする

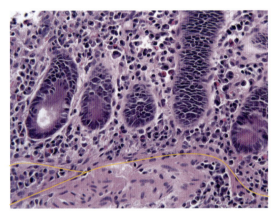

図2　basal plasmacytosis

形質細胞が粘膜筋板（黄線）に接するほど深く浸潤している状態であり，1腺管の幅あたり形質細胞が3個以上認められれば陽性とする

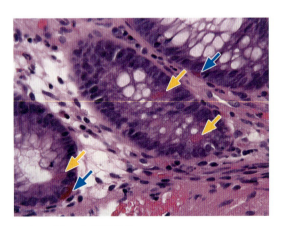

図3　パネート細胞化生

比較的大型の赤色顆粒が腺腔側に位置する（⇨）．小型で暗い赤色の顆粒をもつ神経内分泌細胞（⇨）と混同しないようにする

表2　スコア化生検診断基準

診断カテゴリー	IBD-score（S_{IBD}） = $2H_1 + 3H_2 + 3H_3 + 2H_4 - 4$
IBD 確診	$S_{IBD} \geq 2$
IBD 疑診	$S_{IBD} = 1$
保留	$S_{IBD} = 0$
Non-IBD 疑診	$S_{IBD} = -1$
Non-IBD 確診	$S_{IBD} \leq -2$

H_1 から H_4 までの所見を，なし＝0点，あり＝1点として計算する．
文献2より引用

コツ　鏡検する際は，まず弱拡大（対物4倍レンズ）で直腸から回腸末端まで流し読みし，IBDの所見の有無と病変分布を把握する．陰窩の捻れや萎縮がなく，形質細胞浸潤が軽い例はnon-IBDと判断してよい．その場合は，表1に示す所見の有無を確認し，積極的に診断できる疾患がないかを検索する．

2) 潰瘍性大腸炎とクローン病の鑑別

　大腸全体の病変分布と，各生検標本内での炎症の分布による鑑別が主となる．典型例においては，潰瘍性大腸炎は直腸から連続性にdiffuseな形質細胞浸潤を示し，クローン病は分節的にfocalな形質細胞浸潤を示す．

　類上皮肉芽腫の存在はクローン病確診の根拠となるが，潰瘍性大腸炎においても腺管破壊に伴う肉芽腫（crypt-associated granuloma）の形成がみられる場合がある．非典型例や軽症例においては潰瘍性大腸炎とクローン病の鑑別が困難な場合があり，暫定的にIBDU（IBD unclassified）と診断される．IBDUは経時的な観察のなかで診断が確定することが多いため[4]，**フォローアップの内視鏡検査施行時には併せて生検を施行すべき**である．

> **MEMO** "diffuse"と"focal"
> 　"diffuse"と"focal"は，1つの生検組織のなかでの炎症の分布を示す．生検組織全体に炎症がある場合をdiffuse，限局性の場合をfocalという．

> **MEMO** IBDU
> 　IBDUとは，非手術例のうち内視鏡所見や生検所見を含めた臨床像で潰瘍性大腸炎かクローン病かの鑑別が困難な例を指す．以前はIBDUを含めてIC（indeterminate colitis）を使用していた研究者もいたが，現在は外科手術例で手術標本の検索を行っても診断が確定しない例のみをICとよんでいる．

> **Pitfall** 潰瘍性大腸炎とクローン病の鑑別
> 　IBDの診断においては，経時的変化や治療による修飾が加わり，病理組織のみでは確定診断が困難な場合がある．潰瘍性大腸炎とクローン病の鑑別は内視鏡所見や臨床症状など，多方面からの情報を総合して行うべきである．

3) 上部消化管病変

　クローン病における上部消化管病変の特異的所見として，胃・十二指腸における限局性の好中球浸潤[5]がある．このほか，十二指腸粘膜では胃上皮化生や絨毛の萎縮が，胃では限局性のリンパ球浸潤（focally enhanced gastritis：FEG）がクローン病の上部消化管病変である可能性を示唆する所見である[6]．ただし，これらの所見に関しては***H.pylori*陰性の場合のみ意義がある**ため，併せて*H.pylori*の有無を確認しておく．

3 おわりに

　本項では，IBDの病理診断について臨床医が知っておくべき事柄を中心に述べた．正確な診断を導くためには，臨床と病理の協力が不可欠である．臨床医が病理診断のプロセスを知ることで，その有用性と限界について理解が得られる．

POINT

- 生検は，内視鏡所見の有無にかかわらず回腸末端から直腸まで各部位から施行する
- 内視鏡所見のほかに，血液検査や便培養の結果，薬剤使用歴を付記する
- スコア化生検診断基準（表2）を適用する前に，表1の所見がないか確認する
- 潰瘍性大腸炎とクローン病の鑑別は，病理所見のみから判断するのは困難であり，臨床・病理の両面から総合して判断する

文 献

1) 山形和史，他：日本大腸検査学会誌，19：108-110，2002
　→ スコア化生検診断基準運用上の注意点が示してある．文献2の理解がより深まる内容である．
2) 田中正則：病理と臨床，26：785-794，2008
　→ 大腸の炎症性疾患における生検診断のアルゴリズムについて解説している．
3) 八尾隆史：病理と臨床，29：1079-1085，2011
　→ 炎症性腸疾患以外の腸炎の病理所見についてのまとめである．病理医向けの内容であるが，病理診断の手順を知る意味で文献2と併せて参考にされたい．
4) 平井郁仁：胃と腸，50：885-895，2015
　→ "診断困難な炎症性腸疾患"という特集のなかで，ICの経過をまとめた稿である．初診時診断がつかなくとも経時的観察のなかで潰瘍性大腸炎またはクローン病の確診が得られる例が多いことがわかる．
5) Wright CL & Riddell RH：Am J Surg Pathol，22：383-390，1998
　→ クローン病の胃・十二指腸病変について検討されている．$H.pylori$陰性例における胃・十二指腸への好中球浸潤は肉芽腫よりも出現率が高い．
6) 八尾隆史，他：胃と腸，42：383-392，2007
　→ クローン病の胃病変の内視鏡画像と生検組織像との関連についての検討．クローン病におけるFEGの重要性が再確認されている．

第4章 IBDの内科的治療

1 診療ガイドラインを踏まえた潰瘍性大腸炎の内科治療（総論）

安藤　朗

　本邦の潰瘍性大腸炎の治療は，従来，厚生労働省の研究班による治療指針に準じてなされてきた．治療指針は，IBDの専門医が考える標準的な治療法を一般臨床家に提供することが目的であり，現在の鈴木班でも毎年改訂作業が続けられている（図1）．一方，EBM（evidence based medicine）の普及とともに，エビデンスを重視し一定の作業手順による透明性と科学的妥当性を反映させた診療ガイドラインが研究班から公開されている．その特徴は，文献情報のエビデンスと専門家による評価のコンセンサスの双方を統合して治療方針に推奨グレードが設定されていることである．このガイドラインは日本医療機能評価機能の医療情報サービスMinds（Medical Information Network Distribution Service　http://minds.jcqhc.or.jp/）から閲覧可能である．ここでは，研究班治療指針改訂版の内容も踏まえ，日本消化器病学会の炎症性腸疾患（IBD）診療ガイドラインに沿って潰瘍性大腸炎の内科治療について解説する．

1 罹患範囲と重症度分類

　潰瘍性大腸炎の治療は主に罹患範囲と臨床的重症度をもとに決定される．病変範囲により，診療ガイドラインでは，直腸炎型，遠位大腸炎型（S状結腸まで），左側大腸炎型（脾弯曲部まで），全大腸炎型に分けている．また，重症度は厚生労働省の基準に基づいている（第3章2の表1参照）．

2 治療方針の概要

1）食事と腸管安静

　潰瘍性大腸炎はクローン病と異なり，基本的に食事の制限は必要としない．入院が必要な重症例でも必ずしも絶食は必要ではない．ただし，内科治療に抵抗し頻回の下血，下痢や腹痛が強い症例や激症型など緊急手術を考慮すべき症例では，腸管安静を目的とした絶食が必要となる．劇症型は絶食が基本である．

2）外来治療と入院治療の判断

　適切なステロイド投与にもかかわらず1～2週間以内に明らかな改善が得られない症例をス

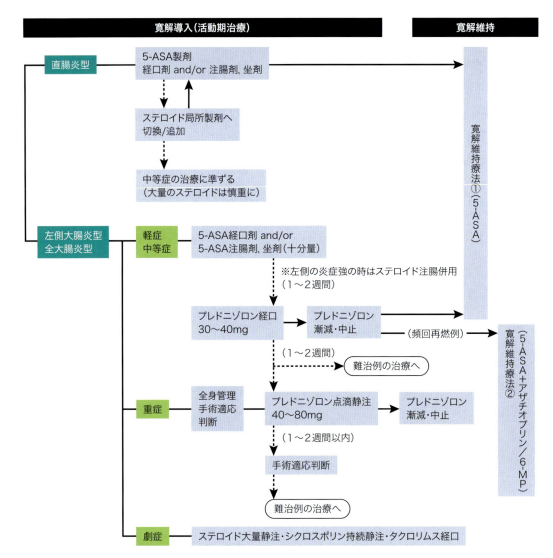

図1 潰瘍性大腸炎治療指針案（2016）
文献1より引用．なお，平成27年度版はhttp://ibdjapan.orgで参照することができる

テロイド抵抗症例としている．適切なステロイド量とは一般臨床家が管理可能なプレドニゾロン（PSL）30〜40mg/日以内で，この量のPSLに反応する多くの中等症から重症の一部は外来治療可能な患者で，さらに大量のPSLの投与を考慮する必要がある患者では入院を考える．

3 診療ガイドラインに沿った潰瘍性大腸炎の内科治療

1）診療ガイドラインにおける推奨グレードについて

今回のガイドライン改訂では，世界の主流となるGRADEシステムが取り入れられた．ここでは詳細は記載できないが，GRADEシステムではエビデンスの吟味により稠密さが要求され，

表1 GRADEシステムで用いる推奨グレード

推奨度：1 (強い推奨)	"実施する"ことを推奨する "実施しない"ことを推奨する
推奨度：2 (弱い推奨)	"実施する"ことを提案する "実施しない"ことを提案する

文献2より引用

推奨の強さの決定もエビデンスの質だけでなく治療介入のコスト，利便性，患者の好みなどを考慮して決定される（表1）．

2) 軽症～中等症の活動期遠位潰瘍性大腸炎（直腸炎型を含む）に対する寛解導入治療（図2）

　軽症から中等症の遠位大腸炎型潰瘍性大腸炎は，経口ASA製剤〔サラゾスルファピリジン（SASP）とメサラジンを含めた5-アミノサリチル酸（5-ASA）製剤〕と5-ASA注腸やステロイド注腸を基本として治療を開始する（第4章3-1参照）．研究班の治療指針改訂版では，5-ASA製剤内服の投与量に関してペンタサ®1日1.5～4.0g，サラゾピリン®1日3～4g，アサコール®1日2.4～3.6gを使用するとの記載がある．5-ASA注腸の投与量は1g/日で十分とされ，これはステロイド注腸と同等の効果を示すが副作用は少ない．また，ステロイド注腸に反応しない症例でも5-ASA注腸が有効な場合がある．経口剤と注腸療法の併用はより迅速な症状改善効果を示す．これらの併用療法に反応しない症例では，30～40mg/日の経口PSL（プレドニゾロン）を投与する（第4章3-4参照）．

　研究班治療指針では直腸炎型の治療指針を独立して記載しており，ステロイド坐剤の有用性とともに上記の治療で寛解に導入できない場合でもステロイドの全身投与は安易に行うべきではないとの記載がある．ガイドラインでは，直腸炎型の寛解導入に5-ASA坐剤が推奨され，5-ASA坐剤にて効果が得られない場合には，経口の5-ASA製剤との併用，あるいは局所ステロイド製剤が推奨されている．

3) 軽症～中等症の活動期広範囲（左側を含む）潰瘍性大腸炎に対する寛解導入治療（図3）

　まず，経口5-ASA製剤または広義の5-ASA製剤に含まれるSASPで治療を開始する．経口5-ASA製剤の効果は用量依存性で**1日2g以上の投与が推奨**されている．研究班治療指針では，ペンタサ®錠1日4g，アサコール®錠1日3.6gが望ましいとの記載がある．副作用はSASPに比較して5-ASA製剤の方が少ないとされるが効果は同等である．左側大腸炎型に対しては，5-ASA注腸とステロイド注腸が有効で，経口高用量5-ASA内服と5-ASA注腸の併用は全大腸炎型にも有効である．

　十分量のASA製剤でも効果が得られない場合は，PSL 30～40mg/日を投与する．投与量に関して，60mg/日の大量投与は効果が多少上がるが副作用が多くなる．PSL投与により明らかな改善効果が認められたなら，漫然と投与を継続するのではなく，再燃に注意しながら漸減する．ステロイドの減量中に再燃，症状の悪化がみられたり（ステロイド依存例），中止により再燃をくり返す症例ではAZA（アザチオプリン）や6-MP（メルカプトプリン）などの免疫調節薬の投与を考慮する（第4章3-2参照）．AZA/6-MPの効果発現には2～3カ月を要するため，

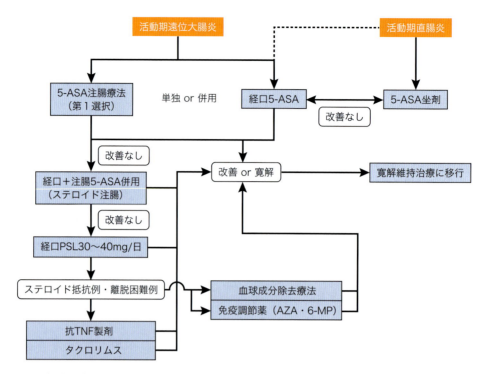

図2 軽症〜中等症の活動期遠位潰瘍性大腸炎に対する寛解導入治療

適切な内科的治療を行っても効果が不十分で，日常生活が障害されるような例では外科的治療も考慮する．
文献2より引用

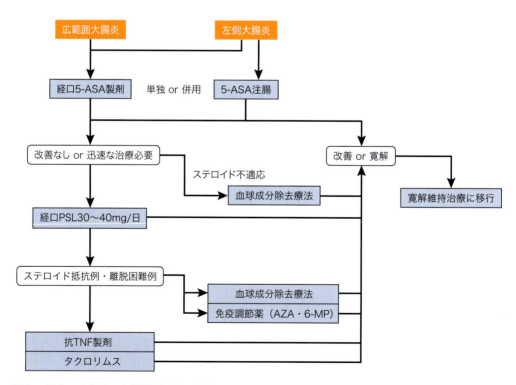

図3 軽症〜中等症の活動期広範囲（左側を含む）潰瘍性大腸炎に対する寛解導入治療

適切な内科的治療を行っても効果が不十分で，日常生活が障害されるような例では外科的治療も考慮する．
文献2より引用

ステロイド減量前に投与を開始しておく必要がある．

1～2週間のPSL 30～40mg/日以上の投与に反応しない症例（ステロイド抵抗例）では血球成分除去療法（第4章3-3参照），タクロリムス（第4章3-5参照）や抗TNF製剤（第4章3-7，3-8参照）の投与が推奨される．

 中等症から重症の一部に適応となる血球成分除去療法は，必ずしも入院は必要なく外来で施行可能である．また，従来は週1回10週連続が基本であったが，最近この時間間隔の縛りがなくなり，基本的に10回までの施行が可能となった．より早期に寛解率を向上させるため，血球成分除去療法は週2回以上行うことが推奨されている．

4）重症の潰瘍性大腸炎に対する治療（図4）

重症例は原則として**入院治療**のうえ，ステロイド投与が第一選択となる．経口PSL 40～60mg/日，経口5-ASAおよび併用局所療法に反応しない症例では経静脈的ステロイド投与が適応となる〔大量静注療法（第4章3-4参照）〕．ステロイド静注量は1～1.5mg/kg/日で十分とされるが副作用も多い．

積極的なステロイド治療を7～10日間行っても反応しないステロイド抵抗例には，**外科治療**（第7章1参照），**シクロスポリン持続点滴療法**（第4章3-6参照），**タクロリムス内服**（第4章3-5参照：7～14日）を考慮する．シクロスポリンの至適用量について初期の臨床試験では4mg/kg/日の高用量が検討されたが，その後2mg/kg/日で十分との結果が得られている．ただ

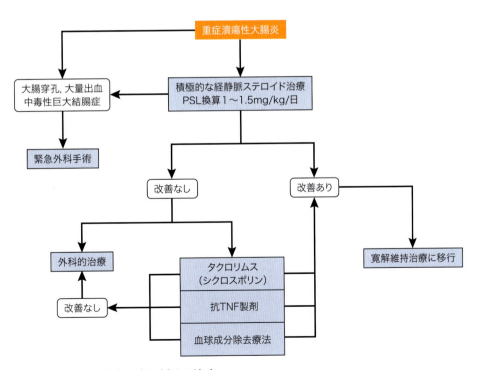

図4 重症の潰瘍性大腸炎に対する治療
文献2より引用

し，シクロスポリンは保険適応が認められていない．

　タクロリムスは，シクロスポリンと同様にカルシニューリン活性を阻害することにより，サイトカインの産生を抑制して効果を発揮する．タクロリムスの吸収は食事の影響を受けるため投与量の調整に注意する必要がある．寛解導入を目的とした血中トラフ値は10〜15ng/mLが推奨されている．タクロリムスも血中濃度の測定が可能な医療施設での施行が望ましい．タクロリムスによる治療を行う場合も，持続的有効濃度の維持や副作用発現予防のため，血中トラフの測定が必須である．タクロリムス投与後，手の振戦やほてり感，頭痛，腎機能障害などの副作用の出現に注意が必要である．

　ステロイド抵抗例を含めた難治例潰瘍性大腸炎に2種類の抗TNF製剤（インフリキシマブ，アダリムマブ）が投与可能である．これらは，シクロスポリンと同等の効果を示すとの報告や外科手術の回避に有効とする報告がある．

　難治例では*Clostridium difficile*やCMV（サイトメガロウイルス）の感染が病像の悪化の原因となっていることがあるため，これらの検索と治療が必要になる（第5章1参照）．特に，ステロイド投与症例ではCMVの活性化がかなりの確率で引き起こされるため，血液中CMV陽性細胞や免疫染色による粘膜内陽性細胞の検索を積極的にすすめ陽性例にはガンシクロビルの投与を考慮する．

> **Pitfall**
> タクロリムスは強力な免疫抑制薬であることから，**日和見感染**の危険性がある．われわれは，タクロリムス投与時には，カリニ肺炎予防のため，バクタ®1錠内服を併用している．また，抗TNF-α製剤の投与前には抗原特異的インターフェロン-γ遊離検査などによる結核の除外が必要である．さらに，抗TNF-α抗体によるB型肝炎ウイルスの再活性化についても注意が必要である．

> **MEMO　難治性潰瘍性大腸炎とは？**
> 現在の難治の定義は，**ステロイドに対する反応性**で決められる．PSL 30〜40mg/日の1〜2週間の投与によっても明らかな改善が得られないステロイド抵抗症例と，寛解導入後にステロイド離脱が困難なステロイド依存症例である．ステロイド抵抗症例には，重症度に応じて血球成分除去療法，タクロリムス内服，抗TNF-α抗体が適応となり，ステロイド依存症例にはAZAが適応となる．

5）寛解期の潰瘍性大腸炎に対する維持治療（図5）

　寛解が得られた症例では，再燃を予防して快適な日常生活を少しでも長く維持することが目的となる．クローン病と異なり，食事療法の意義は証明されていない．遠位大腸炎型に対して5-ASA注腸療法はきわめて高い寛解維持効果を示し，2〜3日に1回の間欠投与でも効果を示す．いずれのASA製剤にも寛解維持効果が認められるが，**ステロイドには寛解維持効果はない**．ステロイド依存または離脱困難例では免疫調節薬（AZA/6-MP）を投与することが推奨されている．

　抗TNF製剤で寛解導入された中等症〜重症潰瘍性大腸炎では，寛解維持を目的に抗TNF製剤の長期投与を行うことが推奨されている．抗TNF製剤による寛解維持により，手術回避率を高めることができるとされる．

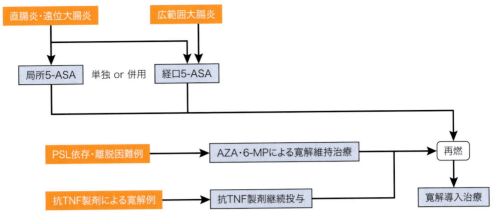

図5 寛解期の潰瘍性大腸炎に対する維持治療
文献2より引用

POINT

- 強力な免疫抑制療法は常に日和見感染などの危険性を伴っており，臨床家に求められるのは，内科治療に固執することなく外科治療への移行のタイミングを適切に見きわめることである

文 献

1) 中村志郎，松井俊幸：潰瘍性大腸炎治療指針改訂．厚生労働科学研究費補助金難治性疾患等政策研究事業「難治性炎症性腸管障害に関する調査研究」(鈴木班) 平成27年度分担研究報告書，2016
 ⇒ 厚生労働省の治療指針．フローチャートについて詳しい解説が記載されている．
2)「炎症性腸疾患（IBD）診療ガイドライン2016」(日本消化器病学会/編)，南江堂，2016
 ⇒ 最新の炎症性腸疾患（潰瘍性大腸炎，クローン病を含めた）診療ガイドライン．

第4章 IBDの内科的治療

2 診療ガイドラインを踏まえたクローン病の内科的治療（総論）

上野文昭

クローン病は病因不明できわめて複雑な病態を呈する疾患である．近年，特に海外から新しいエビデンスが集積され臨床応用されている．わが国でも現存するエビデンスを吟味し，わが国の診療における実施可能性と適用性を考慮に入れながら，適正な診療指標となるガイドラインが開発された．本項ではこのガイドラインや厚生労働省研究班による治療指針に沿ってクローン病の治療につき概説したい．

1 治療を開始するための診断と病態把握

適切な治療を開始するためには的確な診断が前提である．診断の詳細は他項（第3章参照）に譲るが，臨床像をよく把握し，必要な臨床検査，画像検査，病理組織学的検査などを適宜用いて診断に至る必要がある．

またクローン病という診断名だけで画一的な治療法があるわけではない．**病期**（活動期か寛解期か），**重症度**，**病変範囲**（大腸型，小腸型，小腸・大腸型，肛門周囲病変，その他の消化管部位），**疾患パターン**（炎症，狭窄，瘻孔），**腸管外合併症の有無**などを捉えて最適の治療法を選択する必要がある．

2 診療ガイドラインに基づいたクローン病の治療戦略

1）診療ガイドラインとは？

医療における診療ガイドラインは，上意下達的な統制のための指標とは全く異なる．「特定の臨床状況のもとで，適切な判断や決断を下せるよう支援する目的で系統的に作成された文書」と定義され[1]，**日常診療で活用するための支援ツール**である．利用対象は医師だけではなくすべての医療提供者と患者や一般社会も含まれ，患者の視点に立って開発される．診療ガイドラインに必要な要素は科学的な正当性だけでなく，実際の使いやすさなども含まれる（**表1**）[1]．

近年，診療ガイドラインの定義が改定され，より厳密なエビデンスの統合に基づいた推奨ステートメントが要求されるようになった[2]．現在するクローン病診療ガイドラインでこの規準に適合するものはほとんどない．診療ガイドラインの目的は，患者にとって重要なアウトカム

表1 適正な診療ガイドラインの要素

- 妥当性
- 信頼性と再現性
- 臨床適用性
- 臨床適合性
- 明瞭性
- 具体的な記載
- 集学的開発法
- 審査計画

を改善することである．

2) クローン病診療ガイドラインの概要

　日本消化器病学会と厚生労働省研究班の共同開発による診療ガイドラインが2010年4月に公開された[3]．翌年10月に，新たに承認された治療法を含めた改訂版が厚生労働省研究班により作成され，Minds医療情報サービス（http://minds.jcqhc.or.jp/n/）の協力によりウェブ公開された．クローン病の治療法の開発は日進月歩であり，これに対応すべく早期の改訂が望まれている．既存の潰瘍性大腸炎診療ガイドラインと統合した「炎症性腸疾患診療ガイドライン（IBD）2016」が刊行された[4]．

　診療ガイドラインでは，患者の視点に立った多くの臨床上の疑問が設定され，おのおのに対しエビデンスに基づいた推奨ステートメントが記載されている．改訂版では世界の診療ガイドラインの主流となりつつあるGRADEシステム[5]に準じた開発手法が選択されている．エビデンスの吟味はより厳密となり系統的レビューとメタ解析が重視されている．また推奨の強さは必ずしもエビデンスレベルと相関せず，実際の診療により適合しやすい．

　本項で診療ガイドラインの内容をすべて紹介することは不可能である．そこでクローン病の治療の全体像を理解していただくために，改訂版診療ガイドラインに掲載されている，図式化された治療の概要を示す（図1）．前述のように，正しい診断だけでなく，**病態の把握が必須**であることがおわかりいただけると思う．

　活動期であっても重症度の程度により治療選択肢が異なる．軽症～中等症の場合5-ASA製剤や経腸栄養剤が用いられ，重症度が増すと経口ステロイドの適応となる．さらに重症例・治療抵抗例では入院のうえ，全身管理・栄養管理を行い，積極的なステロイド治療や生物学的製剤を考慮する（図2）．

　寛解が得られれば，5-ASA製剤，免疫調節薬，経腸栄養剤，生物学的製剤で再燃を予防する．術後の寛解維持もほぼ同様に考える（図3）．肛門周囲病変があれば必要な治療が追加される．狭窄を生じている例では異なる治療介入が必要である（図4）．

　図式化された治療の概略はあくまでも基本方針であり，実際の臨床場面では対応しきれるものではない．該当部分の推奨ステートメントをよく理解し，適宜専門医の意見を求める必要がある．

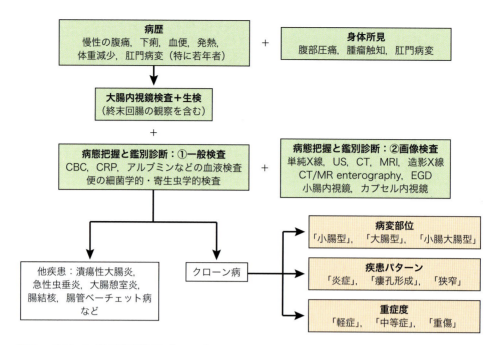

図1 クローン病の診断的アプローチ（文献4より引用）

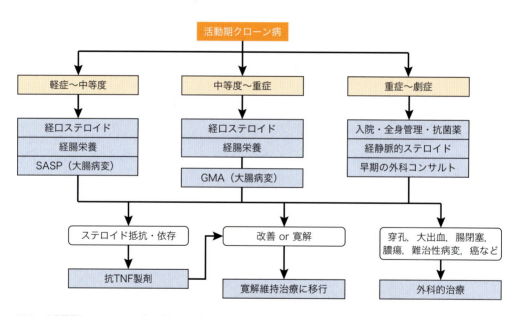

図2 活動期のクローン病に対する寛解導入治療（文献4より引用）

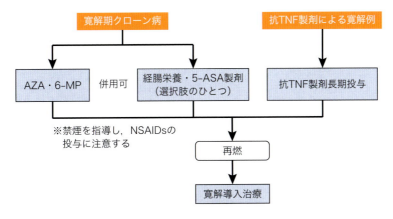

図3　寛解期のクローン病に対する維持治療（文献4より引用）

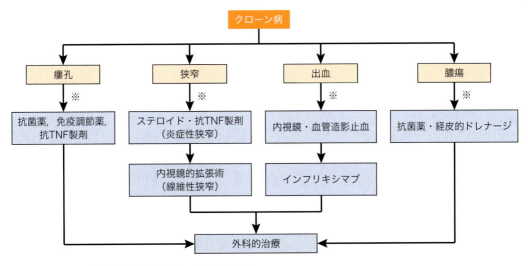

図4　クローン病の消化管合併症に対する治療（文献4より引用）
※：それぞれの病態に対し，外科的治療の適応の是非をまず検討する

3) 診療ガイドラインの正しい使い方

　診療ガイドライン（practice guidelines：PG）の推奨ステートメントは標準的に正しいとされる診療指標である．しかし目の前の患者に適切かどうかはわからない．推奨指標を理解し，患者の価値観を踏まえながら，医師がその適用を判断する必要がある．

 Pitfall　一部の医師は，PGは医師の経験を否定し裁量権を侵害するものとして疎んじる傾向にある．またPGから逸れた診療は訴えられかねないと怯えている．逆にPGの内容はすべて絶対的に正しく，それに従いさえすれば良い診療が可能で，訴訟から身を護ってくれると考えている医師もいる．そのどちらも誤りである．

表2 厚生労働省研究班によるクローン病の内科治療指針

活動期の治療（病状や受容性により，栄養療法・薬物療法・あるいは両者の組合わせを行う）

軽症～中等症	中等症～重症	重症（病勢が重篤，高度な合併症を有する場合）
薬物療法 ・5-ASA製剤 　ペンタサ®顆粒/錠 　サラゾピリン錠®（大腸病変） 栄養療法（経腸栄養療法） 許容性があれば栄養療法 経腸栄養剤としては ・成分栄養剤（エレンタール®） ・消化態栄養剤（ツインライン®など） を第一選択として用いる ※受容性が低い場合は半消化態栄養剤を用いてもよい ※効果不十分の場合は中等症～重症に準じる	薬物療法 ・経口ステロイド（プレドニゾロン） ・抗菌薬（メトロニダゾール*，シプロフロキサシン*など） ※ステロイド減量・離脱が困難な場合：アザチオプリン，6-MP* ※ステロイド・栄養療法が無効/不耐な場合：インフリキシマブ，アダリムマブ 栄養療法（経腸栄養療法） ・成分栄養剤（エレンタール®） ・消化態栄養剤（ツインライン®など） を第一選択として用いる ※受容体が低い場合は半消化態栄養剤を用いてもよい 血球成分除去療法の併用 ・顆粒球吸着療法（アダカラム®） ※通常治療で効果不十分・不耐で大腸病変に起因する症状が残る症例に適応	外科治療の適応を検討したうえで以下の内科治療を行う 薬物療法 ・ステロイド経口または静注 ・インフリキシマブ・アダリムマブ（通常治療抵抗例） 栄養療法 ・経腸栄養療法 ・絶食のうえ，完全静脈栄養療法（合併症や重症度が特に高い場合） ※合併症が改善すれば経腸栄養療法へ ※通過障害や膿瘍がない場合はインフリキシマブ・アダリムマブを併用してもよい

寛解維持療法	肛門病変の治療	狭窄/瘻孔の治療	術後の再発予防
薬物療法 ・5-ASA製剤 　ペンタサ®顆粒/錠 　サラゾピリン錠®（大腸病変） ・アザチオプリン ・6-MP* ・インフリキシマブ・アダリムマブ （インフリキシマブ・アダリムマブにより寛解導入例では選択可） 在宅経腸栄養療法 ・エレンタール®，ツインライン®などを第一選択として用いる ※受容性が低い場合は半消化態栄養を用いてもよい ※短腸症候群など，栄養管理困難例では在宅中心静脈栄養法を考慮する	まず外科治療の適応を検討する ドレナージやシートン法など 内科的治療を行う場合 ・痔瘻・肛門周囲膿瘍： 　メトロニダゾール*，抗菌剤・抗生物質 　インフリキシマブ・アダリムマブ ・裂肛，肛門潰瘍：腸管病変に準じた内科的治療 ・肛門狭窄：経肛門的拡張術	【狭窄】 ・まず外科治療の適応を検討する ・内科的治療により炎症を沈静化し，潰瘍が消失・縮小した時点で，内視鏡的バルーン拡張術 【瘻孔】 ・まず外科治療の適応を検討する ・内科的治療（外瘻）としては 　インフリキシマブ 　アダリムマブ 　アザチオプリン	寛解維持療法に準ずる 薬物治療 ・5-ASA製剤 　ペンタサ®顆粒/錠 　サラゾピリン錠®（大腸病変） ・アザチオプリン ・6-MP* 栄養療法 ・経腸栄養療法 ※薬物療法との併用も可

＊：現在保険適応には含まれていない
文献6より引用．なお，平成27年度版はhttp://ibdjapan.orgで参照することができる

3 厚生労働省研究班によるクローン病の治療指針

　厚生労働省研究班によるクローン病治療指針は長い歴史をもつが，ここ数年の改訂案は内外のエビデンスを意識し，科学的妥当性が高い記載が中心となり，診療ガイドラインとの整合性も高まった．内科治療に関する最新の治療指針を示す（表2）[6]．

表3 海外のクローン病診療ガイドライン

開発グループ	強み	弱み
英国消化器病学会 (British Society of Gastroenterology：BSG)	・緻密な作成過程 ・エビデンスと推奨の相関 ・明快でわかりやすい記載	・推奨の強さが明示されない指標が多い
European Crohn's and Colitis Organization：ECCO	・緻密な作成過程 ・エビデンスと推奨の相関 ・健全な意見の介入	・従来の推奨グレードは無意味？ ・最近は推奨グレードを付記しないことがある
米国消化器病学会 (American College of Gastroenterology：ACG)	・臨床適用性／適合性 ・記述的でわかりやすい	・記述的な内容 ・作成の緻密さ不明

4 海外のクローン病診療ガイドライン

1）代表的なガイドライン

　クローン病に関する診療ガイドラインは海外でも多くはなく，特に診療全般に関する包括的なガイドラインはきわめて少ない．英国消化器病学会（BSG）により開発されたガイドライン[7]は，いかにも英国的なEBM重視の開発姿勢がみられる．欧州の炎症性腸疾患グループ（ECCO）によるエビデンスに基づいたコンセンサス・ステートメント[8]は，専門家の意見を公式的に集約する手法をとっている．米国消化器病学会（ACG）による診療ガイドライン[9]は記述的な内容であり，使いやすい．しかしながら，いずれも公開から5年以上経過し，診療ガイドラインの定義上"inactive"とみなされる．BSGのものは，最近学会ホームページから削除された．米国内科学会（ACP）が発信するACP-PIER（Physicians' Information and Education Resource）とよばれるオンライン情報源は，その後ACP Smart Medicineと名称変更し，2015年8月よりEBM情報源として定評あるDynaMedと協力してDynaMed Plusに進化した．クローン病に関する最新のエビデンスに基づいた情報が簡潔な記載として得られ，更新性は圧倒的であり，もはや診療ガイドラインの域を超えている（表3）．

> **MEMO　エビデンスレベルと推奨の強さ**
> 　臨床研究結果のエビデンスレベルは研究デザインにより決定される．しかしこれはあくまでも取り決めであり，エビデンスレベルが高いからといって実臨床で役に立つ知見であるとは限らない．これまでの診療ガイドラインではエビデンスレベルと推奨の強さを相関させていたが，最近の手法ではより実臨床に則したものとなっている．

2）海外のガイドライン使用上の注意点

　海外のガイドラインを活用することは結構だが，日本の臨床に適用する場合若干の注意を要する．まず，**日本で使用不可能な薬剤**が推奨され，次善の選択肢が明示されていない場合がある．また体格差や人種差からくる**投与量の違い**にも留意したい．さらに**薬剤の効果と副作用のバランス**に対する考え方にも文化の差を感じることがある．**医療経済的背景**もやや異なる．それらの欠点を差し引いても，適切に開発された海外のガイドラインは，クローン病診療の世界標準を理解するうえで有用である．

POINT

- クローン病の治療に関する概略を，診療ガイドラインや厚生労働省治療指針の図表を用いて解説した
- 多彩な病態を有するクローン病の複雑な治療戦略を画一的に述べることはできない
- 標準的治療に関する基本情報を理解したうえで，専門医の意見を求めるべきであろう

文 献

1) 「Clinical practice guideline」(Field MJ & Lohr KN, eds), National Academy Press, 1990
2) 1 Introduction. 「Clinical Practice Guidelines We Can Trust」(Graham R, et al, eds), National Academy Press, 2011
3) 「クローン病診療ガイドライン」(日本消化器病学会/編), 南江堂, 2010
4) 「炎症性腸疾患（IBD）診療ガイドライン2016」(日本消化器病学会/編), 南江堂, 2016
5) 「診療ガイドラインのためのGRADEシステム-第2版-」(相原守夫/著), 凸版メディア, 2015
6) 「クローン病治療指針」厚生労働科学研究費補助金 難治性疾患克服研究事業「難治性炎症性腸管障害に関する調査研究」(鈴木班), 平成27年度分担研究報告書, pp449-452, 2016
7) Mowat C, et al：Gut 60：571-607, 2011
8) Dignass A, et al：J Crohns Colitis, 4：28-62, 2010
9) Lichtenstein GR, et al：Am J Gastroenterol, 104：465-83; quiz 464, 484, 2009

第4章 IBDの内科的治療

③ 潰瘍性大腸炎・クローン病の治療（各論）

1）5-ASA製剤の使い方

松岡克善

　5-アミノサリチル酸（ASA）は1940年代から用いられており，IBD治療薬のなかでは最も歴史の長い薬である．5-ASA製剤はサラゾスルファピリジン（サラゾピリン®）に始まり，その後，臨床効果を高め，副作用を減らすためにさまざまな製剤が開発されてきた．また，投与方法も経口・注腸・坐剤とさまざまである．軽症から中等症の潰瘍性大腸炎では，50～80％程度の症例で5-ASA製剤のみで寛解導入が可能であり，5-ASA製剤を使いこなすことはIBDの治療において重要である．本邦ではサラゾピリン®に加え，1996年にメサラジン（ペンタサ®錠），2004年にペンタサ®注腸，そして2009年末にはメサラジンの腸溶製剤（アサコール®）が保険収載された．本項では，各薬剤の特徴と使い方について概説する．

1 サラゾピリン®

　サラゾピリン®は最も古くから使われている5-ASA製剤である．有効成分である5-ASAと，スルファピリジンがアゾ結合した化合物である．大腸内の細菌によってアゾ結合が切断され，有効成分である5-ASAが放出されるため，**大腸までロスすることなく薬剤を届けることができる**一種のdrug delivery systemである．5-ASAは大腸ではほとんど吸収されず，直接大腸粘膜に作用する一方で，スルファピリジンは大腸で吸収され，発熱・アレルギーなどの全身性の副作用を引き起こすことがある．また，スルファピリジンは橙色の色素であるため，**汗・涙液・尿などが橙色になる**ので，投与する際は患者にそのことをよく説明しておく必要がある．特に**ソフトコンタクトレンズに色素が沈着することがある**ので，注意を要する．また，サラゾピリン®で**精子減少症による男性不妊**が表れることがある．可逆性であるのでサラゾピリン®内服を中止することで回復するが，挙児希望の男性への投与は行わないようにする．

❖【処方例】

・潰瘍性大腸炎
  寛解導入：サラゾピリン® 4～8g/日　1日3～4回（8g/日の場合，3週間以後はしだいに減量）
  寛解維持：サラゾピリン® 1.5～2g/日　1日2～3回

2 ペンタサ®

スルファピリジンによる副作用をなくすため，有効成分である5-ASAのみを腸溶性の被膜でコーティングした薬剤である．しかし，大腸に到達する前に，5-ASAは徐々に小腸で放出される．こういった特徴のため，**小腸病変を有するクローン病に対しても適応がある一方で，遠位大腸への到達量はサラゾピリン®に劣る**．ペンタサ®の潰瘍性大腸炎に対する効果は用量依存性であることが示されており，**寛解導入のためには初期から十分量を投与**する必要がある[1]．潰瘍性大腸炎の寛解維持のためには，5-ASA製剤の服薬アドヒアランスを保つことが重要である．そのため，潰瘍性大腸炎の寛解維持期にはペンタサ®の1日1回での投与も可能である．

❖【処方例】

- **潰瘍性大腸炎**
  寛解導入：ペンタサ®　2～4g/日　1日2～3回
  寛解維持：ペンタサ®　1.5～2.25g/日　1日1～3回
- **クローン病**
  ペンタサ®　1.5～3g/日　1回0.5～1g　1日3回

3 アサコール®

アサコール®は5-ASAに，pH依存型の被膜でコーティングを施行した錠剤である．胃では溶けずに小腸から大腸にわたって徐々に溶けて，**終末回腸に到達してから5-ASAが放出される**ように工夫されている．

❖【処方例】

- **潰瘍性大腸炎**
  寛解導入：アサコール®　1回1.2g　1日3回
  寛解維持：アサコール®　1日0.8g　1日3回

4 ペンタサ® 注腸

前述のようにペンタサ®は小腸でも放出されるため，大腸，特に遠位大腸まで到達する量は少ない．その弱点を克服するために，**左側大腸炎型の症例に対してペンタサ®注腸が用いられる**．注腸により高濃度の5-ASAを直接患部に投与できる[2]．また，潰瘍性大腸炎では腸管のハウストラが消失していることもあり，注腸により脾弯曲部付近まで薬剤が到達することが多い．ペンタサ®注腸は，ステロイド注腸よりも臨床効果が優れており，副作用も少ない．また，ステロイド注腸に反応しない症例でも，ペンタサ®注腸が有効であることも少なくない．

ペンタサ®注腸のデメリットとしては，手技の煩雑さがあげられる．ペンタサ®注腸単独でも十分な臨床効果が期待できるが，経口5-ASA製剤と併用することによりさらに高い効果が

得られる[3]．ペンタサ®注腸は寛解維持にも有効であり，2～3日に1回の間欠投与でも連日投与に近い効果が得られる．

❖【処方例】

- 潰瘍性大腸炎（左側大腸炎型）
  ペンタサ® 注腸　1日1本（1g）

5 ペンタサ® 坐剤

　潰瘍性大腸炎では直腸の炎症が強いと，便意切迫感やテネスムス（便意をもよおすのに排便がない，もしくは少量しか出ない）といった症状が出る．直腸炎型はもとより，全大腸炎型や左側大腸炎型であっても，このような直腸の炎症による症状が強い場合は，ペンタサ®坐剤が非常に高い有効性を発揮する．

❖【処方例】

- 潰瘍性大腸炎
  ペンタサ® 坐剤　1日1個（1g）

> **Pitfall　5-ASAアレルギー**
> 　5-ASA製剤を開始数日後より，**発熱・下痢・腹痛**などの症状が増悪することがある．時にCRPの上昇を伴うこともあり，潰瘍性大腸炎の悪化と間違われることがある．5-ASA製剤開始後に症状が増悪した場合は，5-ASAアレルギーを疑い，5-ASA製剤を中止する必要がある．5-ASAアレルギーとよばれているが，5-ASA製剤のコーティング剤に対するアレルギーのこともあり，製剤の変更や，サラゾピリン®への変更が有効なこともある．

> **POINT**
> - 5-ASA製剤はさまざまな特徴を有する薬剤が使用可能である
> - 軽症から中等症の潰瘍性大腸炎では，50～80％程度の症例で5-ASA製剤のみで寛解導入が可能であり，個々の症例の病態を把握したうえで，最も適した5-ASA製剤を選択することが大事である

■ 文　献

1) Schroeder KW, et al：N Engl J Med, 317：1625-1629, 1987
   → 軽症から中等症の潰瘍性大腸炎において，5-ASA 4.8g，1.6gとプラセボの比較試験．5-ASA 4.8g群の有効率は74％で，プラセボ群の18％より有意に高かった．5-ASA 1.6g群はプラセボ群より有効率は高い傾向にあったが有意差はなかった．
2) Naganuma M, et al：Inflamm Bowel Dis, 7：221-225, 2001
   → 大腸粘膜内の5-ASA濃度を，サラゾピリン®群，ペンタサ®経口群，ペンタサ®経口・注腸併用群で比較した．ペンタサ®経口・注腸併用，サラゾピリン®，ペンタサ®経口の順で粘膜内5-ASA濃度が高かった．さらに粘膜内5-ASA濃度と臨床効果に相関を認めた．
3) Safdi M, et al：Am J Gastroenterol, 92：1867-1871, 1997
   → 遠位大腸炎型の潰瘍性大腸炎で，ペンタサ®注腸群，ペンタサ®経口群，ペンタサ®経口・注腸併用群で効果を検討．併用群において，注腸群，経口群と比較してより早期に，そしてより高率に血便の消失が得られた．

第4章 IBDの内科的治療

3 潰瘍性大腸炎・クローン病の治療（各論）

2）免疫調節薬の使い方（AZA, 6-MP）

松浦 稔

　IBDに使用される免疫調節薬にはチオプリン製剤〔アザチオプリン（AZA），6-メルカプトプリン（6-MP）など〕やメトトレキサートなどがあげられる．本邦では2006年にステロイド依存性のIBD患者に対して，アザチオプリンが保険承認され，今後，日本でも使用頻度の増加が予想される．本項では，IBD診療に必要となるチオプリン製剤の薬理学的事項に加え，具体的な投与法，副作用およびその対策について概説する．

1 チオプリン製剤

1）チオプリン製剤の種類とその作用機序

　IBDに使われるチオプリン製剤にはアザチオプリン（azathiopurine：AZA）と6-メルカプトプリン（6-mercaptoprine：6-MP）の2つがある．AZAは6-MPのプロドラッグであり，本邦でIBDに対する適応追加が承認されたのはAZAのみ（6-MPは保険未承認）である．
　AZAおよび6-MPともそれ自体に活性はなく，生体内で生成された代謝産物である6-thioguanine nucleotides（6-TGN）がその薬理作用を発揮する．6-TGNは核酸アナログとして作用し，活性化リンパ球の増殖を抑制する．また細胞内にあるRac1と結合し，T細胞のアポトーシスを誘導することが報告されている．

2）チオプリン製剤の体内薬物代謝

　経口的に摂取されたAZAの約90％は非酵素的に6-MPに変換され，その後，3つの異なる経路により代謝される．まず6-MPは肝臓にあるxanthine oxidase（XO）によって不活化され，大部分が6-チオ尿酸（6-thiouric acid：6-TU）として尿中に排泄される．次に，細胞内に入った6-MPは，ヒポキサンチンホスホリボシルトランスフェラーゼ（hypoxanthine phosphoribosyltransferase：HPRT）による主たる代謝経路と，それから枝分かれしたチオプリンメチルトランスフェラーゼ（thiopurine methyltransferase：TPMT）による代謝経路がある．HPRT系は最終的に活性代謝産物である6-TGNへと代謝される経路であり，薬効発揮や骨髄抑制につながる．一方，TPMTはメチル化代謝産物〔6-methylmercaptopurine（6-MMP）など〕に代謝する経路であり，チオプリン製剤の不活化と**肝毒性**の発現に関与する（図1）．チオプリン製剤の代謝は人種差や**個体差が大きく**，それゆえ，**個々の症例に応じた適正化**（optimization）が必要となる．

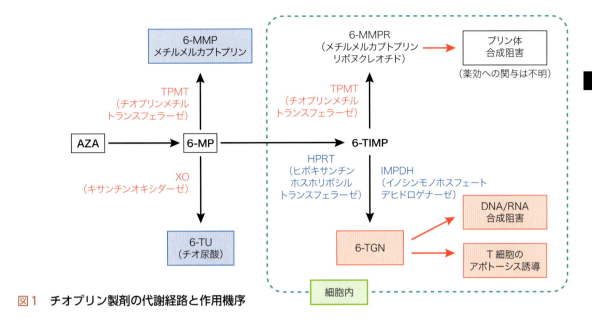

図1 チオプリン製剤の代謝経路と作用機序

3) 薬物代謝に影響する因子

チオプリン製剤の薬物代謝に影響する重要な因子として，遺伝的要因と併用薬の2つがある．遺伝的因子としてはTPMTとNUDT15，併用薬については5-アミノサリチル酸（5-aminosalycilc acid：5-ASA）製剤とアロプリノールが重要である．

a. TPMT

TPMTの遺伝子多型の多くは単塩基置換（single nucleotide polymorphism：SNP）により生成される変異アレルである．変異型TPMTは野生型（TPMT*1）と比べて著しく不安定で，その活性が低下する．これらのTPMT活性の低下は6-TGN濃度の上昇につながり，骨髄抑制などの副作用を増強させるリスクがある．TPMT活性は，野生型，ヘテロ型，ホモ型の順で低下するが，ヘテロ型では必ずしも薬物投与量を減量する必要はなく，臨床的に問題になるのはTPMT活性が完全に欠損するホモ型のみである．TPMT活性の完全欠損につながるホモ型変異を有する確率は，白人で約0.2％，日本で約0.006％（15,000人に1人）とされ，白人よりははるかに少ないと考えられている．

b. NUDT15

チオプリン製剤による白血球減少症の発生頻度は，TPMTの遺伝子変異が多い欧米より（約5％），変異の割合が少ないアジア人で多い（約30％）．近年，酸化型のdGTP（DNA合成の基質）を分解する遺伝子NUDT15（nucleoside diphosphate-linked moiety X motif 15）の遺伝子変異がチオプリン製剤誘導性白血球減少症の発症リスクと強く相関し，この遺伝子変異がアジア人に多いことが報告されている[1]．特に，ホモ変異を有する場合，投与後早期に著明な白血球減少が誘発されることに注意が必要である．

c. 5-ASA製剤

*in vitro*の検討では5-ASA製剤はTPMT活性を低下させることが示されてきたが，IBD患者を対象とした*in vivo*の検討では，5-ASA製剤はTPMT活性とは無関係に6-TGN濃度を増加させることが報告されている．したがって，TPMTの遺伝子変異の少ない日本においても，併

用する5-ASA製剤の投与量を変更，特に増量する場合は，6-TGN濃度や白血球減少に注意する必要がある．

d. アロプリノール

尿酸合成阻害薬として使用されるアロプリノールは6-MPの代謝にかかわるXOを阻害し，6-TGN濃度を上昇させる方向に作用する．また，アロプリノールの併用は理論的には肝毒性の原因とされる6-MMPも上昇させる可能性がある．しかしながら，Sparrowらは6-TGN濃度は上昇する一方，6-MMP濃度は低下し，また肝機能障害の改善を認めたと報告している[2]．

> **MEMO チオプリン製剤とアロプリノール併用の有効性**
> チオプリン製剤とアロプリノールとの薬物相互作用をうまく利用することで，チオプリン製剤による肝毒性を抑えつつ，少量のチオプリン製剤で適正な6-TGN濃度を得ることができる．そのため，チオプリン製剤単独で抵抗性を示すIBD患者に対して，アロプリノールの併用はチオプリン製剤の治療適正化の有用な方法の1つとなる．

2 チオプリン製剤による治療方法

1) 治療薬としての特徴

チオプリン製剤の効果発現は**緩徐である（即効性はない）**ことが特徴であり，最大限の効果が得られるまでに通常2～3カ月を要する．またチオプリン製剤の免疫抑制作用は必ずしも強力ではないが，効果を発揮すれば非常に安定する．

2) 使用目的と適応症例

IBD治療でチオプリン製剤を使う主な目的は，**ステロイド漸減**と**寛解維持**である．また，近年，生物学的製剤（インフリキシマブ）導入早期からのチオプリン製剤の併用により生物学的製剤の治療効果を高めることが報告され[3]，IBD治療におけるチオプリン製剤の新たな有用性が注目されている（第4章3-7参照）．

IBDにおけるチオプリン製剤の最も良い適応はステロイド依存例である．潰瘍性大腸炎では，ステロイド治療歴がなくても5-ASA製剤での寛解維持が困難な場合（アレルギー・不耐例も含む）には寛解導入（疾患活動性が軽度の場合）や寛解維持を目的に使用される．一方，クローン病においては寛解維持の基本治療薬であり，ステロイドによる寛解導入後の寛解維持や，生物学的製剤による寛解導入や維持療法に併用して用いる．また痔瘻や外瘻に対する改善効果や術後再燃予防における有効性も報告されている．

> **コツ チオプリン製剤の導入時期について**
> チオプリン製剤はその効果発現に時間を要するため，寛解導入を目的に早期から投与されることは少ない．しかしながら，その後の寛解維持への移行を考慮し，他の寛解導入療法（ステロイド，血球除去療法，生物学的製剤など）の開始後早期にチオプリン製剤を導入しておくことが，チオプリン製剤の利点を最大限に引き出し，うまく使うためのポイントである．

3）投与方法

　日本人の標準投与量は成人でAZA（アザニン®，イムラン®）50mg/日，6-MP（ロイケリン®）30mg/日であるが，至適投与量は個体差が大きく，適宜調整を要する[4]．6-MPからAZAへの変換係数は2.07であり，AZAから6-MPへ薬剤を変更する場合にはその投与量を半分にする（6-MP 25mgがAZA 50mgに相当）．また投与回数については1日1回投与が望ましいとされている（分割投与では1日1回投与よりも6-TGNが有意に低値となる）．

　当施設における初期投与量はAZA 25mg/日，6-MPなら10～15mg/日である．投与開始1～2週間後に血液検査を行い，血算や生化学検査（肝酵素，膵酵素など）に問題がなければAZA 50mg/日（相当）へ増量する．ただし，アロプリノール併用例ではAZA 25mg/日で継続している場合が多い．

❖【処方例】

- **ステロイド依存性潰瘍性大腸炎で疾患活動性が軽度の場合**
  例）ペンタサ®（500mg）1回3錠，1日2回（朝夕）
  　　プレドニン®（5mg）1回1錠，1日1回（朝）
  　　イムラン®（50mg）1回1錠，1日1回（朝）

- **クローン病でステロイドによる寛解導入療法との併用時**
  例）プレドニン®（5mg）1日6錠（朝4錠，昼2錠）
  　　イムラン®（50mg）1回0.5錠，1日1回（朝）
  　　アロプリノール（50mg）1回1錠，1日1回（朝）

4）投与量の調整とモニタリング

　当施設ではチオプリン製剤導入後2週間目，4週間目，8週間目，それでも問題がなければ2～3カ月ごとに定期的な経過観察を行っている．投与量調整の指標としては，①末梢白血球数3,000～5,000/μL，②ΔMCV（チオプリン製剤投与前からのMCVの変化）6～7fLの上昇，を用いている．しかし，チオプリン製剤を増量しても白血球数の低下を認めない場合には，赤血球中の6-TGN濃度を測定し（保険適応外），6-TGN濃度を適正なレベル（至適治療域：235～450pmol/$8×10^8$ RBC）に合わせるように投与量を調整している．

　　チオプリン製剤を増量しても6-TGN濃度が適正なレベルに達しない場合や，チオプリン製剤の導入後早急に6-TGN濃度を至適レベルに到達させたい場合には，アロプリノール（50mg/日）との併用を行う．ただし，その場合，6-TGN濃度の過剰な上昇による副作用を回避するため，チオプリン製剤の投与量を必ず減量（AZA 25mg/日相当）する．

> ⚠ **Pitfall**　投薬にあたって必要な検査
> 　チオプリン製剤の導入前に感染症や悪性腫瘍の除外が必要であり，胸部X線，US，CT，などによるスクリーニング検査を行う．B型肝炎ウイルス（HBV）感染患者ではHBV再活性化のリスクがあり，チオプリン製剤導入前にHBV感染のスクリーニング検査（HBs抗原，Hbc抗体，必要があればHBV-DNA定量）を行う．

5）投与期間

　チオプリン製剤をいつまで継続するかについては，現時点では明確な基準がない．しかしながら，チオプリン製剤休薬後の再燃に関するいくつかの検討では，チオプリン製剤の投与期間が短い症例では再燃率が高いことが報告されている[5]．したがって，チオプリン製剤を導入した場合には数年間は投与継続し，そのうえで良好な寛解維持が得られた症例にはチオプリン製剤の中止を試みてもよいのかもしれない．

3 チオプリン製剤の副作用とその対策

1）副作用の種類

　チオプリン製剤の副作用には，経過中いずれの時期にも出現しうる用量依存性のものと，投与開始早期（多くは2〜4週間以内）に出現するアレルギー性のものがある．比較的よく遭遇する副作用としては，悪心・嘔吐，感冒様症状，倦怠感，下痢，肝機能障害，膵炎（膵酵素上昇）などがあげられる．一方，**重篤な副作用としては，骨髄抑制，感染症，脱毛，悪性腫瘍**などがあげられる．特に，**リンパ増殖性疾患**については，大規模な前向きコホート試験（SESAME study）により，チオプリン製剤未使用者と比べ，同薬剤内服中のIBD患者で発症リスクが約5倍高まることが報告されている[6]．またインフリキシマブ併用時，特に若年男性で**肝脾T細胞リンパ腫**（hepatosplenic T cell lymphoma：HSTL）の発症リスクを高めることが海外で報告されており，慎重な経過観察が必要である．

2）具体的な対策

　用量依存性の副作用（肝機能障害，脱毛，骨髄抑制など）の場合，投与量の減量で改善するが，投与量の微量調整が必要な場合には6-MP（散剤）へ変更する．また白血球数の低下を伴わずに肝機能障害を認める場合には，高TPMT活性の可能性を考えアロプリノールの併用を検討する．

　アレルギー性や薬剤特有の副作用（悪心，発疹，下痢，感冒様症状，ウイルス感染など）に対しては，投与量の減量や薬剤の変更では改善せず薬剤の中止が必要となる場合がある．チオプリン製剤内服時の急性上気道炎やウイルス感染（帯状疱疹など）は回復が遅れる場合があり，チオプリン製剤の一時休薬（多くは1週間程度）を行う．またAZAでは結合するイミダゾール環が副作用の一因になっている場合があり，AZA不耐例であっても6-MPへ変更することで投与継続が可能になることが報告されている[7]．

3）その他の予防的対策

　ステロイド（15mg/日以上）の併用時にはスルファメトキサゾール・トリメトプリム（バクタ®）の予防投与（1回1錠，1日2回，1週間に2日）を当施設では行っている．また遷延する咳嗽を認めるときには，生物学的製剤使用時と同様，結核や非結核性抗酸菌症などの呼吸器感染症も念頭に置き，胸部X線やCTによる定期的なチェックが必要である．

　また妊娠可能な女性患者では妊娠・出産に対するチオプリン製剤の影響について不安を抱く場合が少なくない．妊娠期間中のチオプリン製剤については異常妊娠のリスクを増加させない

ことがいくつかの疫学研究で報告されていることを十分に説明する[8]．

4 メトトレキサート

メトトレキサート（methotrexate：MTX）は関節リウマチの中心的な治療薬剤の1つであり，IBDにおいてもその治療効果が期待されてきた．しかし，現時点ではクローン病における寛解導入および寛解維持に有効性が報告されているものの，潰瘍性大腸炎における有用性を示すエビデンスは得られていない．MTX投与の適応となるのはチオプリン製剤による治療抵抗性のクローン病患者であるが，本邦ではIBDにおける保険適応が得られていない．

MTXの投与方法としては低用量のMTX経口投与（12.5～15mg/週）では効果に乏しく，高用量のMTX筋肉内注射（25mg/週）において有用性が報告されている．MTXの副作用は用量依存性であり，主に口内炎，消化器症状（下痢，食思不振，嘔気など），肝機能障害，骨髄抑制などがあげられる．これらの軽減および発現予防に葉酸製剤の併用が有効である．そのほか，重篤な副作用として**間質性肺炎，感染症，MTX関連性のリンパ増殖性疾患**などがあり，妊娠希望をする場合にはMTX投与中止から少なくとも3カ月間以上の期間を要するなど，投与に際しては専門医に十分コンサルトしたうえで行うべきである．

POINT

- チオプリン製剤の効果発現は緩徐であり，特にステロイド漸減と寛解維持に有用である
- 日本人の標準投与量はAZA 50mg/日，6-MP 30mg/日であるが，至適投与量は個体差が大きく，適宜調整する必要がある
- チオプリン製剤の副作用に対しては，血液検査を含めた定期的なモニタリングが必須である

文 献

1) Yang SK, et al：Nat Genet, 46：1017-1020, 2014
   → チオプリン製剤誘導性白血球減少症に関連する遺伝子変異についての報告．アジア人での変異アレルの発生頻度が高く，チオプリン製剤に伴う白血球減少症に関連した新しい感受性遺伝子として注目されている．
2) Sparrow MP, et al：Clin Gastroenterol Hepatol, 5：209-214, 2007
   → 高6-MMP濃度を示すチオプリン製剤に反応しないIBD患者において，チオプリン製剤の薬物代謝のみならず臨床症状および肝機能障害の観点からもアロプリノール併用療法の有用性を示した報告．
3) Colombel JF, et al：N Engl J Med, 362：1383-1395, 2010
   → インフリキシマブと免疫調節薬をはじめて投与される中等症～重症のクローン病患者を対象に実施された大規模臨床試験（SONIC study）．免疫調節薬の併用がインフリキシマブの治療効果を高めることがはじめて報告された．
4) Komiyama T, et al：J Crohns Colitis, 2：315-321, 2008
   → 日本人のIBD症例では欧米人より少ない投与量（AZA 50mg/日，あるいは6-MP 30mg/日）にもかかわらず，6-TGN濃度は治療域のレベルまで十分上昇していることが報告されている．
5) Cassinotti A, et al：Am J Gastroenterol, 104：2760-2767, 2009
   → ステロイドフリー寛解にある潰瘍性大腸炎患者を対象に，チオプリン製剤休薬後の再燃率をretrospectiveに検討した報告．チオプリン製剤休薬後，1年で35％，2年で49％，5年で65％の症例で再燃を認めている．
6) Beaugerie L, et al：Lancet, 374：1617-1625, 2009
   → チオプリン製剤を投与されたIBD患者におけるリンパ増殖性疾患の発生リスクを検討した大規模な前向きコホート研究．チオプリン製剤未使用者と比べ，チオプリン製剤内服中のIBD患者におけるリンパ増殖性疾患の発生するハザード比は5.28と報告されている．
7) Kennedy NA, et al：Aliment Pharmacol Ther, 38：1255-1266, 2013
   → AZA不耐性のIBD患者における6-MPの有用性を検討したメタアナリシス．AZA不耐例の68％で6-MP投与が可能となり，特に消化器症状や肝障害を示す例で投与可能となる症例が多いと報告されている．
8) Coelho J, et al：Gut, 60：198-203, 2011
   → 欧州を中心に実施された大規模前向きコホート研究（CESAME study）のサブ解析の1つで，チオプリン製剤治療歴のあるIBD患者における妊娠転帰に関する報告．

第4章 IBDの内科的治療

3 潰瘍性大腸炎・クローン病の治療（各論）

3）血球成分除去療法の進め方

杉本　健

> IBDの腸管粘膜内では白血球が過剰に活性化し，炎症の進展や持続に影響を与えている．血球成分除去療法（CAP）はこれらの活性化した白血球を血液中から取り除くことで炎症を改善させる治療法である．ステロイドなどの薬物療法に比べて副作用の少ない安全な治療法であるが，どのような症例に対して，どのようなタイミングで本治療を行えばよいのか議論が多い．本項では実臨床の場における本治療の適切な使い方について解説する．

1 血球成分除去療法について

　IBDの治療の目標は活動状態にある炎症をすみやかに寛解に導きその寛解状態を長期的に維持することである．内科的治療の基本薬はサリチル酸製剤（5-ASA製剤）であるが，それで寛解導入できない場合はステロイドの投与が行われる．血球成分除去療法（cytapheresis：CAP）は主にステロイド抵抗例のIBD患者に対して行われるが，現在2種類の方法が保険適応となっている．すなわち①JIMRO社製のアダカラム®〔選択的顆粒球・単球吸着除去療法（granulocyte/monocyte apheresis：GMA）〕と②旭化成メディカル社製のセルソーバ®E〔白血球除去療法（leukocytapheresis：LCAP）〕である．それぞれの特徴については表1に示す．

2 血球成分除去療法の作用機序

　CAPによる抗炎症作用のメカニズムとしては主に以下のようなことが推定されている[1]．まず活性化した白血球が吸着やフィルターでふるいにかけられて除去されることにより，カラム通過白血球の走化性低下・血管内皮への接着能低下，さらに炎症性サイトカイン産生能低下などの機能変化が起こり，免疫学的な過剰反応が抑制され，炎症を鎮静化させると考えられている．さらには，末梢血中における制御性T細胞比率の増加，末梢血中に動員された骨髄由来CD34陽性細胞による腸管粘膜の組織修復促進などのメカニズムも報告されている．LCAPに関しては急性炎症に関与する活性化血小板を除去することで，炎症症状の改善に寄与する可能性が報告されている．

表1 血球成分除去療法の比較

	選択的顆粒球・単球吸着除去療法 （GMA）	白血球除去療法 （LCAP）
製品名	アダカラム®	セルソーバ®E
製造者	株式会社JIMRO	旭化成メディカル株式会社
吸着担体の形状	ビーズ	不織布
吸着担体の素材	酢酸セルロース	ポリエチレンテレフタレート
除去される細胞	顆粒球　65% 単球　　55% リンパ球　数%	顆粒球　100% 単球　　100% リンパ球　20% 血小板　45%
保険適応	活動期潰瘍性大腸炎 大腸に活動性病変を有するクローン病	活動期潰瘍性大腸炎
血液流量/時間	30mL×60分	30〜50mL×60分
禁忌	顆粒球2,000/mm^{3}以下の患者 感染症を合併している患者および合併が疑われる患者	アンジオテンシン変換酵素（ACE）阻害薬を服用中の患者

3 安全性

　GMA・LCAPともに重篤な副作用はほとんど報告されておらず，頭痛・嘔気・立ちくらみ・一過性の発熱や発赤など，従来から他の体外循環でも報告されている体外循環時に限定された一時的かつ軽度の副作用がみられるのみであり，安全性の高い治療法といえる．

4 治療の実際

　基本的にGMAもLCAPもシャントの作成は不要であり，一方の腕の静脈より血液を取り出し，血液が固まらないように抗凝固薬（ヘパリンまたはメシル酸ナファモスタット）を使用しながら，血球成分除去カラムに血液を通過させ，血球成分を除去する（図1）．カラムを通過した血液は，もう片方の腕の静脈に戻され，この操作を連続して1時間ほど行う．潰瘍性大腸炎，クローン病に対する保険適応を表2に示すが，まとめると以下の通りである．

1）潰瘍性大腸炎

　GMAもLCAPも原則的には1クール計10回とし，劇症では11回行う．通常は週1回法での投与を行うが，症状の強い症例などでは週2回（intensive CAP療法）法で行った方が効果は高いとされる[2)3)]．

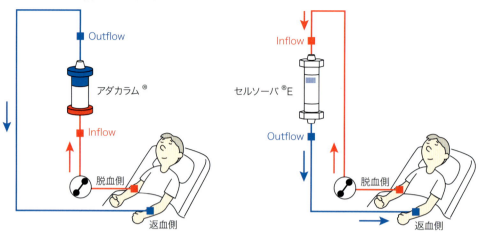

図1 GMA・LCAPのフロー図

表2 IBD患者に対するCAP療法の保険適応

診療報酬算定方法の一部改正に伴う実施上の留意事項について
J041-2 血球成分除去療法（1日につき）2,000点
(1) 血球成分除去療法（吸着式及び遠心分離式を含む）は，潰瘍性大腸炎，クローン病に対して次のア，ウのとおり実施した場合に算定できる
ア 潰瘍性大腸炎の重症・劇症患者及び難治性患者（厚生省特定疾患難治性炎症性腸管障害調査研究班の診断基準）に対しては，活動期の病態の改善及び寛解導入を目的として行った場合に限り算定できる．なお，当該療法の実施回数は，一連につき10回を限度として算定する．ただし，劇症患者については，11回を限度として算定できる
ウ 栄養療法及び既存の薬物療法が無効又は適用できない，大腸の病変に起因する明らかな臨床症状が残る中等症から重症のクローン病患者に対しては，寛解導入を目的として行った場合に限り，一連の治療につき2クールを限度として算定できる．なお，当該療法の実施回数は，1クールにつき週1回を限度として，5週間に限って算定する

保医発0305第3号・平成26年3月5日より引用

> **MEMO** intensive CAP療法
>
> 従来は活動期潰瘍性大腸炎に対するCAPの実施回数は週1回という制限があったが，2010年の保険適応の改定により，週2回以上の施行が可能になり，この方法を従来法と比較してintensive CAP療法とよぶ．ただし，現時点では週3回以上のCAP療法の有用性については証明されていない．

2) クローン病

　クローン病についてはGMAのみが保険適応となっている．すなわち原則的には週1回の治療を5週連続で行い，効果がみられた場合にはそのまま連続して2クール目を実施することにより10週連続の治療が可能である．

> **コツ** 外来でのCAP導入
>
> 外来通院中の活動性中等度潰瘍性大腸炎患者で5-ASA製剤，経口ステロイド投与にて改善が得られない症例については，患者が強く外来通院治療継続を望む場合にはCAP療法を外来にて導入することができる．この場合週2回のintensive CAP療法を導入することも可能であるが，患者のQOL，社会的活動性も考慮に入れて適応を判断する必要があり，必ずしもintensive療法にこだわる必要性はないと考えている．

> **Pitfall** GMAか？LCAPか？
>
> 活動性潰瘍性大腸炎に対する血球成分除去療法の選択肢としてGMAかLCAPのどちらを選ぶかに関しては明確な基準はない．しかし，**ACE阻害薬を内服している場合にはLCAPは禁忌**となるためGMAを選択せざるをえない．一方，**GMAの禁忌は顆粒球2,000/mm³以下の患者，感染症を合併している患者および合併が疑われる患者**とされており，これらを加味してCAPの選択を考慮する必要がある．

5 どのような症例を治療対象とするべきか？―現状での治療指針のなかでの位置づけ―

1) 潰瘍性大腸炎

「平成26年度潰瘍性大腸炎治療指針」ではCAPはステロイド抵抗例の中等症および重症例，またステロイド依存例での活動期例に対して推奨されている．これまでの報告でもステロイド抵抗例においてはGMA，LCAPともに有効率75〜90％[4]，ステロイド依存例においても寛解導入率は約80％と高い有効性が報告されている[5]．一方，ステロイド未使用例に対するCAPの使用に関しては治療指針のなかでは明記されていない．しかしながらこれまでのGMA，LCAP療法の結果から解析すると，CAP治療に対して良い反応を示す症例の特徴は，①**初発症例**，②**ステロイド未使用例**，③**罹病期間が短い**などがあげられる．逆にCAPの効果の低い患者の特徴としては，①発症（再燃）から時間が経っていること，②慢性持続型（初回発作型，再燃寛解型と比較した場合），③背景粘膜の萎縮が強いこととされている[4]．たしかに潰瘍性大腸炎患者に対する初回ステロイド治療による短期的な改善率は85％と良好であるが，1年後には約50％がステロイド抵抗性およびステロイド依存性，すなわち難治症例になる運命となることが明らかとなっている[6]．できれば今後，ステロイド使用以前にこの治療が行えるような治療指針のなかでの適応拡大が望まれる．

2) クローン病

「平成26年度クローン病治療指針」においてGMAは，栄養療法および既存の薬物療法が効果不十分・不耐で大腸病変に起因する症状が残る症例に適応とされている．Matsuiら[7]は従来治療に効果不十分なクローン病患者に対するGMAを行い，7人中5人が臨床的寛解となり，患者背景では比較的年齢の若い症例，罹病期間が短い症例，大腸に病変を主座とする症例が有効であったと報告している．現状ではCAP療法がどのようなクローン病患者に対して最も効果的なのかということに関しては，潰瘍性大腸炎と比較するとまだまだエビデンスが十分ではない．実臨床においては既存の栄養療法・薬物療法で十分な寛解導入が得られない場合にGMAを併用することを検討される場合が多いと思われる．今後の多施設による大規模な前向き研究にて最適な適応基準を明らかにすることが望まれる．

> **MEMO** GMAの効果を調べるため欧米で行われたshamカラムを用いた臨床試験
>
> ①潰瘍性大腸炎[8]
>
> 　Mayo scoreでのclinical remission，clinical response，内視鏡的寛解率ではGMAとshamカラムとの間で有意差を認めなかったが，Riley score（病理的に大腸の炎症状態を0〜7ポイントで評価したもの）が7の状態に限るとclinical remission，clinical responseに有意差が認められ，炎症の強い状態でのGMAの有効性が示唆された．
>
> ②クローン病[9]
>
> 　寛解導入率，有効率，内視鏡的改善率においてGMAとshamカラムとの間で有意差を認めなかったが，事後の分析（prospective study対象外）ではCDAIが300以上の症例，抗TNF-α製剤の使用歴がある患者，5-ASA製剤を併用している症例においては有効性を認めたとしている．

6 おわりに

　IBDの治療目標は患者にとって安全でかつ，QOLを損なわないよう，早期に寛解導入し，長期間の寛解維持，さらには粘膜治癒をめざすことである．そのうえでステロイドの減量，離脱をはかり，入院回数や手術率を減らすことによりIBDの自然史を改善させることが可能となる．CAPは重篤な副作用が認められないだけにIBD治療のなかでは非常に大きな役割を果たしているが，今後さらに効果的な使用法ならびに治療アルゴリズムのなかでの位置づけをエビデンスに基づいて構築していく必要がある．

POINT

- 潰瘍性大腸炎ではステロイド抵抗例の中等症および重症例，またステロイド依存例での活動期例がCAP療法の対象となる
- 症状の強い潰瘍性大腸炎症例では週2回のintensive CAP療法を行った方が治療効果は高い
- クローン病においては既存の栄養療法・薬物療法で十分な寛解導入が得られない症例にGMAの併用を検討してもよい

文　献

1) 花井洋行，他：日本アフェレシス学会雑誌，28：21-30，2009
　→ GMA，LCAPの免疫学的な機序・抗炎症作用のメカニズムについてわかりやすく記載されている．
2) Sakuraba A, et al：Am J Gastroenterol, 104：2990-2995, 2009
　→ 潰瘍性大腸炎に対してGMAによるintensive法が有用であることを示した論文．
3) Sawada K, et al：Am J Gastroenterol, 100：1362-1369, 2005
　→ 潰瘍性大腸炎に対してLCAPによるintensive法が有用であることを示した論文．
4) 花井洋行，他：胃と腸，48：681-688，2013
　→ IBDにおけるCAP療法の適応と有効性についてエビデンスに基づきながら詳しく解説されている．
5) Hanai H, et al：Digestion, 70：36-44, 2004
　→ ステロイド依存性潰瘍性大腸炎に対してGMAが有用であることを示した論文．
6) Faubion WA Jr, et al：Gastroenterology, 121：255-260, 2001
　→ 潰瘍性大腸炎に対するステロイド寛解導入治療の短期予後，長期予後を示した論文．
7) Matsui T, et al：Am J Gastroenterol, 98：511-512, 2003
　→ クローン病に対するGMAの有用性について述べられた最初の報告．
8) Sands BE, et al：Gastroenterology, 135：400-409, 2008
9) Sands BE, et al：Gut, 62：1288-1294, 2013

第4章 IBDの内科的治療

③ 潰瘍性大腸炎・クローン病の治療（各論）

4）副腎皮質ホルモンの使い方

富田一光，松本主之

> 副腎皮質ホルモン（以下，ステロイド）は迅速な炎症抑制効果を有することから，活動期のIBDに対する寛解導入療法の中心として用いられてきた．しかし，エビデンスに基づく明確な至適容量は定められていない．本項では第4章1，2で解説されているガイドラインも参照しながら，治療指針に基づいたステロイドの使用方法を概説する．

1 潰瘍性大腸炎に対するステロイドの使い方

ステロイドは罹患範囲と重症度に応じて投与方法と投与量を選択する（表1）．

1）局所療法

主にアミノサリチル酸（以下ASA）製剤による治療で改善の乏しい軽症ないし中等症の直腸炎型・左側大腸炎型に対して注腸を用いる．

- ベタメタゾン3～6mg/日（ステロネマ®注腸1.5～3.0mg　1回1～2本直腸内注入）
- プレドニゾロン（以下PSL）換算20～40mg（プレドネマ®注腸20mg　1回1本直腸内注入）

直腸炎型に対しては坐剤を用いてもよい．

- ベタメタゾン坐剤1～2mg/日（リンデロン®坐剤0.5～1.0mg　1日1～2回に分け挿入）

治療効果が認められればステロイドは漸減中止する．2週間以内に改善がなければ局所療法に加えて中等症に準じた経口投与を検討する．

2）全身投与

症状の迅速な改善が必要な中等症以上の場合に適応となる．

a. ASA製剤で効果不十分な場合や炎症反応や症状が強い中等症

- PSL 30～40mg/日の経口投与（プレドニン®錠5mg　6～8錠を2～4回に分服）

治療効果が認められれば20mg/日程度まで漸次減量し，以後は2.5～5mg/週程度で漸次中止する．1～2週間で効果が得られないときは重症の治療を行う．

b. 重症

- PSL 40～80mg/日（1～1.5mg/kg）の点滴静注（水溶性プレドニン®40～80mg　1回20～80mgを1日1～2回点滴静注）

入院のうえ，全身状態の改善に対する治療が必要となる．明らかな効果が得られれば40mg/

表1 潰瘍性大腸炎の治療概略

寛解導入療法	軽症	中等症	重症	劇症
全大腸炎型 左側大腸炎型	PSL 30〜40mgの経口投与		PSL 40〜80mg 経口または点滴静注	ステロイド大量静注療法 シクロスポリン持続静注療法 タクロリムスの経口投与 ・緊急手術の適応は常に検討
	5-ASA/ステロイド注腸の併用（局所投与）			
	5-ASA製剤の経口投与（基準薬）			
直腸炎型	5-ASA/ステロイド坐剤または注腸（局所投与）			
	5-ASA製剤の経口投与（基準薬）			

日まで漸次減量し，その後は2週間ごとを目安とし30mg，20mgと病態に応じて減量し，以後は中等症に準じ減量中止する．

c. 劇症型（急性劇症型または再燃劇症型）

・ステロイド大量静注療法（水溶性プレドニン® 1〜1.5mg/kgを目安に最大で80mgとし4回分注）

経口摂取を禁じ，経静脈的栄養補給など全身管理を併用しながら行う．急速に悪化し生命予後に影響する危険性があるため常に緊急手術適応の検討が必要である．効果判定は7〜10日程度を目安として手術時機を失することのないようにすみやかに行う．

ステロイドは強力な抗炎症作用と免疫抑制作用により臨床的効果を発揮する．しかし，寛解維持効果は認められていない．漫然とした長期投与や減量中止後短期間におけるくり返し投与は副作用や合併症につながる．ステロイド使用で改善が得られない難治例や，ステロイドの減量に伴って増悪または再燃が起こり離脱の困難な依存例は，他の治療の追加や切り替えを検討する．

ステロイド抵抗例のなかに，クロストリジウム感染（第5章2参照）やサイトメガロウイルス（以下CMV）感染の合併による増悪例が存在する．特にCMVは免疫抑制下で活性化するため，ステロイド投与例でも活性化が引き起こされる．CMV腸炎の合併症例に対しては抗ウイルス薬の併用が有効な場合がある（第5章1参照）．

2 クローン病に対するステロイドの使い方

ステロイドは軽症〜中等症の5-ASA製剤無効例や中等症以上の場合に重症度にしたがって投与量を選択し全身投与を行う（表2）．

a. 中等症〜重症および軽症〜中等症の5-ASA製剤無効例

・PSL 40mg/日（重症例ではPSL 40〜60mg/日）の経口投与（プレドニン®錠5mg 8〜12錠を2〜4回に分服）

効果をみながら5〜10mg/週程度で20mg/日まで減量し，以後2.5〜5mg/週程度で漸減，離脱をはかる．効果不十分な場合はメトロニダゾール（フラジール®）750mg/日やシプロフロキサシン（シプロキサン®）400〜800mg/日を併用する．

b. 重症（病勢が重篤，高度な合併症を有する場合）

・PSL 40〜60mg/日の経口または静脈投与（プレドニン®錠5mg 8〜12錠を2〜4回に分服または水溶性プレドニン® 40〜80mg 1回20〜80mgを1日1〜2回点滴静注）

表2 クローン病の治療概略

活動期の治療	軽症～中等症	中等症～重症	重症 (病勢が重篤または高度な合併症)
薬物療法	5-ASA製剤無効例は中等症に準じる	PSL 40mg/日の経口投与 抗菌薬	PSL 40～60mg/日の経口または静注
		血球成分除去療法	インフリキシマブ・アダリムマブ
	5-ASA製剤の経口投与（基準薬）		
栄養療法	成分栄養剤 消化態栄養剤		経腸栄養療法 絶食のうえ，完全静脈栄養療法

表3 主なステロイドの副作用の症状と検査および治療法

副作用	症状	検査	治療
感染症	発熱，呼吸器感染症状，腎尿路感染症状	末梢血リンパ球数，血清IgG値，β-Dグルカン，尿沈渣，HBs抗原，HBc抗体，HBs抗原	抗菌薬，抗真菌薬，抗ウイルス薬，
消化性潰瘍	腹痛，嘔気・嘔吐，食欲不振，吐血，黒色便	貧血検査，便潜血反応，上部消化管内視鏡	PPI, H_2RA, 粘膜保護製剤
耐糖能異常	口渇，多尿	血糖，HbA1c	食事指導，経口糖尿病薬，インスリン
骨粗鬆症	腰背部痛，骨折	胸腰椎単純X線撮影，骨密度測定	ビスホスホネート製剤，ビタミンD_3，ビタミンK_2
精神症状	抑うつ，不安，不眠，躁状態		抗うつ薬，リチウム

外科的治療の適応を検討したうえで，感染症の合併がないことを確認した後に行う．ステロイド抵抗例にはインフリキシマブあるいはアダリムマブの投与を考慮する．

> **Pitfall**
> ステロイド全身投与時には感染症の注意が必要である．20～60mg/日または累積投与量が700mg以上では，感染の発症が増大することが報告されている．また，B型肝炎の再活性化も問題となるため，投与前に各種B型肝炎ウイルスマーカーをチェックする．**耐糖能異常，消化性潰瘍，創傷治癒遅延，眼圧上昇，骨粗鬆症，精神症状**などの副作用にも留意する（表3）．

POINT

- ステロイドは，活動性の潰瘍性大腸炎とクローン病に対して寛解導入効果を発揮する
- ステロイドに寛解維持効果はなく，寛解導入後はすみやかに漸減中止する
- ステロイド抵抗例や依存例には，他の治療を積極的に併用する

■ 文 献

1）「エビデンスとコンセンサスを統合した潰瘍性大腸炎の診療ガイドライン」（難治性炎症性腸管障害に関する調査班プロジェクト研究グループ／編），2006
　➡ 本邦初の潰瘍性大腸炎に関する診療ガイドライン．治療のアルゴリズムが理解しやすい．
2）「炎症性腸疾患（IBD）診療ガイドライン2016」（日本消化器病学会／編），南江堂，2016
　➡ 文献1と同様の趣旨，委員で作成．エビデンスにコンセンサスを加味されている．
3）潰瘍性大腸炎・クローン病治療指針：厚生労働科学研究費補助金 難治性疾患等政策研究事業「難治性炎症性腸管障害に関する調査研究」（鈴木班），平成27年度総括・分担研究報告書，pp435-438, pp449-451, 2016年
　➡ 厚生労働省の治療指針．文献1, 2より毎年必要な改訂が行われている．

3-4）副腎皮質ホルモンの使い方

第4章 IBDの内科的治療

3 潰瘍性大腸炎・クローン病の治療（各論）

5）タクロリムスの使い方

仲瀬裕志

　IBDに対する免疫抑制（調節）薬の治療効果に関しては1960年代後半から，1970年代初頭に報告されはじめた．本邦においてもIBD患者の増加に伴い，難治例に対して免疫抑制薬を使用する頻度が増加している．タクロリムス（プログラフ®）は臓器移植の領域で広く使用されてきた免疫抑制薬の1つであり，関節リウマチ，重症筋無力症，ループス腎炎などの自己免疫疾患の治療薬としても使用されている．本邦において2009年7月7日，難治性（ステロイド抵抗性，ステロイド依存性）の活動期潰瘍性大腸炎（中等症〜重症に限る）に対する経口タクロリムス使用が保険適応となった．本項では，タクロリムスの潰瘍性大腸炎治療における使い方について概説する．

1 タクロリムスとは

　1984年に筑波山麓の土壌から分離された新しい放射菌 Streptomyces tsukubaensis の代謝産物に強力な免疫抑制効果のあることが確認され，開発番号FK506として開発研究されはじめた．これがタクロリムスである[1)2)]．タクロリムスはマウスリンパ球混合培養（MLR）や細胞障害性T細胞の誘導，さらにIL-2，IL-3およびIFN-γの産生をシクロスポリンの約10分の1量で抑制することが報告された．

　1989年米国ピッツバーグ大学のStarzl博士らにより，移植領域におけるタクロリムスの臨床応用が開始された[3)]．本邦では1990年より京都大学において，生体肝移植を対象にタクロリムスの臨床試験が行われ，この薬剤は，その後関節リウマチ，重症筋無力症，ループス腎炎などの自己免疫疾患の治療薬として適応が拡大されていった．2009年，本邦においてタクロリムス水和物（商品名：プログラフ®カプセル0.5mg，同カプセル1mg，同カプセル5mg）に「難治性（ステロイド抵抗性，ステロイド依存性）の活動期潰瘍性大腸炎（中等症〜重症に限る）」の適応が追加された．

2 薬理作用

　タクロリムスは細胞内に取り込まれると，細胞質内で分子量12KDのFK506-binding protein 12（FKBP-12，タクロリムス結合タンパク1A）と結合する（図1）．FKBP-12はimmunophilinと呼ばれ，タンパク脱リン酸化酵素活性を有する．タクロリムスはFKBP-12と複合体を形成

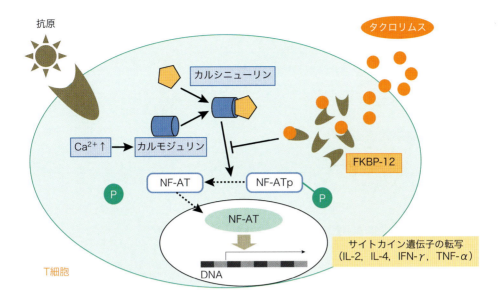

図1 タクロリムスの免疫抑制機序

すると，構造変化を起こし，T細胞受容体刺激に引き続く，Ca^{2+}・カルモジュリンによって活性化されたカルシニューリンに結合して，カルシニューリンの脱リン酸化反応を阻害する．その結果，nuclear factor of activated T-cells（NF-AT）の核への移行が抑えられ，IL-2を産生する遺伝子の転写が抑制，免疫抑制効果が発揮されると考えられる．

タクロリムスは腸管からの吸収に関しては，胆汁や粘膜障害の影響を受けることが少ないため，**経口のシクロスポリンよりも血中トラフ値の安定性が高い**ともいわれている[4]．このような点から，タクロリムスはIBDに対してシクロスポリンとほぼ同等またはそれ以上の効果を示すと考えられている．

> **MEMO トラフ値（trough，定常状態最低血中濃度）**
> 薬物を反復投与したときの定常状態における最低血中薬物濃度．薬の血中濃度は，吸収後に最高濃度となり，平衡状態に達した後，時間の経過とともに代謝・排泄によって一定の速度で減少する．したがってトラフ値は投与直前値となる．血中濃度の経時的推移のなかで，変動の小さい時点であり，血中濃度のモニタリングに適している．薬効発現に一定以上の血中濃度の維持が必要な場合の良い指標となる

3 治療方法

1）適応疾患

難治性（ステロイド抵抗性，ステロイド依存性）の活動期潰瘍性大腸炎患者（中等症～重症）に限るとなっている．なお，タクロリムス製剤には，顆粒剤，カプセル剤，注射液があるが，2009年に，**潰瘍性大腸炎に適応が認められたのは，カプセル剤のみである**．

>
> - **ステロイド依存性潰瘍性大腸炎**：プレドニゾロンの減量に伴って，増悪または再燃が起こり離脱困難な症例
> - **ステロイド抵抗性潰瘍性大腸炎**：ステロイドによる適正な治療にもかかわらず，1～2週間以内に明らかな症状の改善が得られない症例

2）治療効果発現期間

タクロリムスは投与後，血中濃度を適切に保つことができれば，わずか2～3日後から効果発現が認められる．

3）治療法

a. 投与量

添付文書では，通常，成人には初期には1回0.025mg/kgを1日2回（朝食後および夕食後）に経口投与し（0.05mg/kg/日），最初の2週間は目標血中トラフ濃度を10～15ng/mLとする．2週間以降は目標血中トラフ濃度を5～10ng/mLとして，投与量を調節すると記載されている．

b. 京都大学での投与法の例

一般的に，寛解導入を目的とした血中トラフ値は10～15ng/mLが推奨されている[5)6)]．したがって，寛解導入のためには血中トラフ値を比較的早急に上げる必要があるため，京都大学では，0.1mg/kg/日で経口投与を開始している（もちろん副作用について注意深く観察する必要がある）．投与開始後2～3日後にはトラフ値を測定し，投与量を決定していく．

目標のトラフ値に達した後症状が改善傾向にあれば，ステロイドの減量を開始していく．2週間以内にステロイドが完全に減量できれば，添付文書に記載されているように2週間以降のトラフ値を下げていくことができるかもしれない．しかしながら，ステロイドの投与中止ができない状態で，タクロリムスを減量することは望ましくないと考えられる．ではどのようにすればいいのだろうか？

c. ステロイド中止ができない場合

基本的には，ステロイドが中止可能となるまでは，可能な限り血中トラフ値は10～15ng/mLに維持すべきではないかと考えている．問題点は副作用である．特に感染症や腎機能には注意を払う必要がある．京都大学では，タクロリムス開始時に，ステロイドが15mg以上併用されている患者には，トリメトプリム・スルファメトキサゾール（バクトラミン®）の予防投与を1回量1錠1日2回（週に2回）行っている（バクトラミン®の大量投与は白血球減少などをきたすことがあり，注意すべきである）．また，腎機能に関しては血清クレアチニンが正常上限の1.5倍までは経過観察し，これを越える場合にはトラフ値を下げるように心がけている．

d. 経静脈的投与

タクロリムスの潰瘍性大腸炎に対する経静脈投与は，現在保険適応とはなってはいない．ここでは，京都大学での投与法を紹介する．タクロリムスを経静脈的に投与する場合，0.01～0.02mg/kgの量で持続投与を**開始している．持続投与のため，24時間ごとに血中濃度（トラフ値ではない）を測定する必要がある**．投与後は，血中濃度が20ng/mL（経口投与時のトラ

フ値よりは高め）を超えないように投与量を増減している．現在まで12例の重症潰瘍性大腸炎に投与を行った結果，30日以内の寛解導入率は75％であった．非常に期待のもてる治療方法であるが，IBD治療に熟知した専門医のいる施設で行うべきである．また副作用にも十分注意する必要がある．ただし，潰瘍性大腸炎の重症例には，今後考慮すべき1つの選択肢だと考えられる．

4 副作用

副作用としては手の振戦やほてり感，軽度の頭痛などの症状があげられる．また高濃度では腎機能障害（クレアチニンの上昇，カリウム上昇，BUNの上昇），血糖上昇などが報告されているが，血中トラフ値を下げることで，これらの副作用は基本的に回復する．したがって，**タクロリムスを使用する際にはシクロスポリンと同様に血中トラフ値の適切な調節がきわめて重要である**．

MEMO タクロリムスによる腎機能障害の機序

尿量の減少，eGFRの低下，血清BUN上昇，クレアチニン上昇，高カリウム血症，低マグネシウム血症が報告されている．動物実験において，タクロリムス投与中に輸入細動脈の収縮が認められ，その休薬で収縮が解除されることから，腎血管の収縮を介した腎血流低下が尿量減少，血清BUN上昇などにつながると考えられている．Ca^{2+}拮抗薬投与によりタクロリムスの腎毒性が著明に改善するという事実があり，血管収縮が腎障害に関与していることの証明となっている．

タクロリムスによる血糖上昇の機序

インスリンを分泌する膵臓のβ細胞にはFKBPとカルシニューリンの両者が存在する．一方，α細胞にはFKBPは少なく，膵外分泌細胞においてはFKBPもカルシニューリンもほとんど存在しない．タクロリムス投与中のラットにおける膵臓中のインスリンmRNA（メッセンジャーRNA）を測定すると，インスリンのmRNAの発現が抑制されている．このことから，タクロリムス投与における耐糖能異常は，FKBP複合体によるカルシニューリンの脱リン酸化活性化阻害によるインスリンmRNA転写抑制によるものと推測されている．

長期投与に関する安全性について

タクロリムスの添付文書には，潰瘍性大腸炎では通常3カ月までの投与とすることと記載されている．実際に長期投与についての成績はどうなのであろうか？ Baumgartらはステロイド抵抗性および依存性の53人のIBD患者（潰瘍性大腸炎40人，クローン病11人，回腸嚢炎2人）に対するタクロリムスによる長期治療効果を検討した．タクロリムスによる治療平均期間は25カ月であり，副作用については，一過性のクレアチニンの上昇や，振戦，しびれ，感染症など既知のものであり，その頻度も低いことからIBD患者に対するタクロリムス長期投与は安全であるとの報告であった[7]．京都大学においても，難治性IBD患者にタクロリムスを長期投与している症例があり最長5年にいたる．寛解導入後は血中トラフ値を5〜10ng/mLで維持しているが，ほとんど副作用は認められていない．しかしながら，長期投与に関する安全性の検討についての報告はまだまだ少なく，さらなる症例の集積が必要である．

POINT

- 本項ではタクロリムスの使い方について述べた．チオプリン製剤に比べて，タクロリムスは寛解導入に有効な即効性の免疫抑制薬と考えられる
- この薬剤をうまく使用することにより，難治性潰瘍性大腸炎患者のステロイドの減量と寛解導入が可能となり，患者QOL向上につながるものと考えられる

■ 文　献

1） Kino T, et al：J Antibiot , 40：1249-1258, 1987
2） Kino T, et al：J Antibiot , 40：1256-1265, 1997
　➡ タクロリムス（開発番号：FK506）が Streptomyces tsukubaensis の代謝産物として発見され，その免疫抑制効果（マウスリンパ球混合培養試験の抑制，IL-2産生抑制）を報告したはじめての論文である．
3） Starzl TE, et al：Lancet, 2：1000-1004, 1989
　➡ ピッツバーグ大学のStarzlらがタクロリムスを肝臓，腎臓移植に応用し，その有効性を論じたものである．
4） Peters DH, et al：Drugs, 46：746-794, 1993
　➡ 肝臓，腎臓移植後の治療薬としてのタクロリムスの有効性，および安全性が述べられている．タクロリムスは，移植後の拒絶の拒絶抑制およびステロイドの減量効果の点において，シクロスポリンより優れていると述べられている．
5） Ogata H, et al：Gut, 55：1255-1262, 2006
　➡ タクロリムスのステロイド抵抗性潰瘍性大腸炎患者に対する寛解導入効果についての報告である．高トラフ濃度（10〜15ng/mL）を保つことにより，すぐれた寛解導入効果（68.4％）を得ることができたと報告されている．
6） Yamamoto S, et al：Aliment Pharmacol Ther, 28：589-597, 2008
　➡ 難治性潰瘍性大腸炎患者に対するタクロリムスの短期および長期効果が述べられている．投与開始後30日以内に寛解導入が可能となった患者は70.4％（27人中19人）であり，治療後65カ月の観察期間で，非大腸切除率は62.3％であったと報告されている．
7） Baumgart DC, et al：Am J Gastroenterol, 101：1048-1056, 2006
　➡ ステロイド抵抗性および依存性のIBD患者（潰瘍性大腸炎およびクローン病を含む）に対するタクロリムスによる長期治療効果および安全性を検討した論文である．治療平均期間は25カ月．副作用については，一過性のクレアチニンの上昇をはじめとして既知のものであり，頻度も低いことから，IBD患者に対するタクロリムスの長期投与は安全であると報告されている．

第4章 IBDの内科的治療

3 潰瘍性大腸炎・クローン病の治療（各論）

6）シクロスポリンA持続静注療法

長沼　誠，金井隆典

シクロスポリンA（cyclosporin A：CsA）持続静注療法は従来臓器移植の拒絶反応抑制のために開発されてきたが，その後自己免疫性疾患やアトピー性皮膚炎に対しても使用されるようになっている．潰瘍性大腸炎に対しては1990年代にLichtigerらが緊急手術回避目的で重症潰瘍性大腸炎患者に使用し，その有効性を報告してから重症例・難治例に対して専門施設を中心に使用されてきている．厚生労働省の研究班による治療指針にも重症例に対する治療法として記載されているが，保険適応ではない点，また同じカルシニューリン阻害薬であるタクロリムスが本邦で保険適応になってからは使用される機会も少なくなっており，現在では一部の専門施設でのみ使用されている．

1 CsAの作用機序

1980年前半までのIBDの治療の中心はステロイドであり，チオプリン製剤については明らかな有用性を示す根拠に乏しい状況であった．CsAの開発経緯は，1972年に真菌の代謝産物に免疫抑制作用があることが発見され，翌年にはCsAの結晶が単離された．作用機序はタクロリムスと同様に，IBDの免疫反応に重要なヘルパーT細胞の細胞質のカルシニューリンを抑制し，核内への転写因子であるNF-ATやNF-κBの細胞内移入を抑制し，最終的にIL-2などの転写を抑制する（第4章3-5，図1参照）．そのほかにもNF-κBやAP-1などの転写因子を抑制するとされている．当初その強力な免疫抑制作用より腎移植や骨髄移植に使用され，1985年には本邦でも移植領域に対して承認されている．

2 潰瘍性大腸炎に対するCsAの有用性

IBDについては，1984年Guptaらが潰瘍性大腸炎に対するCsAの使用経験を報告したが[1]，CsAを経口投与した場合血中濃度を保つことが困難であったため，主に注腸製剤として使用されていた．その後Lichtigerらが10日間のステロイド静注無効例に対しCsA持続静注療法を4mg/kg/日で治療し，14例中11例（73%）で効果があったことを報告した[2]．治療平均反応日数は5.7日と短期であり，その即効性と治療成績の高さよりステロイド抵抗性重症潰瘍性大腸炎の治療法として注目を浴びるようになった．その後1994年には重症潰瘍性大腸炎20例をCsA持続静注療法4mg/kg/日とプラセボに分け，CsA持続静注療法で82%の有効性があるこ

とが報告された[3]．その後CsA持続静注療法の寛解導入率についていくつかの報告がされている．短期投与については56～91％と高い寛解導入率を示した．われわれの施設において1996年より2008年にCsA持続静注療法を施行した72例の検討では，治療開始2週間で49％が寛解導入（Lichtigerスコア4以下），72％で改善（Lichtigerスコア3以上の低下かつ治療後のスコアが10以下）された[4]．

投与量についてはVan Asscheらにより4mg/kg/日と2mg/kg/日の比較試験がなされ，4mg/kg/日の使用は治療効果と副作用からメリットはないことが報告されている[5]．さらにD'Haensらは登録前にステロイドが使用されていない重症潰瘍性大腸炎に対しCsA持続静注療法単独とステロイド単独を用い，CsA持続静注療法単独でも64％の症例で寛解導入され，副作用がないこと，また長期的にステロイド使用例より予後がよいことを報告した[6]．これら2つの報告はCsA持続静注療法を単独，もしくはより少ない投与量での有用性を示した報告であり，副作用の軽減につながると考えられる．

長期寛解維持効果については1.5～3.3年の経過観察で寛解維持率が40～53％と比較的良好なデータがある一方で，CsA持続静注療法を使用後1年目では67％の症例で手術を防ぐことができたが，7年目ではわずか12％しか手術を回避できなかったことが報告されている．しかし同じ論文からはCsA持続静注療法使用後アザチオプリン（AZA）を使用した症例では寛解維持率が高いことが示されており，このことはCsA持続静注療法使用後にチオプリン製剤使用の有効性を示した既存の論文の結果と一致する内容である．われわれの検討でも，治療5年後で48％の症例で手術が回避可能であり，かつチオプリン製剤の併用が長期予後改善に寄与したことを明らかにしている[4]．

以上より，重症例に対してCsA持続静注療法を用い，一度はチオプリン製剤を使用し寛解維持目的を図ることは，1つのオプションとして考えてよい治療法であると考えられる．

3 CsA持続静注療法の使用方法

治療指針にはCsA（商品名：サンディミュン®）1日量2～4mg/kgを24時間持続静注投与で開始し，血中濃度を頻回に測定しながら，200～400ng/mL程度を目安として維持投与量を調節するとされている．投与翌日に血中濃度をチェックし投与量を調節し，以後至適血中濃度に到達後は2～3日間に1回濃度を測定する．また腎機能や他の潰瘍性大腸炎の病勢を示す血液データ（CRP，アルブミンなど）も適宜測定する．症状の改善がみられないときや病状が増悪したり，重篤な副作用（感染症，腎不全）が出現したりする際は，手術や他の治療法へ変更する．投与後1週間以内に明らかな改善効果を認めた場合は，最大14日間まで静注を継続する．静注中止後は，原則としてAZAあるいは6-MP（保険外適応）の経口投与を直ちに開始し寛解維持療法に移行する．AZA・6-MPは効果を発揮するのに数カ月かかるため，持続静注後に経口CsA（商品名：ネオーラル®）に変更して継続投与する方法もあるが，治療指針には記載されていない．

本治療は血中濃度の厳密な管理が必要であること，重篤な感染症や腎不全の副作用がありうることから，専門施設で行うのが望ましい．そのほか感染症，腎障害，神経障害（しびれやけいれん），膵炎，高血糖，頭痛などの副作用に留意し，必要に応じて減量，中止の判断を早

期に行うことが必要である．

CsA初期投与量の調節

適切なCsA初期投与量は論文のエビデンスからみると2mg/kgであるが[5]，実際には血中濃度が治療効果や副作用と関係することより，投与翌日に血中濃度を測定するのであれば初期投与量は病状に合わせて調節してもよいと考える．実際には1日投与量を計算後，CsAを生理食塩水などでトータル50mLにしたものを時間あたり2mLでシリンジポンプなどにより正確に投与するように調節する．

CsAによる腎障害・神経障害

CsAによる副作用発現に注意することが重要である．腎障害は主に血中クレアチニン値に注意し，施設の基準値を超えたら原則減量，もしくは中止する．減量した場合には必ず翌日も採血を行い，さらに上昇がみられたら中止を検討する．またけいれんなどの重篤な神経障害は血中コレステロール値が低値の際にリスクが高くなるので，その場合はCsAの適応可否を使用前に検討することが重要である．

4 実臨床での使用適応について

平成27年度厚生労働省研究班の治療指針には重症度が中等症以上でステロイド抵抗性に対してCsAの使用が可能であることが記載されている[7]．また劇症例についても外科医との連携のもとに使用するように記載されている．しかし実際には保険適応で血球成分吸着除去療法（第4章3-3参照），タクロリムス（第4章3-5参照），抗TNF-α抗体製剤（第4章3-7，3-8参照）が使用可能であり，1990年代に比べて現在CsAの適応となる症例は多くはないと考える．ただしCsA持続静注は至適血中濃度にすみやかに到達させることが可能であり，**重症例（劇症に近い）以上の症例で手術前に使用する治療法**として現在でも有効な治療法かもしれない．原則として血中濃度が測定当日にわかり，外科医との連携がすみやかに行える専門施設でのみ使用すべきである．

海外では，ステロイド強力静注を5日間施行してもLichtigerスコアが10以上の重症例について，無作為にインフリキシマブとCsA持続静注療法に分けて7日および90日後の治療効果をみた試験がある．7日目における有効例はインフリキシマブ84％，CsA 86％であり，両治療法で短期的な効果に差は認められなかった（図1）[8]．また非手術率はインフリキシマブ83％，CsA 79％と差は認められなかった．さらに長期予後についても差はないことより血中濃度測定の煩雑さがなく，腎障害が危惧されないインフリキシマブの方がCsA持続静注療法より重症ステロイド抵抗性潰瘍性大腸炎に対する治療としては好ましいのかもしれない．同じカルシニューリン阻害薬であるタクロリムスとインフリキシマブの比較研究については現在本邦で行われている．

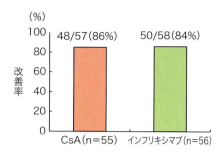

図1 潰瘍性大腸炎におけるCsA持続静注療法とインフリキシマブの比較試験の結果

Lichtigerスコアが10未満となり治療前と比し3ポイント以上低下した場合に改善したとみなす

POINT

- CsA持続静注療法は高い寛解導入率と速効性を有する治療法であるが、タクロリムス、抗TNF-α抗体製剤が使用できる現在、適応となる症例は少ないと考えられる
- ただし治療効果判定が数日で可能であることより、重症例に対して緊急手術を回避する目的で使用する選択肢は残されていると考えられる

文献

1) Gupta S, et al：Lancet, 2：1277-1278, 1984
　→ CsAを潰瘍性大腸炎に治療したはじめての報告例．
2) Lichtiger S, et al：Lancet 336：16-19, 1990
　→ ステロイド静注無効例に対しCsA持続静注療法を投与し、14例中11例（73％）で効果があったことを報告した．
3) Lichtiger S, et al：N Engl J Med, 330：1841-1845, 1994
　→ 潰瘍性大腸炎に対するCsA持続静注療法の有用性をプラセボを用いてRCTを行ったはじめての報告．
4) Kobayashi T, et al：J Gastroenterol, 45：1129-1137, 2010
　→ 本邦におけるCsA持続静注療法の短期・長期予後を報告．
5) Van Assche G, et al：Gastroenterology, 125：1025-1031, 2003
　→ 潰瘍性大腸炎に対するCsA持続静注療法において2mg/kg/日と4mg/kg/日の非劣性を証明した報告．
6) D'Haens G, et al：Gastroenterology, 120：1323-1329, 2001
　→ 潰瘍性大腸炎に対するCsA持続静注療法とステロイド療法の非劣性を証明した報告．
7) 潰瘍性大腸炎治療指針：厚生労働科学研究費補助金 難治性疾患等対策研究事業「難治性炎症性腸管障害に関する調査研究」（鈴木班），平成27年度総括・分担研究報告書，2016年3月
8) Laharie D, et al：Lancet, 380：1909-1915, 2012
　→ 重症潰瘍性大腸炎に対するCsA持続静注療法とインフリキシマブの非劣性を証明した報告．

第4章 IBDの内科的治療

③ 潰瘍性大腸炎・クローン病の治療（各論）

7）インフリキシマブの使い方

久松理一

> インフリキシマブ（商品名レミケード®）の登場によりIBDの治療ストラテジーは大きく変化した．インフリキシマブを含めた抗TNF-α抗体製剤はいまやクローン病治療の中心的な位置づけとなり，難治性潰瘍性大腸炎に対しても重要な選択肢となっている．抗TNF-α抗体製剤によって治療される患者は今後も増加すると考えられるが，一方で適応症例の見極め，副作用に関する知識，効果減弱に対する対応など適切な投与のしかたを習得することがきわめて大切である．

1 IBDに対するインフリキシマブ治療 ―インフリキシマブを開始する前に―

1）インフリキシマブとは

インフリキシマブは炎症性サイトカインであるTNF-αに対するモノクローナル抗体であり，生物学的製剤あるいはbiologicsとよばれるカテゴリーに含まれる．本剤は75％がヒト，25％がマウスのタンパク配列からできている融合タンパク質で約2カ月間血中に存在する．インフリキシマブは正しく使えばクローン病患者の70～80％に有効性が認められ，寛解導入のみならず維持効果も有し，54週間後の寛解維持率は約40％に及ぶ[1]．また外瘻に対しても有効である[2]．粘膜治癒の達成も可能でクローン病の自然史を変えうる薬剤として期待されている．さらに難治性潰瘍性大腸炎に対しても有効であることも示され，同様に粘膜治癒達成が可能であることが明らかとなっている[3]．

一方，適応症例の見極め，投与時反応や感染症などの副作用のリスクマネージメントをしっかり行うことが不可欠である．

2 クローン病に対するインフリキシマブ治療

1）適応症例

中等症以上の活動性病変を有するクローン病患者，ステロイド依存性および抵抗性クローン病患者，外瘻を有するクローン病患者に適応がある．術後の再燃予防に対するインフリキシマブの有効性が期待されており，今後のエビデンスの蓄積が待たれる．また小児クローン病

表1 インフリキシマブの適応

	クローン病	潰瘍性大腸炎
絶対的適応	・中等症から重度の活動期にあるクローン病 ・ステロイド抵抗性・依存性のクローン病 ・外瘻（腸管-皮膚瘻，肛門病変）を合併するクローン病（外科コンサルトのうえ）	・既存治療に効果不十分な中等症から重症の潰瘍性大腸炎（ステロイド抵抗例・依存例）
相対的適応	・内視鏡に所見の残るクローン病 ・小児クローン病（特に成長障害を伴う症例） ・腸管-膀胱瘻，腸管-膣瘻を合併するクローン病（外科コンサルトのうえ） ・出血性クローン病 ・術後寛解維持療法 ・腸管外合併症を伴うクローン病 ・上部消化管病変を伴うクローン病	・劇症型に対するレスキュー治療（外科にコンサルトのうえ） ・チオプリン不耐のステロイド依存性潰瘍性大腸炎 ・難治性術後回腸嚢炎（保険適応なし）

表2 インフリキシマブ禁忌もしくは慎重投与が必要なケース

禁忌	・重篤な感染症を有する患者 ・活動性結核患者 ・本剤およびマウス由来のタンパク質に対する過敏症の既往歴のある患者 ・脱髄疾患およびその既往症のある患者 ・うっ血性心不全の患者 ＊海外での禁忌：活動性膿瘍，活動性結核，腸閉塞，多発性硬化症および視神経炎，クラスⅢ/Ⅳうっ血性心不全，リンパ腫の既往
慎重投与が必要な患者	・感染症を有する患者および感染症が疑われる患者 ・結核の既感染者 ・脱髄疾患が疑われる患者 ・重篤な血液疾患を有する患者 ・間質性肺炎の既往がある患者 ・狭窄病変を有する患者 ・強い投与時反応を示す患者

はステロイド治療による成長障害などが危惧されることから成分栄養療法とともにインフリキシマブ治療の良い適応と考えられる（表1）．

一方，**重症感染症や活動性結核を有する患者ではインフリキシマブ投与は禁忌である．活動性膿瘍**を合併している患者も原則**禁忌**である．

インフリキシマブ投与により狭窄がかえって進行してしまうことはないのか，という質問を聞くことがある．狭窄病変については，北米を中心に行われたインフリキシマブの長期安全調査：TREAT Study（The Crohn's Therapy Resource Evaluation and Assessment Tool）によればインフリキシマブ自体が狭窄発現のリスクとはならなかった[4]．ただし，**通過障害の自覚症状を伴い口側腸管に拡張を伴う場合は慎重投与が必要**である．特に線維性狭窄はもともとインフリキシマブを含めた内科的治療では改善を認めることは少なく外科的治療を必要とすることが多い．逆に炎症による浮腫性狭窄はインフリキシマブ投与により改善する可能性がある．このように狭窄病変を有する場合は狭窄症状の有無，疾患活動性，線維性狭窄か否かを判断する必要がある．造影検査，内視鏡検査，CTやMRI検査などが有用であるとともに経験豊富な医師への相談も重要である．インフリキシマブの禁忌症例と慎重投与が必要な症例を**表2**に示す．

表3 インフリキシマブの副作用

重篤な副作用	・敗血症・肺炎 ・結核の顕性化 ・B型肝炎ウイルスの再活性化 ・重篤な投与時反応 ・間質性肺炎 ・肝機能障害 ・遅発性過敏症 ・抗dsDNA抗体の陽性化を伴うループス様症状

2) インフリキシマブの副作用

　抗TNF-α抗体製剤に共通な副作用としては**感染症および肺炎（ニューモシスティス肺炎を含む）**，**潜在性結核の顕性化**，**B型肝炎ウイルスキャリアからの再活性化**があり，インフリキシマブ特有の副作用として**投与時反応（infusion reaction）**がある．感染症に対するリスクマネージメント，投与時反応に対する対応は後述する．ほかに間質性肺炎，肝機能障害，ループス様症候群の出現などが報告されている（表3）．

> **MEMO　HSTL（hepatosplenic T cell lymphoma：肝脾T細胞リンパ腫）について**
>
> 　HSTLはγδT細胞由来のリンパ腫で致死率が高い疾患である．IBD患者において発症した23名の報告[5]では，23例のうちチオプリン製剤の単独使用例が7例，インフリキシマブとチオプリン製剤併用例が16例であり，インフリキシマブ単剤使用例での報告はなかった．全体的には確率としてはきわめて低く，若年男性でチオプリン製剤併用例がリスクになるのではないかという見解がある．FDAのデータベースを用いた解析では25例が報告されておりうち22例がIBD患者で，女性が4例，65歳以上高齢者が4例含まれていた．24例で他の免疫調節薬との併用が認められた[6]．

3) 感染症のリスクマネージメント

a. 結核

　抗TNF-α抗体製剤投与による**潜在性結核の顕性化**は最も注意しなければならない事項である．特にわが国では結核感染者数（既感染者も含めて）が欧米に比して多い．活動性結核を否定することはもちろん，潜在性結核をスクリーニングするために感染の既往や家族内感染者の有無についても聴取する必要がある．**初回導入時にはツベルクリン反応とIGRA（interferon releasing assay：インターフェロン放出試験）を行う**．日本ではBCG接種の問題がありツベルクリン反応だけでは判定が困難なことがあり，現在ではIGRAが行われる．IGRAにはクオンティフェロン®（QFT®）とT-スポット®（T-SPOT®）の2つの方法がある．IGRAは結核菌抗原に対するT細胞からのインターフェロンγの放出をみるもので結核菌への曝露の既往を意味している．ただしIGRAでも偽陰性や判定不能例が存在するため，胸部X線検査や胸部CT検査を行う．これらの検査で既感染や不顕性感染が疑われる場合には呼吸器内科医にコンサルトする．

b. B型肝炎ウイルスキャリア

　B型肝炎ウイルスキャリアに未治療で抗TNF-α抗体が投与されるとウイルス再活性化のリ

スクがある．**投与前検査ではHBs抗原・抗体だけでなくHBc抗体も測定する**．これらが陽性の場合はHBV-DNA定量検査を行う．ウイルスDNA定量検査が陽性の症例では核酸アナログによる治療が必要な場合があるので肝臓専門医へのコンサルトが必要である．なおインフリキシマブ治療中に性交渉などによってB型肝炎ウイルスに初感染する可能性についても完全には否定できないため，海外では予防的ワクチン接種の概念が提唱されている．日本でも2016年10月より新生児に対するユニバーサルワクチン接種が開始されている．

c. 中心静脈カテーテルによる敗血症

中心静脈カテーテルを挿入されている患者では敗血症出現率が有意に高い．中心静脈栄養療法を施行されている患者にインフリキシマブを投与する場合には敗血症（真菌感染も含めて）の出現に十分注意する必要がある．

d. IBDの合併症としての腹腔内膿瘍や肛門周囲膿瘍

クローン病では腹腔内膿瘍や肛門周囲膿瘍を伴うことがあり，初回導入時や二次無効が疑われる症例では，これらをスクリーニングしておくことが重要である．

4) インフリキシマブの投与の実際

インフリキシマブ投与の実際を図1に示す．投与時反応予防のためのジフェンヒドラミンやステロイドの投与法およびインフリキシマブの投与速度については参考例であり，実際は施設によって異なっている．重要な点は適切な用量（5mg/kg）をはじめはゆっくりと投与し始め徐々に点滴速度を速めていくこと，投与中のバイタルサインのモニターである．特に投与時反応のサイン（**血圧低下，皮膚掻痒感，頻脈，冷汗，呼吸困難**など）を見逃してはならない．投与時反応に対する対応を図2に示す[7]．

なおクローン病においては二次無効例に対して増量投与（10mg/kg）が認められている．ただし，その際には病勢の再評価や合併症のスクリーニングを忘れてはならない（第4章3-9参照）．

禁忌事項に関する問診
開始前のバイタルサインの確認

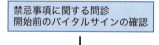

①患者の体重を測定
②5mg/kgのインフリキシマブ（レミケード®）の投与量を計算
③添付文書にしたがって点滴の準備をする
　＊非塩化ビニルの点滴セットを使用する
　＊Y字ルートで生理食塩水を接続しておく
④十分な内径のカテーテルを使って静脈ルートを確保する

点滴開始前に前投薬（Ⓐ～Ⓒのいずれか）を行う
Ⓐジフェンヒドラミン（レスタミンコーワ錠）25～50mgの経口投与
Ⓑコハク酸ヒドロコルチゾンナトリウム（ソル・コーテフ®）200mgの点滴投与
Ⓒリン酸ヒドロコルチゾンナトリウム（ハイドロコートン）100mgの点滴投与

＊杏林大学付属病院では，現在ソル・コーテフ®100mgの点滴投与で前処置を行っている

低速で点滴を開始し徐々に速度を速め250mLを2時間（約2mL/分）かけて投与する
投与中30分ごとおよび点滴終了後30分間患者の徴候およびバイタルサインをモニターする

図1　インフリキシマブの投与方法（一例）

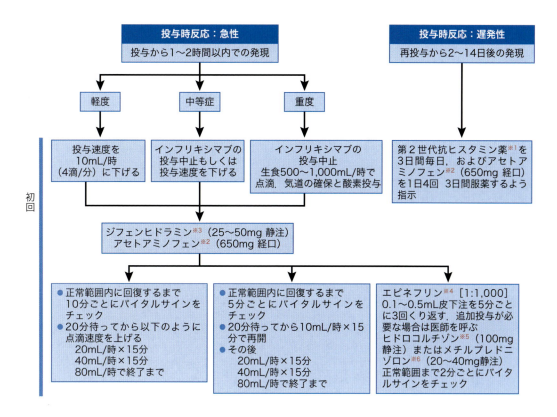

図2 投与時反応への対応フローチャート（例）

図中の処方量は欧米の値であり，薬剤投与量の事情が本邦とは異なるので注意されたい．日本での該当薬は次の通り．
※1：第2世代抗ヒスタミン薬：タリオン®，アレグラ®，クラリチン® など．※2：アセトアミノフェン：カロナール®（200）．※3：ジフェンヒドラミン：10mgレスミン注，レスタミンコーワ錠（10）．※4：エピネフリン：ボスミン®注（0.1％ 1mL）．※5：ヒドロコルチゾン：ソル・コーテフ®．※6：メチルプレドニゾロン：ソル・メドロール®
文献7より作成

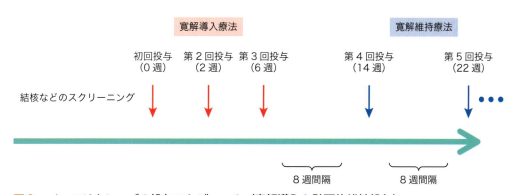

図3 インフリキシマブの投与スケジュール（寛解導入と計画的維持投与）

> **MEMO** episodic投与と計画的維持投与
> 　インフリキシマブは現在，0，2，6週の寛解導入療法に引き続いて8週間隔での計画的維持投与が推奨されている（図3）．以前は症状増悪時に投与するというepisodic投与が行われていたが寛解維持の成績が劣るだけでなく，抗インフリキシマブ抗体の出現頻度や投与時反応のリスクを上げることが判明した．**インフリキシマブは寛解導入療法有効例には原則として計画的維持投与で投与すべきである．**

> **MEMO** 免疫調整薬との併用をどう考えるか？

　もともとepisodic投与においては免疫調節薬の併用が抗インフリキシマブ抗体の出現を抑えるのに有効とされ併用が推奨された[8]．その後計画的維持投与にすることである程度抗体出現を抑えることができることが判明した．現在までにインフリキシマブの計画的維持投与への免疫調節薬の上乗せ効果については後ろ向き試験を含めたいくつかの臨床試験では否定されている[9]～[11]．一方，SONIC試験ではインフリキシマブと免疫調節薬をどちらも使用したことがない患者においては併用群の方が有意差をもって成績が優れていた[12]．これらの違いは対象となった患者背景などが大きく影響すると考えられる．

　このことからインフリキシマブの場合はナイーブ症例には可能ならば免疫調節薬併用で導入し，一定期間良好にコントロールできた場合に免疫調節薬中止の可能性も視野に入れることを提案している専門家もいる．実際の臨床の現場では，個々の症例においてベネフィットとリスク，患者の受容性を考慮して決めなくてはならない．

　なおアダリムマブについては免疫調節薬併用のベネフィットは証明されていない（第4章3-8参照）．

> **MEMO** top-down strategyについて

　関節リウマチではインフリキシマブを含めた生物製剤をより早期から導入することにより骨破壊が予防できることが明らかとなっている．同様に，より早期からインフリキシマブを使用することでクローン病の予後を変えうるのではないかという考え方（top-down strategy）がある[13]．現在は必ずしもtop-downでなくても，それぞれの治療効果判断をすみやかに行い次の治療へ進むaccelerated step upという考え方が受け入れられている．

5）そのほかに注意すべきこと

a. 妊娠・出産，新生児のワクチン接種に対する影響について

　インフリキシマブは妊娠・出産のリスクを上げることなく使用できる．ただしIgG型抗体であるインフリキシマブは胎盤通過能を有し，胎児側へ移行する．インフリキシマブの血中存在期間が約2ヵ月であることを考えると妊娠8ヵ月以降に母体へ投与されたインフリキシマブは胎児に移行し残っていることになる（より早い時期から胎盤通過があるという報告も認められる）．出産後，インフリキシマブが残存した状態での新生児に対する生ワクチン（特にBCG）の接種はリスクがある．なお海外では妊娠後期からはFab部分のみからできており胎盤通過能がないCertolizumabへの変更も考慮されるが，わが国では未承認のため使用できない．胎盤形成期後にインフリキシマブをいったん休薬するという考え方も提案されているが，一方むやみな中止はクローン病自体を増悪させ，かえって妊娠維持や出産のリスクを増やす可能性もある．インフリキシマブを投与されていた母親から生まれた新生児についてはインフリキシマブの休薬の有無にかかわらず，ワクチン接種時期は小児科医と相談するように指導することが大事である．

　このように妊娠・出産におけるマネージメントには患者や家族に十分理解してもらうこと，産科医や小児科医との連携が必要である．

3 潰瘍性大腸炎に対するインフリキシマブ治療

インフリキシマブを投与するにあたっての事前チェックや投与方法についてはクローン病と同じである（表1, 2／図1）.

中等度から重症の活動性を有する潰瘍性大腸炎364名を対象にインフリキシマブによる寛解導入療法および計画的維持投与の有効性が報告された（ACT1&2試験）[3]. ACT1では54週, ACT2では30週の経過観察後に評価がなされた. ACT1試験では8週後の時点で5mg/kgの投与を受けた患者の69％, 10mg/kg投与群では61％に有効で（プラセボ群37％）, 54週の時点での寛解率は5mg/kg, 10mg/kg投与群の両者で42％（プラセボ群20％）であった. ACT2試験でも8週後の有効率は5mg/kg投与群で64％, 10mg/kg投与群で69％とプラセボ群の29％よりも有意に高かった. またACT1およびACT2臨床試験では臨床症状の改善のみならず内視鏡的粘膜治癒いわゆる"mucosal healing"におけるインフリキシマブの有効性も証明された. わが国では2010年6月18日より**既存治療に効果不十分な中等症から重症の潰瘍性大腸炎に対し保険承認**され使用が可能となった.

ただし, 潰瘍性大腸炎に対しては二次無効時の増量投与は承認されてはいない.

登録患者数が約17万人（平成26年現在）まで増加した潰瘍性大腸炎に対する抗TNF-α抗体製剤〔インフリキシマブやアダリムマブ（次項第4章3-8参照）〕の適応判断はより慎重に行われなければならない. 以下にポイントをあげる.

・多くの患者は軽症から中等症に含まれることから, まず既存治療の最適化が大前提.
・感染症の鑑別診断をしっかり行う.
・高齢者では合併症の存在や治療中の感染症のリスクについて考慮する.

MEMO インフリキシマブは休薬できるか？
副作用リスク軽減目的や医療経済的観点から寛解が維持されているIBD患者において抗TNF-α抗体製剤を休薬できるかどうかに注目が集まっている. クローン病あるいは潰瘍性大腸炎を対象にいくつかの臨床試験の結果が報告されているが高いエビデンスレベルを満たすものはなく, 結論付けるには時期尚早である. 潰瘍性大腸炎については日本でも多施設共同前向き臨床試験（HAYABUSA試験）が行われている.

POINT

● クローン病ならびに潰瘍性大腸炎に対するインフリキシマブ治療について概説した. インフリキシマブの投与症例は今後増加していくと考えられクローン病の予後が改善されることが期待される
● 中等症以上の難治性潰瘍性大腸炎での使用例が増加していくことが予想される
● 一方で感染症などの副作用については引き続き注意深く観察していく必要がある
● 投与開始時期, 適応症例の選択, 免疫調節薬との併用の是非, 効果減弱例に対する対応, いつまで継続するのか, など解決されるべき課題も残されている

■ 文　献

1) Hanauer SB, et al：Lancet, 359：1541-1549, 2002
　➡ クローン病に対するインフリキシマブの寛解導入ならびに計画的維持投与の有効性を大規模スタディで最初に示した論文．インフリキシマブ治療の基本となる論文でありぜひ一読されたい．

2) Sands BE, et al：Clin Gastroenterol Hepatol, 2：912-920, 2004
　➡ ACCENT IIはインフリキシマブが外瘻に有効であることを示した大規模スタディ．

3) Rutgeerts P, et al：N Engl J Med, 353：2462-2476, 2005
　➡ 潰瘍性大腸炎に対するインフリキシマブの有効性を示したACT1&ACT2スタディの結果を報告したもの．

4) Lichtenstein GR, et al：ACG2008 abstract #14
　➡ インフリキシマブ市販後調査．膨大な量の患者数を調べており安全性データの基本となっている．日本でもJ-TREATが行われている．

5) Moran G, et al：Inflamm Bowel Dis, 15：1281-1282, 2009

6) Parakkal D, et al：Eur J Gastroenterol Hepatol, 23：1150-1156, 2011

7) Cheifetz A, et al：Am J Gastroenterol, 98：1315-1324, 2003
　➡ 投与時反応について実際の対応を含めて書かれた論文．日本と薬剤事情の違いはあるものの基本的な対応のスタンスを知るのによい．

8) Baert F, et al：N Engl J Med, 348：601-608, 2003
　➡ 免疫調節薬の併用がインフリキシマブに対する抗体産生を抑え，投与時反応の低下につながるのではないかと報告した論文．これにより免疫調節薬の併用が推奨されるようになった．しかしこの論文ではインフリキシマブ計画的維持投与されておらず計画的維持投与により抗体産生が抑えられることが判明している現在，免疫調節薬との併用の是非はトピックの1つである．

9) Fidder H, et al：Gut, 58：501-508, 2009
　➡ インフリキシマブの長期投与の安全性を報告した単一施設での検討．

10) Lichtenstein GR, et al：Aliment Pharmacol Ther, 30：210-226, 2009
　➡ クローン病でのACCENT I & IIスタディ，潰瘍性大腸炎に対するACT I & IIスタディの結果を解析し，インフリキシマブの効果に免疫調節薬の上乗せ効果があるかどうか検討したもの．この解析では免疫調節薬の上乗せ効果は証明できなかった．

11) Van Assche G, et al：Gastroenterology, 134：1861-1868, 2008
　➡ Leuven大学の解析．この解析でも半年以上の免疫調節薬併用の上乗せ効果は証明されなかった．

12) Colombel JF, et al：N Engl J Med, 362：1383-1395, 2010
　➡ インフリキシマブと免疫調節薬をともにはじめて投与された患者に限定した解析．この解析で新たに併用することの有用性が示された．SONICスタディの結果によりあらためてインフリキシマブと免疫調節薬を併用することの是非が議論となっている．

13) D'Haens G, et al：Lancet, 371：660-667, 2008
　➡ 関節リウマチでは早期からインフリキシマブを使用すると骨破壊の進行を防げるという報告がある（BESTスタディ）．クローン病でインフリキシマブを早期から使用した場合，通常治療と比較して治療効果やステロイド使用量などについて有益であったとする報告．いわゆるtop-down strategyであるが，患者背景やインフリキシマブが維持投与されていないことなど，試験デザインには改善の余地がありこの試験だけからは断定はできない．

第4章 IBDの内科的治療

3 潰瘍性大腸炎・クローン病の治療（各論）

8）アダリムマブの使い方

竹内　健

　アダリムマブ（商品名ヒュミラ®）は，インフリキシマブ（商品名レミケード®）に続く抗TNF-α抗体製剤として当初クローン病の治療薬として導入され，その後，腸管ベーチェット病に続き，潰瘍性大腸炎にも適応拡大された．インフリキシマブはマウスの蛋白構造を有するキメラ型抗体で経静脈的に投与されるのに対し，アダリムマブは完全ヒト型抗体で自己注射可能な皮下注射製剤であることから，インフリキシマブとの使い分けが必要である．

1 アダリムマブとは

　アダリムマブは遺伝子組換え技術により創製された，世界で最初の完全ヒト型抗ヒトTNF（tumor necrosis factor）-αモノクローナル抗体であり，ヒトTNF-αに対して高い親和性と選択性を有する．TNF-αは炎症反応あるいは免疫反応に関与するサイトカインであり，TNF-α濃度の上昇がクローン病や潰瘍性大腸炎などのIBDの主な増悪原因の1つとして考えられている．アダリムマブは炎症により過剰発現したTNF-αを中和して濃度を低下させることで抗炎症効果を発揮する抗TNF-α抗体製剤として，インフリキシマブに続き臨床に導入された．インフリキシマブは，マウス由来のアミノ酸配列を一部有するキメラ型抗体でありアレルギー反応による副作用や効果減弱が懸念されていたが，アダリムマブは完全ヒト型TNF-α抗体製剤であり，免疫調節薬の併用の有無にかかわらず長期間持続する臨床効果と安全性を期待され開発された．

2 クローン病におけるアダリムマブの適応と有効性

1）アダリムマブの適応と用法

　アダリムマブは，本邦において2010年10月からクローン病への適応が保険収載され臨床現場での使用が可能となっている．**中等症または重症の活動期にあるクローン病の寛解導入および維持療法において，過去に栄養療法，他の薬物療法〔5-アミノサリチル酸（5-ASA）製剤，ステロイド，アザチオプリン（AZA）など〕などによる適切な治療を行っても疾患に起因する明らかな臨床症状が残る場合が適応**であり，基本的にはインフリキシマブと同様である（表1）．

表1 アダリムマブの適応

	クローン病	潰瘍性大腸炎
適応	中等症または重症の活動期にあるクローン病の寛解導入および維持療法（既存治療で効果不十分な場合に限る）	中等症または重症の潰瘍性大腸炎の治療（既存治療で効果不十分な場合に限る） ※ただし，本剤よりも先に他の抗TNF製剤による治療を考慮すること ※寛解維持効果は確認されていないため，漫然と投与しないこと

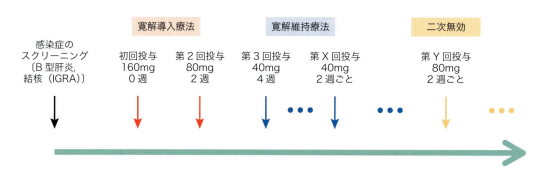

図1 アダリムマブの投与スケジュール

用法は，導入量として初回に160mg，初回投与2週間後に80mg，初回投与4週間後以降は40mgを2週間ごとに1回皮下注射であるが，2016年6月からは40mgの隔週投与で十分な効果が得られなくなった場合には，80mg隔週投与に増量することが可能となっている（図1）．

2）寛解導入効果と寛解維持効果

アダリムマブのクローン病に対する寛解導入，および長期維持療法における有効性は，臨床導入にあたり行われたいくつかの大規模臨床試験と本邦の臨床試験で示されている[1]．

寛解導入に関する臨床治験CLASSIC（CLinical Assessment of Adalimumab Safety and Efficacy Studied as Induction Therapy in Crohn's Disease）I試験では，投与開始後4週目の寛解導入（CDAI＜150）率はプラセボ群12％に対し，初回160mg・2週間後80mg投与群（以下，160/80mg投与群）で36％であり[2]，後に本邦で行われた臨床治験でも，プラセボ群13％に対してアダリムマブ160/80mg投与群で33％と同等の有効性が認められている[3]．

アダリムマブ160/80mgで寛解導入後の寛解維持率と粘膜治癒を評価したEXTEND（EXTend the Safety and Efficacy of Adalimumab Through ENDoscopic Healing）試験において，52週後の寛解維持（CDAI＜150）率は，アダリムマブ40mg隔週投与群で30％，プラセボ群では5％であり，さらに，内視鏡的粘膜治癒率はプラセボ群では1例も粘膜治癒を達成できなかったのに対し，アダリムマブ40mg隔週投与群では24％が達成し，継続維持投与の有効性も認められている[4]．同様に本邦での臨床試験でも52週後の寛解維持率は，アダリムマブ群38.1％に対してプラセボ群9.1％とアダリムマブの継続投与の有効性が示されている[3]．一方で，罹患期間2年未満と比較し，**2年以上の罹患期間の症例では有効性が低下する**ことが報告されており，クローン病治療においてアダリムマブの導入を検討する際に検討すべき項目の1つといえる[1]．

表2 アダリムマブの二次無効の予測因子

- 喫煙者
- 男性
- 長期間の罹患期間
- CDAI高値
- 腸管外合併症
- インフリキシマブ治療歴

文献1より引用

3）インフリキシマブ前治療のアダリムマブの有効性への影響

　クローン病の治療において，先に導入されたインフリキシマブの効果減弱・不耐症例におけるアダリムマブの有効性は治療選択において最も重要な検討項目である．インフリキシマブ効果減弱・不耐症例における寛解導入効果に関して行われたGAIN（Gauging Adalimumab Efficacy in Infliximab Non-Responders）試験では，4週での寛解導入率はプラセボ群7％に対してアダリムマブ160/80mg投与群で21％と有効性が認められている．国内臨床治験でもインフリキシマブの治療歴がない症例においては，プラセボ群20％に対してアダリムマブ160/80mg投与群43％，インフリキシマブ治療歴を有する症例でもプラセボ群8％に対し26％と有意に有効性が認められている[3]．ただし，インフリキシマブ治療歴のないナイーブ例の有効性がより高いことに留意する．

4）二次無効と免疫調節薬併用の必要性

　キメラ型抗体であるインフリキシマブは，その免疫原性のため抗体産生による効果減弱が起こるが，免疫調節薬を併用することで二次無効を低下させることがある程度可能とされる．完全ヒト型抗体であるアダリムマブにおいても，継続投与による効果減弱，すなわち二次無効は1年間の投与で約4分の1の症例で起こる．

　アダリムマブにおける免疫調節薬の併用効果は，インフリキシマブとは異なるようである．先に述べたCLASSIC I試験から継続した一部の症例において維持投与の安全性と免疫原性について検討したCLASSIC II試験では，抗アダリムマブ抗体が2.6％で陽性だったが，陽性例でも54週で29％が寛解維持されており，抗アダリムマブ抗体の臨床的な影響は少ないと結論されている[6]．しかし，免疫調節薬併用では抗アダリムマブ抗体は0％であり，非併用例で3.8％だったことから，より長期的な効果は不明である．本邦から最近報告されたアダリムマブ単独群とアザチオプリン併用群とのランダム化オープンラベル試験では，26週および52週では両群に臨床的有効性，アダリムマブのトラフ値，抗アダリムマブ抗体値に差はなかったとされている．しかし，26週での粘膜治癒率は併用群で有意に高く，**併用により早期の粘膜治癒の達成が可能なことが期待される**[7]．

　一方，アダリムマブでは約40％の症例で投与量の増量により再寛解導入が可能と報告されており[5]，アダリムマブにおける二次無効の有効な対処法といえる（図1）．アダリムマブの二次無効危険因子について表2にまとめた[1]．

5）トラフ濃度と抗アダリムマブ抗体による使用法

インフリキシマブやアダリムマブなどの抗TNF-α抗体製剤を至適に使用するために，これらの薬剤のトラフ濃度を一定の治療域に保つことで有効性を維持する方法が報告されている．また，維持療法中に二次無効となった場合，トラフ濃度と抗アダリムマブ抗体などの薬剤に対する抗体値を測定し，増量あるいは他剤への変更を試みる治療法が提言されているが，今後の検討を要する．

6）アダリムマブの副作用と安全性

インフリキシマブと共通の副作用として**肺炎**や**腹腔内膿瘍**などの**感染症**，**潜在性結核の顕性化**，**B型肝炎ウイルスキャリアからの再活性化**などがある．感染症のリスクマネージメントとしては，インフリキシマブの項を参照されたい（第4章3-7参照）．

アダリムマブに特有の副作用として，皮下注射した部分の**注射部位反応**が10％ほどに報告されている．ほとんどが発赤などの軽微なものだが，稀に浮腫や疼痛を伴うことがある．投与ごとに注射部位を変え，皮膚が敏感な部位，皮膚に異常のある部位（傷，発疹，発赤，硬結などの部位），乾癬の部位には注射しないなどの注意が必要である．他に重大な副作用を表3にまとめた．

アダリムマブは，抗TNF-α抗体製剤治療歴のある中等症から重症の小児クローン病患者においても忍容性が高く有効な治療とされている[8]．また，現時点では妊娠期のアダリムマブ投与による有害な妊娠転帰のリスク増加の報告はない．しかし，新生児への薬剤移行に関する十分な情報はなく，使用についてはインフリキシマブと同様に，患者や家族の十分な理解と産婦人科医や小児科医との連携が必要である．また，母親が妊娠中にアダリムマブを使用継続した場合，現時点では出産後の生ワクチン接種についてもインフリキシマブに準じた投与スケジュールが望ましい（第6章5参照）．表4に禁忌例，慎重投与例をまとめた．

3 潰瘍性大腸炎におけるアダリムマブの適応と有効性

1）アダリムマブの適応と用法

アダリムマブは，2013年6月に潰瘍性大腸炎に適応追加となった．潰瘍性大腸炎でも，クローン病と同様に他の薬物療法（ステロイド，アザチオプリンなど）などによる適切な治療により十分な効果が認められない場合が適応となるが，異なる点として，「**先にインフリキシマブによる治療を考慮すること**」に加えて，「**漫然と投与しないこと**」とあえて但し書きがついている（表1）．

投与方法はクローン病と同様に初回160mg，2週間後に80mgを皮下注射し，初回投与4週間後以降は40mgを2週間ごとに1回皮下注射する（図1）．しかし，現時点では効果減弱に対する増量は認められていない．

2）寛解導入効果と寛解維持効果

アダリムマブの潰瘍性大腸炎に対する寛解導入，および長期維持療法における有効性は海外

表3　アダリムマブの重大な副作用

1) 敗血症（0.2％），肺炎（2.8％）などの重篤な感染症：敗血症，肺炎などの重篤な感染症
2) 結核（0.3％）
3) ループス様症候群（0.1％）
4) 脱髄疾患（頻度不明）
5) 重篤なアレルギー反応（頻度不明）
6) 重篤な血液障害（汎血球減少症，血小板減少症，白血球減少症，顆粒球減少症）（頻度不明）
7) 間質性肺炎（0.7％）
8) 劇症肝炎，肝機能障害，黄疸，肝不全（頻度不明）

表4　アダリムマブの禁忌と慎重投与例

禁忌 （右の患者には投与しないこと）	1. 重篤な感染症（敗血症等）の患者 2. 活動性結核の患者 3. 本剤の成分に対し過敏症の既往歴のある患者 4. 脱髄疾患（多発性硬化症など）およびその既往歴のある患者 5. うっ血性心不全の患者
慎重投与 （右の患者には慎重に投与すること）	1. 感染症の患者または感染症が疑われる患者 2. 結核の既感染者 3. 脱髄疾患が疑われる徴候を有する患者および家族歴のある患者 4. 重篤な血液疾患（汎血球減少，再生不良性貧血など）の患者またはその既往歴のある患者 5. 間質性肺炎の既往歴のある患者 6. 高齢者 7. 小児など

で行われた大規模臨床試験，ULTRA I（Ulcerative Colitis Long term Remission and Maintenance with Adalimumab I），ULTRA II，およびULTRA IIIで示されている．抗TNF-α抗体製剤使用歴がなく，副腎皮質ステロイド，免疫調節薬の効果がない中等症または重症の難治性潰瘍性大腸炎症例を対象に行われたULTRA I試験では，8週時の寛解率はプラセボ群9.2％に対して160/80mg投与群で18.5％と有意に高く[9]，さらに抗TNF-α抗体製剤に十分な効果が得られない潰瘍性大腸炎症例に対して寛解導入および維持療法の効果を検討したULTRA II試験でも，8週および52週時の寛解率はともにアダリムマブ投与群17％に対してプラセボ群は9％と有意に高かった[10]．しかも，抗TNF-α抗体製剤の使用歴がない場合は，寛解率，有効率ともに，治療歴がある場合よりも1.5〜2倍ほど高くなっている．粘膜治癒率は8週で40％，52週でも30％に達し，いずれもプラセボ群より有意に高い．ULTRA IおよびIIに登録された患者の4年間の経過観察から，アダリムマブで寛解導入された患者の約6割が寛解状態と粘膜治癒を維持しており，アダリムマブの長期の有効性が報告されている[11]．一方，本邦での臨床開発治験では，8週時の寛解率が10％とプラセボ群と差がなかった．しかし，8週時の粘膜治癒率と52週時の寛解率は，それぞれアダリムマブ群44％（プラセボ群30％），23％（7％）と有意にアダリムマブ群で高かった[12]．

以上より，潰瘍性大腸炎に対して抗TNF-α抗体製剤の使用を考慮する際には，インフリキシマブが優先されるものの，アダリムマブにより寛解導入が可能だった症例では長期にわたり効果の持続が期待できると考えられる．

POINT

- クローン病において，アダリムマブは寛解導入・維持に有効である
- クローン病では，インフリキシマブの無効・効果減弱例にも有効である
- クローン病では，免疫調節薬の併用を必ずしも必要としないが，粘膜治癒は早期に導入できる可能性がある
- クローン病では，アダリムマブ投与中の効果減弱例には投与量の増量が有効である
- 潰瘍性大腸炎では，インフリキシマブが優先されるが，アダリムマブが寛解導入に有効な症例では効果が長期にわたり期待できる

文 献

1) 本谷 聡, 他：日本消化器病学会雑誌，109：370-377, 2012
2) Hanauer SB, et al：Gastroenterology, 130：323-333, 2006
3) Watanabe M, et al：J Crohns Colitis, 6：160-173, 2012
4) Rutgeerts P, et al：Gastroenterology, 136 (suppl 1)：A116, 2009
5) Billioud V, et al：Am J Gastroenterol, 106：674-684, 2011
6) Sandborn WJ, et al：Gut, 56：1232-1239, 2007
7) Matsumoto T, et al：J Crohns Colitis, 2016 Aug 26. pii: jjw152. [Epub ahead of print]
8) Rosh JR, et al：Am J Gastroenterol, 104：3042-3049, 2009
9) Reinisch W, et al：Gut, 60：780-787, 2011
10) Sandborn WJ, et al：Gastroenterology, 142：257-265, 2012
11) Colombel JF, et al：Am J Gastroenterol, 109：1771-1780, 2014
12) Suzuki Y, et al：J Gastroenterol, 49：283-294, 2014

第4章 IBDの内科的治療

③ 潰瘍性大腸炎・クローン病の治療（各論）

9）抗TNF-α抗体製剤二次無効に対する対応

小林　拓

　寛解導入だけでなく継続投与による維持効果も期待できる抗TNF-α抗体製剤が使用可能となったことによって，パラダイムシフトともいえる大きな治療成績の向上をもたらした．その福音を受けた症例の数が増え続ける一方で，いったんは有効であったにもかかわらず長期使用に伴って効果が減弱し無効となること（二次無効）が問題となってきた．その原因には，薬剤の血中濃度の低下，中和抗体の出現，炎症の病態変化，などが考えられ，それぞれの原因に合わせた対応が提案されている．

1 二次無効とは

　いったん有効であった（通常は寛解導入に成功した）症例において，一定期間をおいて効果が減弱したり，効果がなくなるなどして，炎症が再燃することを二次無効といい，はじめから効果が得られない症例（一次無効）と区別して扱う．概して，年間約10％前後の症例に二次無効が起きるとされ，5年で約半数近くの症例が二次無効となると考えられている[1,2]．

2 二次無効の機序と対策の理論（図1）

　一定の期間抗TNF-α抗体製剤が有効であったにもかかわらず炎症が再燃した場合には，第一に，適切な画像診断により感染症の合併や腸閉塞などの狭窄症状，膿瘍形成や時には腫瘍性病変の合併など，IBDの炎症を制御する治療が本質的に無効である病態が存在しないかを検討することが第一である．そしてそれらが存在する場合には抗菌薬の投与や内視鏡的・外科的な治療法など，原因に応じた対応を行う．

　それらが除外されIBDの炎症の再燃であることが確認された場合，二次無効の原因には，大きく2つ，すなわち，①抗TNF-α抗体製剤の血中濃度の低下（不足）と②TNF-αに無関係な病態の出現，が考えられる．これらの鑑別のための，抗TNF-α抗体製剤の血中濃度と，抗TNF-α抗体製剤そのものに対する中和抗体の測定といった薬物動態モニタリング（therapeutic drug monitoring：TDM）が可能になり，欧米を中心に活用されている（本邦では保険適応外）[3]．本邦では血中濃度と抗体の測定は一般的ではないため，これらの病態・機序を頭に入れて対策を考えていくことになる．

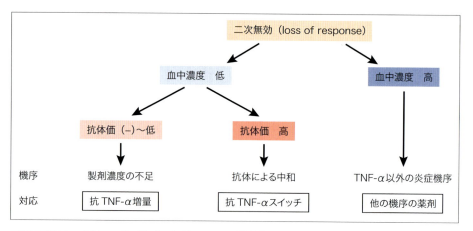

図1 薬物動態モニタリングに基づいた抗TNF-α抗体製剤二次無効の機序とそれぞれに対する対応

1）抗TNF-α抗体製剤の血中濃度の低下（不足）

　抗TNF-α抗体製剤の血中濃度の低下が起きる状況にはいくつかの原因が考えられるが，**炎症による消費や漏出による薬剤の不足**，もしくは**中和抗体の出現**，が主たる原因である．中和抗体が存在しないか，抗体価が低い場合には，抗TNF-α抗体製剤の増量もしくは投与期間短縮（2015年の時点において期間短縮は保険適応外）を行い，不足していた血中濃度の上昇を得るよう試みる[4]．中和抗体価が高値である場合には，そのまま薬剤を増量しても中和されてしまう懸念が強いが，TNF-αをターゲットにした治療戦略を変える必要はない可能性が高いことから，まず別の抗TNF-α抗体製剤に変更する（クラス内スイッチ）を試みることが第一選択になる．免疫調節薬の追加によって中和抗体の産生が抑制され，抗TNF-α抗体製剤の血中濃度の回復が得られるという報告もある[5]ことから，免疫調節薬が併用されていない症例では，その追加併用を検討することもできる．

2）TNF-αに無関係な病態の出現

　もし抗TNF-α抗体製剤の血中濃度が治療域を上回っている場合，TNF-αに無関係な病態の出現を疑う必要がある．まずIBDの炎症の再燃以外の病態を除外する必要があることは上述した通りであるが，そのうえでやはり炎症の悪化であるのであれば，TNF-αをブロックするという戦略が無効である可能性があるために，他の作用機序の薬剤に変更すること（クラス外スイッチ）を検討する．具体的には，内科的治療としては潰瘍性大腸炎であればステロイド製剤・血球成分除去療法，カルシニューリン阻害薬のなかから，クローン病であればステロイド・栄養療法・血球成分除去療法（大腸型に対してのみ適応あり）から選択する．

3 実臨床での対応

　二次無効をきたした際の血中濃度や中和測定に基づいた対応を上述したが，実臨床では常時TDMを実践して対応を決定することは困難である．そのため，実際には，以下の原則を踏まえて検討することが実践的である．フローチャートを図2に示す．

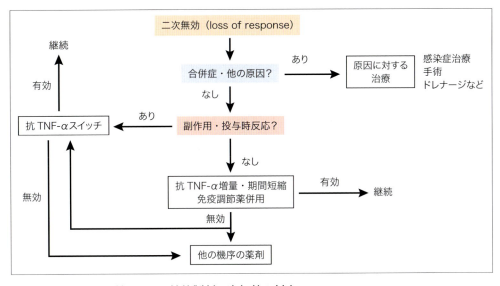

図2 実地診療での抗TNF-α抗体製剤二次無効の対応

- IBDの増悪によるものなのかどうかを確認するため，内視鏡・CT・MRIなど適切な画像診断を行う（肛門病変，腹腔内膿瘍，発癌，感染症合併など）．
- インフリキシマブ投与間隔の8週を待たずに症状が出てくるようになるが，投与するとしばらく（次回8週間後直前まで）は効果が持続する場合，血中濃度の低下による効果減弱である場合が多い．
- このような場合血中濃度の低下をくり返すと中和抗体が出現しやすくなるため，早期に増量（もしくは期間短縮）することが望ましい[6]．
- 投与時反応や頭痛・関節痛などの症状が，投与後に出現する場合は抗体の出現を疑う．
- 過去にステロイド依存であった症例に対し一時的に救済措置としてステロイドを再投与する場合はあるが，くり返し・漫然とした投与は慎んだ方がよい．
- もともと難治である症例に抗TNF-α抗体製剤が使用されているため，内科的治療に固執することなく，外科的治療の適応かどうか常に念頭において治療を行う．
- 抗TNF-α製剤間での安易なスイッチを避け，現在使用している製剤を工夫して"使いきる"（増量・期間短縮や，免疫調節薬の追加など）ことが，より良い長期予後のためには望ましい[7]．

> **二次無効例では原因検索を怠らない**
> 特にクローン病での二次無効では，原因が，**狭窄・膿瘍・肛門病変の悪化による場合が少なくない**．きちんと原因検索を行わずに安易に期間短縮・増量・変更をすると，すぐにまた無効になってしまうだけでなく，対処が遅れて長期予後をむしろ悪化させてしまうので注意！

4 おわりに

抗TNF-α抗体製剤の二次無効時の対応の理論と実践について述べた．いったん有効であった薬剤が無効になった理由について個々の症例ごとによく検討し，それぞれに応じた最適な治療を選択していくことが，患者の長期予後を考えるうえで大切である．

> **POINT**
> - 抗TNF-α抗体製剤の効果減弱（二次無効）は年間約10％ずつ起きる（5年で約半数）
> - 二次無効時には，まず炎症のフォーカスを検索・確認して最適な対処を行う
> - 安易な薬剤変更を行わず，可能な限り使用中の製剤を工夫して使う

文献

1) Reinisch W, et al：Inflamm Bowel Dis, 18：201-211, 2012
   → 潰瘍性大腸炎に対するインフリキシマブの有効性を検討した大規模ランダム化比較試験ACT-1とACT-2の長期経過を示した論文．
2) Schnitzler F, et al：Gut, 58：492-500, 2009
   → クローン病に対するインフリキシマブ治療を受けた単施設614症例の長期経過を検討した論文．
3) Yanai H, et al：Clin Gastroenterol Hepatol, 13：522-530.e2, 2015
   → 抗TNF-α抗体製剤インフリキシマブならびにアダリムマブの血中濃度ならびに中和抗体の測定値に基づいた治療戦略を論じた論文．
4) Hibi T, et al：Inflamm Bowel Dis, 18：1480-1487, 2012
   → クローン病においてインフリキシマブの投与間隔を8週から4週に短縮することで血中濃度の上昇と臨床的有効性が得られることを示した論文．
5) Ben-Horin S, et al：Clin Gastroenterol Hepatol, 11：444-447, 2013
   → インフリキシマブに対する中和抗体陽性となった二次無効症例に免疫調節薬を追加投与することで抗体価を低下させ臨床的有効性を回復させることが可能であることを示した論文．
6) Vande Casteele N, et al：Gastroenterology, 148：1320-1329, 2015
   → インフリキシマブのトラフ濃度をモニタリングし治療域（3〜7μg/mL）にコントロールすることで，より効率的に治療を行うことを提案した論文．
7) Van Assche G, et al：Gut, 61：229-234, 2012
   → インフリキシマブにて寛解維持されているクローン病症例では，安易にアダリムマブへの変更は行わず有効性が得られている限りインフリキシマブを継続すべきであることを示した論文．

第4章 IBDの内科的治療

3 潰瘍性大腸炎・クローン病の治療(各論)

10) 経腸栄養療法の実際

辻川知之

いまだIBDの原因は不明であり,抗TNF-α抗体治療が普及した現在においても完治しうる疾患ではない.一方,栄養療法は腸閉塞がない限りほとんどの病態にくり返し施行できる安全な治療法である.本項では栄養療法の効果を再認識し,実際の経腸栄養療法について解説する.

1 経腸栄養療法を始めるまえに

1) 栄養剤の種類と名称

経腸栄養剤にはさまざまな種類があり(表1),クローン病治療に用いられる**成分栄養剤**(エレンタール®)は糖質がデキストリン,窒素源がアミノ酸,少量の脂肪が主成分で,ほとんど消化を必要とせず吸収される.また,窒素源がペプチドベースの**消化態栄養剤**も栄養療法に用

表1 経腸栄養剤の種類

		消化態栄養剤		半消化態栄養剤
		成分栄養剤	消化態栄養剤	
商品名		エレンタール®	ツインライン®	エンシュア・リキッド®
成分	タンパク質	合成アミノ酸	乳タンパク加水分解物ジ,トリペプチド 60% 結晶アミノ酸 40%	カゼイン 87% 大豆タンパク分解物 13%
	糖質	デキストリン	マルトデキストリン	デキストリン 71% ショ糖 29%
	脂肪	大豆油	トリカプリリン 70% サフラワー油 16%	コーン油 95% 大豆レシチン 5%
熱量構成比	タンパク質(%) 糖質(%) 脂肪(%)	16.9 81.6 1.5	16.0 59.0 25.0	14.0 54.5 31.5
1剤あたりの内容	包装	粉末 (80g)	液体 (200mL×2パック)	液体 (1缶250mLの場合)
	熱量(kcal) タンパク質(g) 糖質(g) 脂肪(g)	300 13.1 63.5 0.48	400 16.2 58.7 11.1	250 8.8 34.3 8.8

文献1を参考に作成

いられるが，味などで受容性が低い場合は，窒素減がタンパク質の半消化態栄養剤でもよい．

2）なぜ栄養療法がクローン病に使われるようになったのか

成分栄養剤は元来1960年代に米国航空宇宙局（NASA）が宇宙飛行士のため，残渣の少ない食品として開発した．すべて小腸で吸収されるため，静脈栄養法が発達する以前の手術前栄養状態改善を目的として使用されたところ，クローン病では**手術時に病変自体が改善している**ことが明らかとなり，栄養療法が始まるきっかけとなっている．栄養療法は最初に効果が確認され，クローン病治療に用いられ始めたことは注目すべきである[2]．

2 経腸栄養によるクローン病の寛解導入療法

1）経腸栄養による寛解導入の効果と適応

軽症から中等症（CDAI 450未満）の活動性患者では栄養療法の適応があり，日本では80%を超える寛解導入率が報告されているが，欧米のメタ解析ではステロイドの効果より劣るとされている[3]（CDAIについての詳細は第3章2の表2参照）．**中等度までの小腸病変を有する活動期患者が良い適応**であるが，激しい腹痛や下痢など腸管安静が望ましい症例では完全静脈栄養から開始し，また経腸栄養療法の効果が期待し難い症例では抗TNF-α抗体や手術療法を選択すべきである（表2）．

2）寛解導入の実際

❶ 入院のうえ，末梢静脈栄養にて十分な水分と必要最小限のカロリー投与を併用しながら開始する．　例）ビーフリード® 2,000mL/日
❷ 成分栄養剤以外の食事は禁止，ただし透明な飲料水，飴玉，ガムなどは適宜許可している．
❸ 完全経腸栄養が基本となるため，経鼻栄養チューブ留置が望ましい．
❹ チューブは8Fr以下を用いる．成分栄養剤は**粘性が低いため**最も細い5Frでも投与可能である．
❺ 経腸栄養チューブの自己挿入は慣れが必要なため，入院後まずトレーニングしてもらう．医療従事者による教育だけでなく，患者会などを通じて患者さん同士でコツを教

表2　経腸栄養療法の適応

① 中等度(CDAI 450未満)	
② 小腸型あるいは小腸病変が主たる症例	
完全静脈栄養が望ましい場合	1）著しい栄養低下 2）高度の腹痛，頻回の下痢
栄養療法の効果が期待できない場合	1）広範な小腸病変（縦走潰瘍多発） 2）腸管の高度狭窄，瘻孔 3）膿瘍形成 4）大量出血 5）高度の肛門病変

えてもらうのも良い方法である．

❻ 最初からfull doseの投与は不可能であり，エレンタール®1〜2パックから開始する．ポンプを用いる方が投与量を調節しやすい．昼間だけの間欠投与でも良い．
　例）エレンタール®1包（80g）を微温湯240 mLで溶解する（300mL：1kcal/mL），注入ポンプ30mL/時で10時間

❼ エレンタール®は760mOs/Lと**浸透圧が高く下痢を誘発しやすいため**，0.5kcal/mLに希釈して開始することもある．

❽ 容量アップは最低でも1日300mLずつに留める．したがって，体重50kgでは約1週間かけて1,800kcal/日の5パックまで徐々に増量する．

❾ 完全経腸栄養では必須脂肪酸欠乏をきたす恐れがあるため，**脂肪乳剤**を週2回〜連日点滴投与する．
　例）イントラリポス®輸液10％（100mL）1V　週2回点滴（必ず2時間以上かけて投与する）

> **Pitfall　経腸栄養チューブとは**
> 　一般的な経鼻胃管は自ら経口摂取ができない患者に短期間栄養剤を注入するためのチューブである．基本的に医師や看護師が挿入するため8〜12Frと太めでこしがある．一方，クローン病に用いられるのはEDチューブとも呼ばれ，患者自らが嚥下しながら挿入するために細く，しなやかである．チューブ挿入が困難なだけで経腸栄養療法が拒否されることのないよう，挿入のしやすさや違和感など患者と十分相談してチューブを選択する．

> **MEMO　チューブ径の単位**
> 　Fr（フレンチ）はチューブの外径を示す単位で1Frは1/3mmである．したがって，mmに単位を変換するにはFrのサイズを3で割ればよい．例）12Fr÷3＝4mm

3) 寛解導入中の臨床経過

経腸栄養療法開始後，徐々に下痢や腹痛が軽減しCDAIが低下する．約4〜6週間でCRPが陰性化，CDAIが150以下の寛解に達し（図1），**内視鏡的にも粘膜治癒**が得られる（図2）．

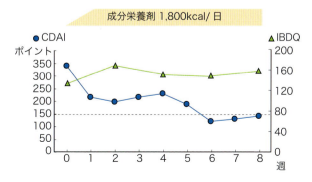

図1　経腸栄養療法による寛解導入
経腸栄養療法により，CDAIは徐々に低下し，IBDQは改善がみられる
IBDQ：inflammatory bowel disease questionnaire

初診時大腸内視鏡検査	栄養療法2,100kcal/日施行 8週間後大腸内視鏡
CDAI 258，CRP 3.47mg/dL	CDAI 105，CRP 0.16mg/dL

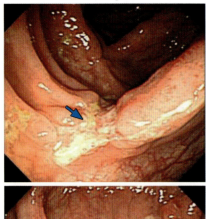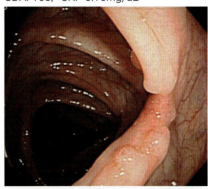
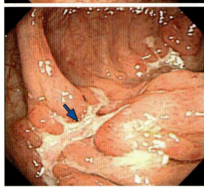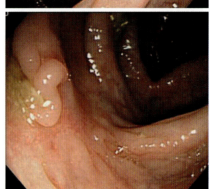

図2　経腸栄養療法による内視鏡像の変化

経腸栄養療法により大腸の縦走潰瘍（→）は8週間後には瘢痕化している

3 寛解維持療法

　寛解維持においても効果が認められているが，寛解導入と同量の経腸栄養を何年も継続することは不可能である．従来では寛解が維持されている限り，経腸栄養剤の量を減らし，また悪化に伴い量を増やす，いわゆる**スライド方式**が推奨されていた．しかし，栄養剤の量がいったん少なくなると再び増量することが困難なため，悪化のたびに再入院して完全経腸栄養をくり返す患者も多かった．

　2004年高木らによって前向き試験による**ハーフED**（摂取カロリーの半分をエレンタール®で摂取する）の**寛解維持効果**が報告された[4]（図3）．ここではハーフEDの効果に基づき，900mLの摂取による維持療法を紹介する．外来での治療のため，いわゆる在宅経腸栄養（home enteral nutrition：HEN）として行う．現在10種類程度の**フレーバー**が入手可能であり，経口でも十分摂取可能である．

> **MEMO　在宅経腸栄養療法（HEN）とは**
> 　HENはクローン病に限らず，諸種の原因によって経口摂取ができない患者に対する治療法である．アミノ酸かペプチドベースの消化態栄養剤を用いた場合は在宅成分栄養経管栄養法指導管理料（2,500点）が月1回算定でき，さらに栄養管セットや注入ポンプを使用する場合はさらに2,000点または1,250点を加算することができる．

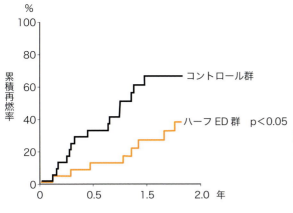

図3 ハーフEDによる寛解維持効果
寛解導入後，普通食では1.5年で約70％が再燃するが，ハーフEDを行った場合の再燃率は30％程度に抑えられる．
文献4より引用

> **MEMO 経腸栄養による寛解維持療法の適応**
> さまざまな治療にてCDAI 150未満の寛解導入に至った患者が対象となる．また，寛解導入時には栄養療法を全く行わなかった患者でも施行可能である．

1）寛解維持の方法

❶ エレンタール® を最低3パック（900 mL）摂取する．
❷ 経腸栄養チューブを用いる場合は就寝前にチューブを挿入し，900 mLを100〜150 mL/時で投与，起床時にチューブを抜去する．
❸ 経口的に摂取する場合は好みのフレーバーを添加し，1日数回に分けて飲用する．またゼリーやムースを用いて食感を変えるのも良い．
❹ **食事は和食に準じた低脂肪食**が推奨される．当科ではクローン病食として1日500kcalで脂肪を10g程度に抑えた食事を提供している（表3）．

表3 クローン病食の具体献立例

	献立	エネルギー	タンパク質	脂肪	食物線維	n-3	n-6	n-3/n-6
米飯1	米飯・炊き合わせ（エビ，卵）・すまし汁	546	21.9	7.5	2.8	673.6	143.0	0.13
米飯2	米飯・ムニエル（鮭）・粉ふき芋・ドレサラ	639	25.8	12.8	3.3	1,393.0	1,595.5	1.15
米飯3	米飯・照焼（糸より）・煮物（南瓜）・お浸し	603	26.5	6.6	4.8	640.2	910.9	1.42
米飯4	米飯・塩焼（鰈）・酢の物（春雨）・ゴマ和え	615	26.5	11.0	2.4	2,033.2	794.7	0.39
米飯5	米飯・チキンソテー・スパゲティ・スープ煮	646	20.4	13.2	3.4	2,033.1	395.2	0.19
米飯6	米飯・漬焼き（鰭）・煮物（じゃが芋）・お浸し	667	28.4	11.4	4.5	7,84.9	1,814.9	2.30
米飯7	米飯・あんかけ豆腐・煮物（南瓜）・みそ汁	648	25.1	10.0	5.1	3,620.3	545.7	0.15
平均		623 kcal	24.9 g	10.3 g	3.7 g	1,597mg	871.4mg	0.54

n-3：n-3系多価不飽和脂肪酸（エイコサペンタエン酸，α-リノレン酸など）
n-6：n-6系多価不飽和脂肪酸（γ-リノレン酸，アラキドン酸など）
n-3/n-6：第6次改定栄養所要量では0.25が推奨されている

2）長期寛解維持効果

特に**小腸型**クローン病ではハーフED＋クローン病食でCDAI 150未満を維持することが可能である．当科ではED 900 mLと食事指導のみで11年間寛解を維持し，内視鏡でも粘膜治癒が得られている症例もある．

4 他の薬物治療との併用

栄養療法はいわゆる究極の食事療法と捉えることもできるため，他の薬物療法と併用可能である．他の薬物と併用した場合の効果については長年エビデンスが少なかったが近年，小児クローン病の寛解導入において抗TNF-α抗体との併用効果が前向き試験でも明らかにされている．寛解維持効果についても理論上は併用効果が期待されるが，エビデンスレベルの高い前向き研究の難しいことが懸念となっている．

POINT

- クローン病に用いられる薬剤において，ステロイドは骨粗鬆症や糖尿病，免疫調節薬や抗TNF-α抗体では悪性リンパ腫の報告など，長期投与での安全性が心配される
- 一方，経腸栄養療法は効果発現に時間がかかるものの，副作用の心配が少ないことが利点である
- 再開しても効果が得られくり返し治療可能であることから，治療選択の1つとして，いつでも実施できるように準備しておくことが望ましい

文献

1）櫻井俊弘，他：治療学，30：49-53，1996
2）O'Morain C, et al：Br Med J, 281：1173-1175, 1980
3）Zachos M, et al：Cochrane Database Sys Rev, 24：CD542, 2007
　→ 栄養療法とステロイド療法の多くの比較試験をメタ解析し，ステロイド優位と結論づけた．現在，欧米で栄養療法が推奨されない理由の1つとなっている．
4）Takagi S, et al：Aliment Pharmacol Ther, 24：1333-1340, 2006
　→ 栄養療法の寛解維持効果について初めて前向きに検討し，エビデンスレベルが高い結果で証明した論文．栄養療法を始める前に目を通すこと．

第4章 IBDの内科的治療

③ 潰瘍性大腸炎・クローン病の治療（各論）

11）肛門病変のコントロール

荒木俊光，楠　正人

　クローン病には多彩な肛門病変が高頻度に合併し，長期経過のなかでQOLに大きな影響を及ぼす．特に痔瘻は術後再発も多く，肛門狭窄や括約筋損傷による肛門機能障害が少なくない．
　しかしながら，抗TNF-α抗体の外瘻閉鎖効果が示されて以降，痔瘻に対する治療成績も向上してきており，コントロールの重要性が大きくなってきている．
　一方で，痔瘻部の炎症遷延に伴い，癌発生リスクが増加するため，注意深い経過観察が要求される．

1 正確な病態の把握

　経験のある外科医か肛門科医の診察および各種画像検査によって，病態の正確な診断が推奨される（図1）．

2 治療の原則

　クローン病肛門病変の病態分類と基本的治療方針を表1に示す．

1）原発病変

　クローン病に対する内科的治療（メサラジン1回量1g1日3回，プレドニゾロン1回量40mg1日1回，アザチオプリン50〜100mg/日，メトロニダゾール1回量250mg1日3回またはシプロフロキサシン1回量200〜400mg1日2回）をまず行って，症状や肉眼所見の変化を1〜2週間ごとに観察する．改善が認められない場合にはもう一度その原因の検索（癌合併にも注意）が必要である．

2）続発性病変

　直腸の潰瘍や炎症が原因であるため，腸管病変に対する内科的治療で効果が得られない痔瘻には抗TNF-α抗体投与の適応である．現時点での厚生労働省難治性疾患克服研究班から示されているクローン病治療指針（内科）には，インフリキシマブとアダリムマブの2剤が適応とされているが，2011年にECCO（European Crohn's and Colitis Organization）から示され

方法	要点
問診	✓ 疼痛や分泌物,あるいは出血の有無,排便状況などから病態を推測
視診	✓ 特徴的ながら多彩かつ複雑な外観を確認 ✓「クローン病の肛門病変肉眼所見アトラス」*を参照し,病態を把握
分泌物	✓ 痔瘻を認める場合には分泌物の細菌培養を実施 ✓ 癌を疑う場合やサーベイランス目的の場合には細胞診を提出
指診・肛門鏡検査	✓ 疼痛や狭窄によって十分な診察および検査は不可能な場合が多く,無理な実施は控える
注腸透視	✓ 直腸病変の範囲や程度(特に狭窄)を把握
瘻孔造影	✓ 痔瘻に対しては二次口から造影を実施 ✓ 膿瘍の拡がりや瘻管の走行,一次口の位置を把握
内視鏡	✓ 直腸粘膜の炎症や潰瘍の状態を観察(麻酔下での実施が必要な場合が多い)
CT・MRI	✓ 膿瘍や瘻孔の進展の範囲を確認 ✓ MRIでT2強調画像で瘻管周囲の多房性高信号領域の存在は,痔瘻癌を疑う
麻酔下検索	✓ 情報量が多く最も重要な検索方法 ✓ 疼痛なく肛門を展開でき,瘻孔へのゾンデの挿入や瘻管造影検査などが可能 ✓ 実際の瘻管の走行と一次口の状態を詳しく観察 ✓ 癌を疑う場合やサーベイランス目的の場合には瘻管周囲の組織を生検 (同時治療を行うことになるので経験のある外科医か肛門科医と一緒に実施)

図1 クローン病肛門病変診察方法フローチャート

* :佐々木 巖,二見喜太郎:クローン病の肛門病変肉眼所見アトラス.難治性炎症性腸管障害に関する調査研究(渡辺班),平成17年度分担研究報告書別冊,2006

表1 クローン病肛門病変の病態分類と基本的治療方針

病態	肛門病変	治療方針
原発病変	✓ 裂肛 ✓ 深い潰瘍(cavitating ulcer) ✓ 縦走潰瘍を伴う痔核様病変(ulcerated pile) など	クローン病腸管病変に対する内科的,外科的治療を行い,肛門病変の改善を図る
続発性病変	✓ 肛門周囲膿瘍 ✓ 痔瘻 など	内科的治療とシートン法の併用が有効
通常型病変	✓ クローン病に起因しない痔核・裂肛痔瘻 など	一般的な治療で対応

たガイドライン[1]では,瘻孔に対してインフリキシマブが第一選択として推奨されている.
抗TNF-α抗体による寛解導入療法のみではいったん瘻孔が閉鎖しても,**再発する可能性が高い**ため,維持療法への移行が必要である(インフリキシマブ500mg/kgの8週間ごと点滴静注,またはアダリムマブ40mgの2週間ごと皮下注).長期間投与中断後の再投与時には**投与時反応や遅発性過敏症**,あるいは**効果減弱**の発生が増加する.現在2剤しかない選択肢を有効に活用するには,長期にわたる治療を念頭において使用計画を立てることが大切である.

また，投与を行う前には，ドレナージによって膿瘍などの感染がコントロールされていなければならないとされている[1]．そのため，局所療法として肛門周囲膿瘍を安全かつ確実にドレナージさせる方法として，**シートン法**（seton法）が広く用いられている（第7章2参照）．抗TNF-α抗体とシートン法はそれぞれ単独でもクローン病の痔瘻に対して有効性が示されているが，両者を組合わせることでより治療成績が向上する[2]．

　これらの治療でコントロールできない場合や，著しい肛門機能低下例，あるいは肛門狭窄が拡張困難である場合には，**人工肛門造設術**が考慮される．すでに高度の機能低下をきたしている場合には**直腸切断術**も選択肢の1つとなる．

> **コツ　シートン法の管理方法**
> 　シートン法は治療期間が長期にわたるため，挿入するテープやドレーンが自然抜去しないように定期的なチェックが必要である．また，それらの結紮は複数箇所行い，もし仮に抜けてしまっても大丈夫なように，1カ所につき2本ずつ留置しておくと安心である．入れ替えは無麻酔で可能だが，完全に挿入物が抜けてしまうとその場での再挿入は不可能であり，慎重かつ丁寧に行う．

> **Pitfall　肛門周囲膿瘍に対する切開排膿**
> 　肛門周囲膿瘍に対して切開排膿のみでも一時的な症状の改善は期待できるが，原発巣が高位で，膿瘍は複雑で腔も広いことから再発率はきわめて高い．切開排膿は姑息的な治療という認識で行うべきである．

> **MEMO　シートン法とは**
> 　cuttingシートンとlooseシートンの2種類があり，前者は瘻孔に対してきつく縛ることにより，瘻管を積極的に治癒させるのに対し，クローン病では緩くかけることによってドレナージ効果と括約筋温存を期待する後者が実施される．
> 　シートン法には一次口を通す方法と通さない方法がある．膿瘍再発防止の場合には一次口を通すこともあるが，ドレナージが主な目的であれば，必ずしも一次口を通す必要性はないと考える．

POINT

● クローン病肛門病変のコントロールにおいては，
　①その多彩な病変を正確に診断すること
　②原因を正しく理解し適切な治療を行うこと
が大切で，それにより良好な長期の治療成績やQOLが得ることが可能となる

文献

1) D'Haens GR, et al：Am J Gastroenterol, 106：199-212；quiz 213, 2011
　→ 腸管および肛門病変クローン病に対するインフリキシマブ，アダリムマブなどの生物学的製剤の使用に関するECCOによるガイドライン．
2) Regueiro M & Mardini H：Inflamm Bowel Dis, 9：98-103, 2003
　→ クローン病痔瘻に対しインフリキシマブ単独とインフリキシマブ＋シートン法の治療成績を比較．両者の併用により有効率，再発率の成績が良好で，再発までの期間が延長する．

第5章 知っておくと得する実践に役立つ知識

1 潰瘍性大腸炎における サイトメガロウイルス感染

松岡克善

サイトメガロウイルス（cytomegalovirus：CMV）初感染は，不顕性に経過するか，一過性の単核球症様の症状で終わるが，ウイルスは潜在性感染として残る．通常の免疫状態では潜在性感染が顕性化することは稀だが，免疫抑制下では再活性化が起こりうる．再活性化したCMVは，網膜・肝臓・肺，そして腸管などで臓器障害を引き起こすことがある．潰瘍性大腸炎では免疫を抑える薬剤を使用するため，CMVの再活性化が起こりやすい状態である．潰瘍性大腸炎の難治化にCMVが関与している可能性が示唆され，注目を集めている．しかし，CMVの潰瘍性大腸炎の病態への関与については議論の余地があり，抗ウイルス薬の適応などコンセンサスが得られていない問題が多い．本項では，潰瘍性大腸炎におけるCMVの諸問題について概説する．

1 潰瘍性大腸炎におけるCMVの関与

ステロイド抵抗例や中毒性巨大結腸症を呈した潰瘍性大腸炎において，高率に大腸粘膜内にCMVが検出されるという報告が相次いでなされた結果，潰瘍性大腸炎の難治化にCMVが関与している可能性が注目されるようになった[1]．難治例はステロイドが長期に投与されていることが多く，その結果としてCMV再活性化が起こっていると考えられる．しかし，潰瘍性大腸炎ではすでに腸管病変が存在するため，再活性化したCMVが単なるbystanderなのか，臓器障害を起こしているのか，判断するのは困難である．そのため，CMVがどの程度潰瘍性大腸炎の病態に関与しているのか，結論は出ていないのが現状である．

> **MEMO　感染症と再活性化**
>
> 潜在性感染しているCMVは，免疫抑制に伴って再増殖することがある．この状態を「再活性化」と呼んでいる．さらに，増殖したウイルスによって臓器障害が起こった状態を「感染症」と言う．感染症と診断するためには，臓器障害があり，その臓器でCMVが存在していることを証明する必要がある．しかし，潰瘍性大腸炎の場合は，潰瘍性大腸炎自体による臓器障害（大腸炎）があるため，CMVが臓器障害を起こしているのかどうかの判断が難しい．そのため，再活性化と感染症を区別することができないため，潰瘍性大腸炎におけるCMVの診断・治療に混乱が生じている．

2 診断

　CMV再活性化の診断に最も利用されているのが，**CMV抗原血症検査**（antigenemia：アンチゲネミア）である．この検査は，CMVが血液細胞に感染したときに早期に発現する抗原を免疫染色し，陽性細胞を顕微鏡で確認する方法である．通常は5万個の細胞を数え，陽性細胞数を結果とする．CMVアンチゲネミア検査はあくまでも**再活性化の指標であり，再活性化のみで臓器障害を伴わないこともあるので**，この検査のみでCMV感染症を診断してはいけない．実際，潰瘍性大腸炎では治療による免疫抑制に伴ってCMVアンチゲネミア検査が一過性に陽性になることが多いが，潰瘍性大腸炎の沈静化に伴い，陰性化することがほとんどである[2]．ただし，**陽性細胞数が多い場合（10個以上）は注意が必要**である．また，潰瘍性大腸炎の治療中にいったんよくなった腹部症状が再び悪くなった場合は，免疫抑制に伴ってCMVが再活性化した可能性を考え，CMVアンチゲネミア検査にてチェックする必要がある．

　CMV腸炎の診断には腸組織中でのCMVの存在の証明が必須であるが，CMVに特徴的な封入体の検出率は高くないので，CMV感染を疑う場合には**免疫組織染色**が必要である．しかし，免疫組織染色ではサンプリング・エラーによる偽陰性も多い．そのため，生検組織のPCRによるCMV検出も試みられているが，臨床的な意義は確立していない[3]．また，内視鏡的には深掘れ潰瘍の存在はCMV腸炎合併を示唆する所見といわれているが，CMV感染歴のない潰瘍性大腸炎患者でも深掘れ潰瘍を認めることがあり，特異度は高くない．

　なお，CMV網膜症は不可逆的な視力障害を引き起こすため，CMVアンチゲネミア検査が陽性の場合は，**眼科で網膜をチェック**してもらう必要がある．

> CMVは血管内皮細胞に感染し，内皮細胞を巨細胞化する．その結果，血管内腔が閉塞し，末梢組織の虚血から潰瘍が生じる．そのため，CMVは潰瘍下の血管内皮に存在していることが多いとされ，生検でのCMVの検出率を上げるために潰瘍底から組織をとることが重要とされている．しかし，潰瘍底からの生検では穿孔のリスクもあるので，慎重に生検する場所を選ぶこと．

3 治療

　炎症部位で産生されるTNFがCMV再活性化に関与しているとの報告もあり，腸管の炎症を抑えることがCMVの活性化を抑えることにつながると考えられるため，**通常の潰瘍性大腸炎の治療に反応している症例に対して，抗ウイルス薬を投与する必要はない**．また，CMVの再活性化にはステロイドの関与が一番大きいため，シクロスポリンやタクロリムスを導入した場合は，**ステロイドをできるだけすみやかに減量する**．これらの治療に反応しない場合は，CMVが関与しているのかどうかを慎重に判断したうえで，抗ウイルス薬の適応を決めなくてはいけないが，**発熱・肝障害などの全身性のCMV感染症を疑う症状がある場合は抗ウイルス薬の投与を検討すべき**であろう．また，治療中にいったんよくなった腹部症状が悪くなった症例も要注意である．ガンシクロビル（デノシン®）は**骨髄抑制**や，**不可逆的な男性不妊**など，重篤な副作用を生じることがある．特に後者については挙児希望の男性には必ず可能性を説明したう

えで投与する．

　抗ウイルス薬での治療成功例の報告が多いためか，CMVを治療することで難治性潰瘍性大腸炎のすべてが解決するといった風潮もあるが，実際の臨床の現場では必ずしもそうではない．手術を回避するために抗ウイルス薬の投与も含めてできることはすべてするという考え方もあるかもしれないが，副作用も考慮し，安易な抗ウイルス薬の投与は慎むべきである．

> **POINT**
> - 抗ウイルス薬投与で改善した潰瘍性大腸炎の報告もあり，潰瘍性大腸炎のなかにはCMVが難治化に関与している症例もあると考えられる
> - 一方で，抗ウイルス薬を使用しても症状が持続する症例もしばしば経験する．CMVが本当に臓器障害を起こしている症例を適切に診断する方法の確立が急務であると考えられる

文　献

1) Cottone M, et al：Am J Gastroenterol, 96：773-775, 2001
   → 62例の重症大腸炎（潰瘍性大腸炎55例，クローン病7例）のうち，ステロイド静注に反応しなかった19例のうち7例（36％）で直腸からCMVが免疫組織染色で検出された．

2) Matsuoka K, et al：Am J Gastroenterol, 102：331-337, 2007
   → 潰瘍性大腸炎治療経過中のCMV再活性化をCMVアンチゲネミアおよびPCRで8週間モニターした．CMV IgG陽性48例のうち25例（52.1％）でCMVは一過性に再活性化したが，ほとんどは抗ウイルス薬なしで消失した．

3) Yoshino T, et al：Inflamm Bowel Dis, 13：1516-1521, 2007
   → 潰瘍性大腸炎の生検組織中のCMVをPCR法にて検討した結果，治療抵抗例30例中17例（56.7％）で陽性であった．17例中CMVアンチゲネミアもしくは封入体が陽性であったのは4例にすぎなかった．

第5章 知っておくと得する実践に役立つ知識

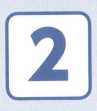

IBDとクロストリジウム感染

三上 栄，清水誠治

近年，IBDの増悪・遷延の要因として *Clostridium difficile* (*C.difficile*) 感染 (CDI) が注目されている．特に潰瘍性大腸炎に合併したCDI患者の再入院率，手術率や死亡率は非感染者と比べて高いため，その対処が重要である．しかしCDIの合併を念頭において精査しなければ診断は困難である．最近の知見を含めて本症の診断治療について要約するとともに，CDIを合併した潰瘍性大腸炎症例を提示する．

1 IBDに合併したCDIの疫学

IBD患者のクロストリジウム感染（以下，CDI）有病率は，近年増加傾向にあり，特に潰瘍性大腸炎において顕著である[1]．またその割合も対照患者と比較して高いと報告されている[1〜3]．IBD患者におけるCDIの割合は，クローン病よりも潰瘍性大腸炎の方が高く，クローン病では小腸型より大腸型で高い[1,2,4]．実際CDIが問題となるのは，クローン病より潰瘍性大腸炎の方である[4]．

> **MEMO** クローン病が潰瘍性大腸炎と比較してCDIがあまり問題にならない理由として，欧米ではメトロニダゾールをクローン病の治療薬の1つとして使用する例が多いことも影響しているのかもしれない．

一般的なCDIはほとんどが抗菌薬投与後に発症し，院内感染であることが多い．しかし入院中のCDI合併IBD患者では，2カ月以内の先行する抗菌薬使用は61％と比較的少ない[3]．外来患者でも抗菌薬使用にかかわりなく一般患者と比較して有意にCDIの合併が高いという報告もある．IBD患者においてステロイドや免疫調節薬が *C.difficile* の感染リスクを高めることがわかっているが，IBDに罹患していること自体もCDIのリスク因子と考えられる[5,6]．

IBDの増悪・予後不良因子として腸管感染症の関与が知られているが，CDIは特に重要視されている[5]．具体的には入院率の上昇，入院期間の延長，手術率・手術死亡率・総死亡率の増加がみられるとの報告が多数存在する[1〜3]．潰瘍性大腸炎ではCDIの関与がより強く，再燃・増悪時にCDIの合併例が増加し[7]，病態の難治化にも関与していると考えられている．

表1 CDIの診断方法の比較

方法	感度	特異度	コメント
培養	高	高	結果が出るのに時間がかかる 毒素の有無はチェックできない
抗原検出 (GDH)	高	中	培養とほぼ同じ 結果判定が早い
毒素検出 (A/B)	中〜低	高	毒素産生株かどうかの判定が可能 結果判定が早い
生検診断	低	高	生検箇所で結果が異なる

2 CDIの診断について (表1)

　便培養は感度・特異度ともに高いが，毒素産生の有無は判定できない．また，培養検査には2，3日を要し，潰瘍性大腸炎増悪時にCDI合併の有無を迅速に判定したい場合には簡易検査が有用である．簡易検査法には酵素免疫測定法（EIA法）が用いられるが，*C.difficile*抗原であるGDH（glutamate dehydrogenase）を検出する方法とtoxin A/Bを検出する方法がある．最近は両方を同時に判定できる簡易検査キット（商品名：C.DIFF QUIK CHEK コンプリート）が用いられている．本キットによる抗原検出の感度・特異度は高いが，toxin A/B検出の感度は約20％前後と低く，われわれの施設でもその感度は約30％であった．そのため**簡易検査で抗原検査が陽性で，toxin検査が陰性であった場合でも毒素産生菌でないと判断することは危険である**．その際は臨床症状と抗原検査を参考にして，再度便を採取したり培養から分離した菌を用いたりしてtoxin検査をくり返し行い，毒素産生株の確認を行う努力をする必要がある．

> **MEMO** 実臨床では抗原検査が陽性であれば，toxin陰性でもCDIが強く疑われ，病状が切迫するようなら治療を優先する（治療的診断を行う）場合もある．

3 潰瘍性大腸炎に合併したCDIの内視鏡像の特徴

　潰瘍性大腸炎に合併した偽膜性腸炎は過去に少数例が報告されているが[8]，**潰瘍性大腸炎に合併したCDIでは偽膜を形成しないことが多く**，内視鏡所見からCDIの合併を予測することは困難である．偽膜を形成されにくい理由は不明であるが，炎症が存在する粘膜の脆弱性に起因する可能性が考察されている[8]．偽膜性腸炎を合併した潰瘍性大腸炎症例を提示する．

> **症例**
> 　40歳，男性．罹病期間9年の潰瘍性大腸炎 全大腸炎型，慢性持続型，難治性でステロイド依存例であったため，6-MPによる寛解維持療法中であった．再燃をきたしタクロリムスを導入し臨床的寛解が得られた．その際の大腸内視鏡ではS状結腸から直腸にかけて浮腫を伴った粘膜粗造と多発する浅い潰瘍がみられた（図1A，B）が，深部大腸では一部に血管透見の低下がみられるものの潰瘍やびらんのないほぼ瘢痕粘膜であった（図1C，D）．しかし，約1カ月後，軟便・下痢および37度台の発熱を認め，他院を受診．感染性腸炎が疑われ，抗菌薬（シプロフロキサシ

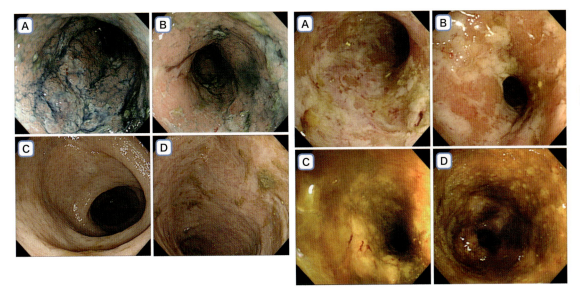

図1 増悪前の大腸内視鏡像
A) 直腸, B) S状結腸, C) 下行結腸, D) 横行結腸

図2 増悪時の大腸内視鏡像
A) 直腸, B) S状結腸, C) 下行結腸, D) 横行結腸

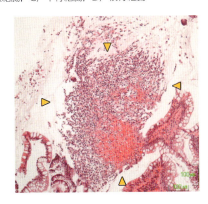

図3 下行結腸粘膜の病理標本
粘膜上皮に粘液,線維素,上皮残屑,好中球から形成される偽膜を認めた（▷で囲んだ部分）

ン）が投与された．一時解熱したが，1日10行を超える下痢と38度を超える発熱を認めたため緊急入院となった．入院翌日に，前処置なしで大腸内視鏡を施行した．直腸からS状結腸には浮腫と広範な潰瘍を認めたが，偽膜はみられなかった（図2A，B）．しかし，下行結腸から深部大腸にかけては融合傾向を示す偽膜が多数観察された（図2C，D）．同時にC.difficileトキシンのチェックと，便培養を行ったが，いずれも陰性であった（当時，抗原検出のキットはなかった）．しかし，臨床経過と内視鏡像よりCDIが強く疑われ，生検でも偽膜が確認された（図3）．潰瘍性大腸炎の治療は変更せずメトロニダゾールの投与を開始したところ臨床症状は改善した．

以上よりCDIが病状および内視鏡像悪化をきたしていたものと判断した．

《症例から学んだこと》

炎症が存在していた部位では偽膜がみられず，炎症がみられなかった部位に偽膜を認めたことより炎症粘膜は偽膜が形成されにくい可能性が考えられた．

4 治療

　IBD患者において症状悪化時にCDIを認めた場合は，CDIがIBDの増悪・予後不良因子であるため，積極的に治療を行うべきである．その際，IBD自体の治療を強化するかどうかについては患者の全身状態を考慮しながら慎重に考える必要があるが，増悪の原因を特定する目的でまずCDIの治療を開始し，そのうえで追加治療を考慮することが望ましい．また，非活動性IBD患者でもCDIを合併した場合は治療が推奨されている．治療は塩酸バンコマイシン，またはメトロニダゾールの経口投与を行う．最近は，CDIに対して糞便移植（FMT）の有用性の報告がみられ，本邦でも臨床治験が行われている．FMTはIBDにも効果が期待されており，今後の治療法として期待される．

POINT

- CDIが病状悪化の主因であれば，CDIに対する治療により数日で病状が改善することが多い
- それでも臨床症状の改善が思わしくない場合にIBDの治療を強化すべきである

文 献

1) Ananthakrishnan AN, et al：Gut, 57：205-210, 2008
   → IBD患者（特に潰瘍性大腸炎）においてCDIによる入院患者が近年増加傾向にあること，入院中のIBD患者のなかでCDI合併患者は死亡率が約4倍に増加していたことを報告．

2) Rodemann JF, et al：Clin Gastroenterol Hepatol, 5：339-344, 2007
   → 入院患者のなかで非IBD患者と比較して，IBD患者はCDI合併が多く，その比率は潰瘍性大腸炎患者で約3倍，クローン病患者で約2倍であったこと，IBDの合併するCDIは外来感染が多く，再発率も高かったことを報告．

3) Issa M, et al：Clin Gastroenterol Hepatol, 5：345-351, 2007
   → IBD患者のCDI感染は抗菌薬の先行投与例が61％と低く院内感染の割合が低いこと，CDI合併の活動性IBD患者の内視鏡では，偽膜はみられず粘液の付着や発赤，浮腫などの非特異的所見が多いことなどを報告．

4) Trifan A, et al：World J Gastroenterol, 20：11736-11742, 2014
   → IBD患者におけるCDIの影響に関する過去の論文をreviewしている．どの論文でも，潰瘍性大腸炎の方がクローン病よりCDIに対する悪影響が大きいと報告．

5) Schneeweiss S, et al：Aliment Pharmacol Ther, 30：253-264, 2009
   → IBDの再燃に一番大きく影響する腸管感染症がCDIであると報告．

6) 大川清孝，他：胃と腸，48：583-590, 2013
   → 潰瘍性大腸炎と鑑別が必要な感染性腸炎について解説するとともに，IBDの増悪因子としてのCDIに関する解説が書かれている．

7) Jodorkovsky D, et al：Dig Dis Sci, 55：415-420, 2010
   → 潰瘍性大腸炎のみで入院していた患者と，潰瘍性大腸炎にCDIを合併して入院していた患者とを比較し，後者の方が優位に潰瘍性大腸炎の増悪を伴う入院・救急受診回数が多く，大腸切除の割合が高いと報告．

8) Kawaratani H, et al：Dig Endosc, 22：373-375, 2010
   → 潰瘍性大腸炎に合併した偽膜性腸炎の一例を報告している．潰瘍性大腸炎に伴う偽膜性腸炎の報告が，合計4例のみで，稀であることを報告し，その理由についても考察している．

第5章 知っておくと得する実践に役立つ知識

3 免疫調節薬と生物学的製剤のリスク

長坂光夫

近年の生物学的製剤による分子標的治療により IBD の QOL は格段に改善した．それに伴いこれまで用いられていた AZA や 6-MP，シクロスポリン，タクロリムスなどの免疫調節薬があらためて着目を浴びるようになった．しかし，これらの治療薬は少なからずのリスクがあり，それらリスクを最小限に留める細心の注意が必要である．

1 IBD と免疫調節薬

1）副腎皮質ステロイド

ステロイド（第4章3-4参照）の抗炎症作用は強力であり，現在に至るまで活動性 IBD の寛解導入治療に威力を発揮したが，寛解維持効果は乏しく[1]，減量や中止による再燃や，長期投与による副作用の発現（MEMO 参照）などの多くの問題を抱えつつ漫然と投与される症例も多くみられた．近年，欧米では副作用を軽減したニューステロイド剤であるブデソニドが用いられるが，本邦でも現在臨床試験が終了し，認可を待つばかりである．

胎児への影響はかつては米国食品医薬品局（FDA）分類のカテゴリーCと分類されていたが，2015年に FDA 分類は廃止された（旧 FDA 分類については**表1**参照）．

また，副作用を恐れるがあまり，不十分な初期投与量で寛解導入ができず，逆にステロイド依存例・無効例を作ってしまうことがあるので注意が必要である．

> **MEMO** 副腎皮質ステロイドの副作用
> - 消化器症状：胃粘膜障害・胃潰瘍
> - 精神障害
> - 糖尿病
> - 副腎萎縮
> - 骨粗鬆症
> - 大腿骨頭壊死
> - 血圧上昇
> - 体重増加・浮腫・ムーンフェイス
> - 頭痛
> - 発熱
> - 不眠
> - 易疲労感　　　　　　　　　　　　　　　　など

長期間の投与では副作用が発現するため，計画的に減量〜中止する（20〜30mg/日までは−10mg/週減量，20〜30mg/日未満で−5mg/週減量あるいは−10mg/2週で減量する）．

表1 妊娠IBD患者に対する薬剤

カテゴリー	意味	薬剤
A	危険性はない	
B	おそらく危険性はなく安全と考えられる	サラゾスルファピリジン*（サラゾピリン®） メサラジン（ペンタサ®，アサコール®） インフリキシマブ（レミケード®） メトロニダゾール*（フラジール®）
C	危険とも安全とも明確ではなく有益性が危険性を上回ると判断した場合にのみ注意しながら投与する	副腎皮質ステロイド（プレドニン®） シクロスポリン*（サンディミュン®，ネオーラル®） シプロフロキサシン*（シプロキサン®） タクロリムス*（プログラフ®）
D	基本的には投与禁止	AZA*（イムラン®，アザニン®） 6-MP*（ロイケリン®）
X	投与禁忌	サリドマイド*

＊の薬剤は特に注意が必要なので個々の薬剤添付情報の確認が必要.
旧FDA基準（2015年に廃止）より作成

Pitfall 長期間の投与では副作用が必発！―計画的減量を！
副作用を恐れるがあまり不十分な初期投与量でステロイド依存例・無効例を作るなかれ！

2) AZA，6-MP

多くの施設で免疫調節薬であるAZA（イムラン®，アザニン®），6-MP（ロイケリン®）がIBDに対して使用されるようになったのは本邦では1990年代からである．AZAは体内に吸収された後，6-MPに変換されて活性代謝体である6-thioguanine nucleotides（6-TGN：6-チオグアニンヌクレオチド）となる．6-TGNはプリン拮抗薬としてDNAの合成を阻害する（第4章3-2参照）．6-TGNの代謝酵素であるthiopurine S-methyltransferase（TPMT：チオプリンS-メチル転移酵素）は骨髄抑制などの副作用の発現に関与しておりその酵素活性は遺伝子上の多様性があるため人種差や個人差がある．

AZA，6-MPの副反応としては発熱，発疹，倦怠感，嘔気，下痢，肝障害などのアレルギー反応と骨髄抑制，感染症，悪性疾患，肝炎，膵炎，脱毛などがある．AZA，6-MPは経口で用いられ，一般的に効果の発現は投与開始より1〜3カ月と遅く，すみやかな寛解導入を必要とする重症例には不向きであり，他の薬剤で寛解導入後の維持療法やステロイドの減量・中止目的に用いられることが多い．日本人は欧米人に比して前述のTPMT活性が低く，欧米の基準よりも少量のAZA 50〜100mg/日，6-MP 30〜50mg/日が基準量である[2]．投与開始後数日〜1週間以内に起こる重篤な骨髄抑制が問題であるため，筆者はAZAであれば基準量の半量（25 mg/日）から開始し，1週間以内にアレルギー反応の有無や採血で骨髄抑制（白血球数の急激な低下），肝機能障害（肝トランスアミナーゼALT，ASTの上昇），胆道系酵素（ALP，LAPなど）の上昇などを否定してから1〜2カ月かけて基準量まで増量する方法を用いている〔白血球数2,500〜3,500/μL，平均赤血球容積（MCV）100前後を目標に調節している〕．胎児への影響は旧FDA分類のカテゴリーDであるが，現在は疾患活動性を考慮したうえで，妊娠中も投与可能という考えもあり，リスクベネフィットを考慮した投与が必要である．

- AZA・6-MPの骨髄抑制は使用開始1週間で起こりうる（投与開始後1週間以内に採血と全身状態のチェックが必要である！）
- AZA・6-MPの効果の発現は1〜3カ月と遅い！

盲目的に外来で免疫調節薬を投与・増量すると骨髄抑制が見逃される！
➡ 投与開始・増量後は1週間後に必ず採血チェックを！

3）シクロスポリン（CsA），タクロリムス（FK506）

　CsA（cyclosporinA）は真菌由来の環状ペプチドで活性化T細胞を介した免疫反応を選択的に抑制することで免疫抑制効果を発揮する薬剤である（第4章3-6参照）．本邦では重症の潰瘍性大腸炎患者に使用される[3]．腎移植後に用いられることが多く通常の血中濃度は200ng/mLであるが重症潰瘍性大腸炎に対してはそれよりも高い200〜400ng/mLに維持する必要がある．効果の発現は開始後数日と速く，1〜2週間で寛解導入できることもある．その後は経口CsA薬（保険適応外）やAZA，6-MPへの変更が推奨されている．

　CsAの副作用としては腎機能障害，肝機能障害，痙攣，高血圧，日和見感染，悪性腫瘍があり厳重に血中濃度をモニタリングする必要がある．また**CsAとステロイドの併用では敗血症やサイトメガロウイルス感染**（第5章1参照）などの感染症に対する注意が必要である．

　タクロリムス（tacrolimus：第4章3-5参照）はCsAと類似したカルシニューリン阻害作用をもち，その薬効はCsAよりも約100倍強力である．腸管からの吸収に優れているため経口投与でも即効性がありステロイド無効例，依存例に有効であり，CsAと同様に手術回避に有効であるとの報告もある．寛解導入に関しては血中濃度を10〜15ng/mLに維持することが重要であり**血中濃度のモニタリングが必須**である．本邦ではタクロリムスの経口治療が保険収載されているが，適応は原則**寛解導入の3カ月以内の使用にとどまり維持治療は保険適応外**であるため前述のAZA，6-MPへの移行を考慮する．

　タクロリムスの副作用はCsA同様に腎障害，神経障害（知覚障害，振戦，痙攣など）があり血中濃度を有効-安全域に維持することが重要であるが，経口投与では食事や下痢の影響を受けやすく血中濃度を維持するのが困難な症例も多い．胎児への影響は旧FDA分類のカテゴリーCであるが母乳中に高濃度に移行するため**授乳中は禁忌**である．

早期に血中濃度を有効域まで上げる（血中濃度のモニタリングが重要！）．

経口薬は食事や頻回の下痢で血中濃度を維持できないこともある．
血中濃度が即日判定できると早期に有効域までの増量が可能である．

2　IBDと生物学的製剤

　抗TNF-α抗体であるインフリキシマブ（第4章3-7参照）は，急速な潰瘍治癒とその維持

効果による粘膜治癒という新たな概念をもたらし，IBD患者のQOLは格段に向上した．アダリムマブ（第4章3-8参照）はTNF-αに対する完全ヒトIgG1モノクローナル抗体であり2007年に米国FDAで認可を受けた．日本では2010年10月に認可された．トシリズマブはヒト化抗IL-6受容体抗体であり日本でも臨床試験が実施された．現在関節リウマチ，キャッスルマン病に対する治療薬として認可されている．

さらに，2010年6月にインフリキシマブが潰瘍性大腸炎に対して保険収載され使用されるようになった．

しかし，これら生物学的製剤はいずれも万能ではなく，**投与時の副作用や長期投与による効果減弱，二次無効**といった問題を抱え，治療に難渋する例もみられるようになった（第4章3-9参照）．

また，悪性腫瘍の発生，また免疫調節薬と抗TNF-α抗体製剤の併用では頻度は低いものの悪性度の高い肝脾T細胞リンパ腫が若年男性に発症したという[4)5)]報告を受け，FDAでは小児に対する生物学的製剤の使用に関して注意喚起を促している．

TREAT Study（Crohn's Therapy Resource Evaluation and Assessment Tool Registry）[6)]はクローン病治療におけるインフリキシマブの長期安全性の検証を目的に実施されている大規模調査でありクローン病患者に対しインフリキシマブ投与とそれ以外の治療群の長期転帰を比較している．その結果，インフリキシマブの使用は死亡リスクと重篤な感染症の発症のリスクの増加とは無関係であり有意な相関が認められた独立した因子は重症度（中等症～重症），年齢，ステロイドおよび麻薬性鎮痛薬の使用であった．また悪性疾患の発症リスク，リンパ腫発症リスクにおいても関連は認められなかった．

インフリキシマブおよび生物学的製剤の副作用としては投与時反応（infusion reaction）といわれる**投与開始直後から投与終了後2時間以内に発現する即時型のアレルギー反応で，重篤なアナフィラキシー様症状**（呼吸困難，血圧上昇，血圧低下，血管浮腫，チアノーゼ，発熱，蕁麻疹など）が認められる場合もある．**投与後3日以降に発現する遅発性過敏症**（筋肉痛，発疹，発熱，多関節炎痛，搔痒，顔面浮腫，頭痛など）にも注意が必要である．

感染症としては**敗血症，真菌感染症，結核，脱髄疾患**も警告されている．

> **MEMO** 肝脾T細胞リンパ腫（hepatosplenic T-cell lymphoma：HSTCL）
> 稀な非ホジキン・リンパ腫で，γδT細胞の数の増加がみられることが多い．IBDではインフリキシマブ，アダリムマブとAZA，6-MPの併用例およびAZA，6-MP単独使用でも出現．小児・若年男性に多く発症し，悪性度が高くそのほとんどが死亡の転帰を辿っている．

> **コツ** インフリキシマブのinfusion reactionは投与速度の調節で回避できる！
> 一度アレルギー反応が出た場合でも予防薬を前投薬（抗アレルギー薬，抗ヒスタミン薬，ステロイドなど）することで投与が継続できる．

> **Pitfall** 生物学的製剤を使用しないことによる長期的なリスクを考慮する必要がある！
> 生物学的製剤と免疫調節薬の併用は有益性−危険性の考慮が必要！（小児への使用は慎重に）

POINT

- IBDの治療は免疫調節薬と生物学的製剤の登場で大きな変革を遂げた．これまで難治であったステロイド無効例，依存例にもこれらの薬剤が効果を示し，重症例の手術回避やステロイドの長期投与による副作用から離脱することが可能となった
- しかしこれらの薬剤も万能ではなくアレルギー反応，骨髄抑制，感染症や悪性疾患のリスク，生物学的製剤の長期投与による効果減弱や二次無効といった新たな問題もあり，それぞれの有益性−危険性を考慮した治療が重要である

文献

1) Faubion WA, et al：Gastroenterology, 121：255-260, 2001
   ⇒ ステロイド投与によって短期的には85％が寛解するが1年後の寛解維持率は49％と少ない．

2) Hibi T, et al：J Gastroenterol, 38：740-746, 2003
   ⇒ 本邦ではAZA 50 mg/日，6-MP 30 mg/日が潰瘍性大腸炎治療としての寛解維持効果と安全性を報告．欧米よりも少ない量で効果あり．

3) Lichtiger S & Present DH：Lancet, 336：16-19, 1990
   ⇒ ステロイド不応性の重症潰瘍性大腸炎患者にシクロスポリンの静注投与を試み73％と高率に有効であった．

4) Mackey AC, et al：J Pediatr Gastroenterol Nutr, 44：265-267, 2007
   ⇒ 第4章-3-7参照．

5) Rosh JR, et al：Inflamm Bowel Dis, 13：1024-1030, 2007
   ⇒ 若年クローン病患者に抗TNF-α抗体製剤と免疫調節薬の併用で悪性度の高いHSTCL（hepatosplenic T-cell Lymphoma）が発症したと報告．この分野の治療を行う医療従事者および患者に多大なインパクトを与えた．必ず念頭に置かなければならない．

6) Lichtenstein GR, et al：Clin Gastroenterol Hepatol, 4：621-630, 2006
   ⇒ クローン病治療におけるインフリキシマブの長期安全性の検証を目的に実施されている大規模調査でありクローン病患者に対しインフリキシマブ投与とそれ以外の治療群の長期転帰を比較している．

第 5 章　知っておくと得する実践に役立つ知識

4　IBDバイオマーカーの実際

加藤　順

重症患者では日ごとに，外来患者でも通院ごとに変わりうるIBD患者の疾患活動性を評価するにはどうすればよいだろうか？治療が奏効しているかどうか，再燃していないかどうかなどを知るために，毎回毎回内視鏡検査をするわけにもいかない．バイオマーカーとは，IBDの活動性の評価に利用できる，比較的非侵襲的な検査法で得られる情報のことである．

1　IBDにおけるバイオマーカーの使い方

　IBDの実臨床でバイオマーカーはどのように使えばよいのだろうか？臨床上有用に使うことのできるマーカーの例として，腫瘍マーカーがある．例えば，大腸癌術後にCEA（癌胎児性抗原）が上昇すれば，画像では見えない転移が出現しているかもしれない．また，進行大腸癌に対する化学療法中に，高値であったCEAが減少してくれば，毎回CTなどを撮らなくても抗癌剤が効いている，ということがわかる．このように，上手なバイオマーカーの使い方とは，**症状や身体診察などでは推し量れない病態を非侵襲的にモニターし，病態の評価や治療方針の決定に役立てること**，ということができる．
　では，ここで潰瘍性大腸炎患者のバイオマーカーについて考えてみよう．CRP高値の活動期潰瘍性大腸炎患者が，治療後寛解になったらCRPが基準値以下に下がった，というような状況で，CRPは潰瘍性大腸炎活動性のマーカーとして有意義に使えているだろうか？もちろん，CRPの陰性化は，治療が奏効した，ということの確認にはなる．しかし，潰瘍性大腸炎の治療が効いたかどうかを確認するのにはたして，CRPやもっと高度なマーカー（DNAやプロテオーム，糖鎖など…）が必要かどうかを考えてみると，決してそんなことはない．潰瘍性大腸炎の治療が奏効したかどうかは，**患者に症状を聞けばいい**のである．症状を聞けばわかることを，測定にお金や時間のかかるマーカーで確認する，という作業は，バイオマーカーの使い方としてはあまり賢くない．IBDの臨床で上手なバイオマーカーの使い方とは，例えば，「潰瘍性大腸炎で症状はよくなっているけれど，粘膜まで改善しているのだろうか」「小腸型クローン病でactiveな小腸病変があるにもかかわらず，自覚症状がほとんどない患者に対する治療が奏効しているのだろうか」など，症状では推し量れないがIBDの臨床上評価しておくべきことをうまく非侵襲的にモニターできるように使いこなす，ということである．普段何気なくオーダーしている採血項目も，医者がそのような目的意識をもって結果を見ているかで，IBD臨床でうまくマーカーが使えるかどうか，が違ってくるのである．

2 各バイオマーカーの特徴

1) 血液検査

a. 炎症マーカー：白血球数（WBC）・C反応性タンパク（CRP）・血沈・血小板数（Plt）

白血球数はもちろん炎症のマーカーとして重要だが，IBDの場合，治療薬による修飾が多く，あまり有用ではないことも多い．ステロイド使用時には炎症がなくとも高値になるし，逆にアザチオプリンがよく効いているときには炎症があってもあまり上がらないこともある．

CRPは急性炎症の代表的な血清マーカーであるが，IBDの炎症に対してはあまり感度がよくない．すなわち，潰瘍性大腸炎ではかなり炎症があっても陰性であることもしばしばであり，クローン病でもCRP陰性だが活動性の腸管病変があり，狭窄などの腸管合併症が進行する例はたくさんある．一方で，炎症に対する特異度は高いため，クローン病などで症状がなくともCRP高値が持続する場合は，活動性炎症の存在を考えるべきである．

血沈にも同様のことがいえるが，潰瘍性大腸炎などでは逆に血沈高値でもあまり炎症がないようなこともあり，評価が難しい．

一方，IBDにおける炎症マーカーとして意外と有用なのは，血小板数である[1]．血小板数の上昇はIBDの炎症に比較的特異的であり，そもそも腸炎症状で来院した初診患者がIBDかどうかの鑑別にも有用である．活動期に対するcutoff値は患者一人ひとりによって異なるが，施設基準値より高い場合はまず活動性があると考えて間違いない．ただし，血小板数もステロイド投与初期や急激な出血があった場合には活動性にかかわらず上昇する傾向があるので注意が必要である．

> **Pitfall　バイオマーカーは経時的に見る！**
>
> 腫瘍マーカーもそうだが，IBDにおけるバイオマーカーでは絶対値が大事なのではない．臨床経過とともにその推移を見ることが大事であり，前回と比べ上昇したのか，減少したのか，時系列で見ることが重要である．そういう意味では，基準値以内での微妙な変化もきちんと評価することが必要である．例えば，CPR 0.02mg/dLの患者がCRP 0.23mg/dLになったら，再燃を疑わねばならない．

> **コツ　バイオマーカーと内視鏡の比較**
>
> 内視鏡検査を行ったときに，内視鏡所見と各種バイオマーカーの数値を対比させておくことが重要．それにより，バイオマーカーが変化したときに，内視鏡所見がどのように変化しているかについてのある程度の推測が可能となる．なお，この内視鏡所見とバイオマーカーの対比は患者ごとに異なるので注意が必要．すなわち，CRP 0.10mg/dLで粘膜寛解の患者もいれば，活動性炎症のある患者もいる．

b. 貧血マーカー：ヘモグロビン（Hb）・血清鉄（Fe）・フェリチン

IBDではしばしば貧血を合併するが，貧血の原因は消化管出血によるものばかりではない．慢性炎症の持続による鉄不応性の貧血（貯蔵鉄が利用されず造血されない）も原因の1つであり，多くの症例では両者が合併した状態である．慢性炎症による貧血では，血清鉄も低値となるが，この状態で鉄分を補っても貯蔵鉄が増加するばかりで造血には利用されない．したがって，IBDの貧血ではフェリチンを測定して貯蔵鉄量をモニターする必要がある．フェリチン高値の場合は鉄分補充は無効であり，炎症を鎮静化させなければ貧血は改善しない．炎症がすぐには落ち着かない場合は輸血で対処しなければならない場合もある．

c. 栄養マーカー：アルブミン（Alb）・コレステロール（TC）

アルブミンやコレステロールは腸管に炎症がある場合吸収不良となり，低値となる．また，アルブミンは炎症による肝臓での生合成の低下や，腸管からの蛋白漏出によっても低値となる．したがって，アルブミンやコレステロールもIBD炎症の指標の1つと捉えることが可能である．

> **コツ** 患者によって有用なバイオマーカーは異なる
>
> 患者ごとに活動性をよく反映するマーカーは異なる．血小板数がよく病勢を反映する人もいれば，アルブミン値の人もいる．逆に，炎症があっても血小板数やCRPが全く反応しない人もいる．便潜血が鋭敏に反映する人もいれば，あまりあてにならない人もいる．その患者にとって最も有意義なマーカーを利用することが肝要．

2）便検査

a. 便中カルプロテクチン

カルプロテクチンは炎症細胞内に存在する蛋白であり，腸管に浸潤した炎症細胞由来のものが糞便中に検出され，炎症の指標となる．IBDのバイオマーカーとして海外ではきわめてよく使われている．日常診療では，クローン病の小腸病変など，内視鏡では容易にアプローチできない病変の活動性をモニターするマーカーとして特に有用である．

b. 免疫学的便潜血法

主に大腸癌のスクリーニング検査として使用される免疫学的便潜血法であるが，微少な出血を検出できるため，IBDのマーカーとしても有用である[2]．潰瘍性大腸炎では，完全な粘膜寛解に対する感度はカルプロテクチンよりもよい[3]．一方，クローン病，特に小腸病変での感度はあまりよくない[4]．カルプロテクチンよりもきわめて安価であること，便採取用具がキット化されていて患者が扱いやすいこと，測定が自動化されていて外来にて迅速に測定可能であることなどより，日常臨床では使いやすい．また，潰瘍性大腸炎では，再燃時に症状が出現する数ヵ月前から便潜血陽性となることがしばしば観察され，軽症のうちに再燃を検出し，より迅速な治療対応に結びつけることが可能である．

3 バイオマーカーを用いたIBD臨床の実際

症例1）血小板数とCRPによる潰瘍性大腸炎のfollow-up

5-ASA製剤のみでフォローされている潰瘍性大腸炎患者（57歳，女性）．症状寛解状態であったが，外来受診ごとの採血で表1のような検査所見を呈した．4月のCRP上昇は感冒によるもので，このときは血小板数は増加していない．一方，7月にはCRPの微妙な上昇と血小板数の上昇がみられており，内視鏡的に再燃していた（表1右の画像参照）．

症例2）便潜血によるsubclinicalな再燃の検出（図1）

5-ASA製剤とアザチオプリンでフォローされていた潰瘍性大腸炎患者（53歳，女性）．免疫学的便潜血法を定期的に行っていた．症状は寛解で変わらないものの，便潜血の上昇がみられたため内視鏡を行ったところ，下行結腸に限局した再燃がみられた．タクロリムス投与により便潜血は陰性化し，内視鏡でも粘膜治癒が確認された．

表1 症例1の潰瘍性大腸炎患者の血液マーカー値の推移の例（左表）と本症例の内視鏡像（7/31：右画像）

	3/4	4/15	5/27	7/8	7/31	8/26	9/30	10/28
WBC	4,360	4,310	5,730	6,490	6,840	6,560	6,220	5,300
Hb	13.9	14.5	13.2	13.9	13.5	13.2	13.0	13.1
Plt	27.2	27.6	30.3	34.5	35.6	33.3	30.5	29.0
CRP	0.03	1.85	0.08	0.19	0.12	0.08	0.08	0.04

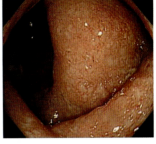

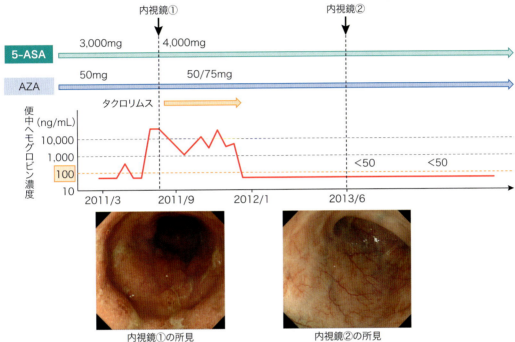

図1 症例2の潰瘍性大腸炎患者の便中マーカーの値の推移（上図）と内視鏡像（下画像）

POINT

- バイオマーカーは，血液，便中マーカーとも，症状に反映しない腸管病変の活動性の推定に有効である
- IBDではバイオマーカーは絶対値ではなく，推移をみることが重要
- 患者ごとにその病勢を反映するマーカーは異なり，それを見つけて指標とする
- 内視鏡時のマーカーの値を基準として，その推移で現在の活動性を推定する
- 炎症の指標としてはCRPよりも，血小板数の方が役に立つことがある

■ 文 献

1) Nakarai A, et al：World J Gastroenterol, 20：18367-18374, 2014
　➡ 血小板数が潰瘍性大腸炎の微妙な内視鏡所見の悪化の予測因子となることを示した．
2) Nakarai A, et al：Am J Gastroenterol, 108：83-89, 2013
　➡ 免疫学的便潜血法が潰瘍性大腸炎の内視鏡所見のマーカーとなることを示した．
3) Takashima S, et al：Am J Gastroenterol, 110：873-880, 2015
　➡ 免疫学的便潜血法と便中カルプロテクチンの潰瘍性大腸炎の粘膜治癒予測能を比較した．
4) Inokuchi T, et al：Inflamm Bowel Dis, in revision
　➡ 免疫学的便潜血法と便中カルプロテクチンのクローン病での粘膜治癒予測能を比較した．

第6章 IBD患者さんの日常生活のマネージメント

1 IBD治療薬と妊娠

長堀正和

> 女性IBD患者が妊娠した場合の薬物治療の安全性に関しては，エビデンスが乏しく，容易に治療方針を決定することはできない．ここでは，妊娠中のIBD患者の治療に関する基本的な考え方を解説し，患者との治療方針決定の助けになることを期待する．

1 IBD患者が妊娠した場合のリスク

　IBD患者が妊娠した際の薬物治療については，治療のリスクと同時に，「治療しない」ことによるリスクも同時に考えて，その治療を患者およびパートナーと十分に話をする必要がある．したがって，妊娠可能年代の女性患者においては，「妊娠前」から十分で正確な情報提供と率直なディスカッションを行ったうえでの計画的妊娠が望ましい．薬剤の添付文書は双方のリスクを考慮しているわけではなく，よく引用されるFDAのPregnancy Categoriesであるが，Category Cは「ヒトにおける適切な対照研究がない」という理由でCategory Dとなっていないだけであり，より安全であるという意味ではない．実際に，このCategoriesも2015年には廃止となっている．

　「治療をしない」ことのリスクとしては，**活動期であれば，そもそも妊娠自体が困難**となる可能性がある[1]．一方，**IBD患者が薬物治療を中止，増悪した場合には，早産，低出生体重，先天異常合併のリスクが上昇**する可能性がある[2,3]．

> **!Pitfall　インフォームドコンセント**
> 　妊娠中または妊娠を希望する女性患者が薬剤の中止を希望することは当然の反応である．患者の希望をそのまま受け入れるのではなく，薬剤を中止することのリスクについても十分説明して，治療の継続または中断を協力して決定する必要がある．

2 妊娠IBD患者に対する各種薬剤の影響

　一方，IBD患者においてよく使用される薬剤が妊娠の結果に及ぼしうる影響はどうであろうか？
　サラゾスルファピリジンおよびメサラジンは妊娠中も安全に投与できるとされているが，サ

ラゾスルファピリジンでは葉酸の吸収が低下するため，**葉酸の補充を行う必要がある**.

ステロイドに関しては，妊娠中に投与を受けたさまざまな疾患の患者において，胎児の口蓋裂が増加したとの症例対照研究はあるものの，デンマークにおける大規模なpopulation-based studyでは同様の結果は再現されていない[4]．

妊娠中の治療に関して，最も議論を要するのはチオプリン製剤（アザチオプリンおよび6-メルカプトプリン）であると思われる．2013年の後ろ向き研究では，チオプリン製剤を投与されたIBD患者は投与されていない患者と比較して有為にunfavorable global pregnancy outcomeおよび新生児合併症が少なかったと報告されている[5]．また，この問題に関連した2つのメタ解析でも，流産，先天異常，低出生体重はいずれもチオプリン治療による上昇は認めないと報告している[6)7]．

生物学的製剤に関するデータは限られているが，妊娠初期には胎児への移行はなく，催奇形性もなく，投与は安全と考えられている．一方，インフリキシマブおよびアダリムマブはそれぞれIgG1抗体であり，すでに妊娠中期から胎盤経由で胎児へ移行することが知られている．ECCO（European Crohn's and Colitis Organization）のガイドラインでは妊娠24～26週を目処に投与を中断することを勧めている[8]が，最終投与として32～36週を勧める報告もあり，専門家でも意見が分かれている[9]．

最後に，妊娠中のIBD患者の治療およびケアにおいては，産科医，助産師，看護師，薬剤師などとの密接な連携をもとにしたチーム医療が重要であることを強調したい．

コツ 冊子の活用

口頭のみで患者へ説明することで，十分な理解を期待することは困難であるが，厚生労働省の「難治性炎症性腸管障害に関する調査研究班（鈴木班）」では「妊娠を迎える炎症性腸疾患患者さんへ」というQ&A形式の冊子を作成しており，患者への説明に際して有用である．

POINT

- IBD患者の妊娠転帰においては，IBDの寛解およびその維持が最も需要な要素となる
- 妊娠が判明した場合にも，安易に薬物治療を中止すれば，妊娠の転帰はむしろ好ましくないかもしれない

文献

1) Abhyankar A, et al：Aliment Pharmacol Ther, 38：460-466, 2013
   → 受胎時におけるIBDの疾患活動性と妊娠中の疾患活動性との関連を検討した14の研究のシスマティックレヴューとメタ解析．潰瘍性大腸炎およびクローン病において，受胎時に活動期であった場合，寛解期のケースと比較して，妊娠中も活動期であるリスクが約2倍になると報告．

2) Fonager K, et al：Am J Gastroenterol, 93：2426-2430, 1998
   → デンマークの2つのナショナルレジストリーをリンクさせ，クローン病患者から産まれた新生児510人と，健常人から産まれた新生児3,018人との症例対象研究．クローン病患者からの新生児低出生体重児および早産のリスクが高いと報告（それぞれのオッズ比は2.4（95%C.I. = 1.6-3.7）および1.6（95%C.I. = 1.1-2.3））．

3) Cornish J, et al：Gut, 56：830-837, 2006
   → IBD患者の妊娠転機に関する12の研究（患者3,907人）のメタ解析．いずれも健常人との比較で低出生体重児は2倍以上，帝王切開が1.5倍，先天異常が2.37倍という結果．

4) Hviid A, et al：CMAJ, 183：796-804, 2011

➡ デンマークの12年間におけるすべての出生児（832,636人）を検討したコホート研究．妊娠中のステロイド治療と口蓋裂との関連は否定的と報告．

5）Casanova MJ, et al：Am J Gastroenterol, 108：433-440, 2013
➡ Group A（187妊娠：妊娠中または受胎前3カ月にチオプリン製剤のみに暴露），Group B（66妊娠：妊娠中または受胎前3カ月にTNF-α阻害薬に暴露），および非暴露群（318妊娠：妊娠中または受胎前3カ月にチオプリン製剤およびTNF-α阻害薬のいずれの暴露なし）の3群の後ろ向き比較研究．多変量解析の結果，良好なGPOとの関連が示されたのは，チオプリン製剤の内服のみ（オッズ比0.6 95%C.I. = 0.4-0.9, P = 0.02）．

6）Akbari M, et al：Inflamm Bowel Dis, 19：15-22, 2013
➡ IBD患者（女性および男性）の妊娠転機と，妊娠前3カ月および妊娠中のチオプリン製剤との関連を検討した研究のシステマティックレビューとメタ解析．低体重，早産および先天異常のオッズ比は，それぞれ，1.01（95%C.I. = 0.96-1.06），1.67（95%C.I. = 1.26-2.20）および1.45（95%C.I. = 0.99-2.13）と報告．

7）Hutson JR, et al：J Obstet Gynaecol, 33：1-8, 2013
➡ IBD患者の妊娠転機とチオプリン製剤使用との関連を検討した9つの研究（494人のIBD患者）のメタ解析．2,782人のIBD患者（コントロール群）との比較にて，リスク上昇はないと報告．

8）van der Woude CJ, et al：J Crohns Colitis, 9：107-124, 2015

9）Ng SW, et al：Expert Rev Clin Immunol, 9：161-173, 2013

第6章 IBD患者さんの日常生活のマネージメント

2 NSAIDsはIBDを悪化させるのか？

平井郁仁，松井敏幸

NSAIDsが消化管障害を引き起こすことはよく知られている．高頻度にみられる胃粘膜障害だけではなく，小腸や大腸にも潰瘍性病変や炎症性変化を生じうる．IBD患者では，NSAIDsが原疾患による腸管病変を増悪させるトリガーとなる可能性がある．ここでは，NSAIDsとIBD再燃の関連についてのエビデンスと臨床現場における対応について概説した．

1 NSAIDsの消化管障害

NSAIDsは高率に胃・十二指腸の粘膜障害を引き起こし[1]，慢性疼痛のコントロールを要する患者における消化管障害は大きな問題となってきた．また，最近では上部消化管だけでなく，小腸や大腸にもNSAIDsに起因する障害をきたすことがわかってきた[2]．特に，これまでは小腸病変に関しての知見はごく限られていたが，カプセル内視鏡やダブルバルーン内視鏡（第3章4-2参照）の登場でその詳細が明らかにされつつある．健常人に対してNSAIDsを投薬した場合でも，カプセル内視鏡で観察すると高率にmucosal breaksとよばれる潰瘍やびらんが生じていることが報告されている[3)4)]．このようなNSAIDsの消化管粘膜障害は，直接作用によるものとシクロオキシゲナーゼ（cyclooxygenase：COX）阻害作用によるプロスタグランジン低下が主要因と考えられている[5]．NSAIDsによる障害は決して軽視できるものではなく，米国ではNSAIDsの副作用による死亡数がAIDS患者の死亡数にも匹敵するとし，消化管障害を含めたNSAIDsの悪影響が問題提起されている[6]．

2 NSAIDsとIBD

1）NSAIDsはIBDを悪化させるのか？

IBDは，再燃と寛解をくり返す慢性疾患であり，クローン病，潰瘍性大腸炎ともに経過中に種々の合併症を伴う．腸性関節炎とよばれる関節症状などに対しての疼痛コントロール目的でNSAIDsが使用されることは少なくない．また，活動期には発熱がみられることも多く，他の疾患と比べNSAIDsの使用頻度は高い．原疾患によってすでに腸管炎症をきたしているIBD患者ではNSAIDsの影響が他の疾患や健常者より大きくなることは容易に想像できる．実際にNSAIDsがIBDを増悪させるという報告は少なくない[7)〜11)]．

表1　NSAIDsとIBD再燃の関連について検討した研究

No	著者	研究デザイン	症例数	結果
1	TannerとRaghunath	Prospective case series (outpatient)	43 new cases of colitis	43人の新たな大腸炎患者のうち，4人はNSAIDs内服が直接の原因であり，NSAIDs中止により改善を認めた．したがってIBDの増悪とはいえない結果である
2	Gibsonら	Case report and literature review	40 De novo colitis secondary to NSAIDs 16 IBD relapses	文献報告の解析によりNSAIDsが限定的な大腸炎発症もしくはIBDの増悪の要因となるとレビューしている
3	Evansら	Case-control study, using a prospectively constructed record linkage database (hospital)	113 CD 85 UC 1,198 Non-IBD controls	NSAIDs使用はIBD患者の緊急入院のリスク増大に関与している
4	Felderら	Case-controlled (IBD=hospitalized IBS=outpatient)	60 IBD 62 IBS	NSAIDs使用と病勢に相関が認められる．NSAIDsの使用はIBD患者では31％，IBS患者では2％の頻度であった
5	Bonnerら	Retrospective case record analysis (outpatient)	112 CD 80 UC	NSAIDs使用は活動期IBDの可能性を高めることと関連がなかった
6	GleesonとDavis	Case-control (hospital and outpatient mixed)	105 IBD 105 Non-IBD controls	(入院と外来を含む) 新規の大腸炎患者においては発症に先行してNSAIDsとサリチル酸剤が投与されている頻度が有意に高かった
7	Sandbomら	Randomized, placebo-controlled (outpatient)	UC 112 celecoxib 110 Placebo	潰瘍性大腸炎患者においてはセレコキシブ使用群で110人中3人 (3％)，プラセボ群で107人中4人 (4％) に再燃を認めたが，いずれも低頻度であった．この結果は，両群で潰瘍性大腸炎の増悪がほぼ同等であることを示している

文献12を参考に作成

　Singhらは，NSAIDs，抗生物質，感染およびストレスがIBDの増悪要因になりうるかについて多数の報告をまとめ，レビューしている[12]．このなかで，NSAIDsとIBDの再燃について報告した7つの主な論文を取り上げて考察している (表1)．NSAIDsがIBDを増悪もしくは再燃させると結論しているものが多く (5編：No.1～4, 6)[8)~11)13)]，関連がないと結論している報告は1編 (No.5) のみ[14]となっている．しかし，それぞれの報告についてNSAIDsの内服歴聴取法，対照の選択によるバイアス，NSAIDs内服により惹起されたとする大腸炎の診断法およびIBD再燃の定義などが不明確である点などを問題視し，導き出された結論に懐疑的な意見を述べている．確かにIBDの再燃とNSAIDsによる消化管障害を鑑別することは難しく，臨床的に増悪した結果がすべてNSAIDsによると偏った判断をしている可能性も十分考えられる．さらに，IBDの症状再燃のトリガーについてprospective population-based studyが報告された[15]．この報告によると，感染，NSAIDsや抗生物質などの使用はIBDの増悪因子ではなく，精神的ストレス，ストレスを伴うライフイベントや抑うつがIBD再燃の要因であることが示されている (次頁第6章3参照)．prospective (前向き) な検討だけにIBD患者におけるNSAIDsの臨床的取り扱いのエビデンスとして影響を与える可能性は高い．しかしながら報告者も述べているようにこの解析にもいくつかの限界がある．1つは再燃を患者の症状のみによって定義している点である．主観的な項目だけの評価となり，精神的要素に偏った結果になった要因といえるかもしれない．

　また，最近のインターネットを用いた観察試験では，IBD患者の実に40％以上が観察期間

中にNSAIDsを使用していたこと，月に5回以上使用していたクローン病患者では活動期である患者が1.65倍多かったこと（P = 0.04），潰瘍性大腸炎では病状増悪と関連が認められなかったことなどが報告されている[16]．潰瘍性大腸炎とクローン病のNSAIDsに対する感受性の相違やクローン病においては通常のNSAIDsだけでなく，アセトアミノフェンでも同様の傾向を示している点は新たな知見として興味深い．

現時点では，「NSAIDsはIBDを悪化させる」と明言はできないが，消化管への影響は少なからずあると判断するのが妥当であり，潰瘍性大腸炎とクローン病では若干その影響に差がある可能性を考慮すべきであろう．

2）臨床現場での対応

NSAIDsは一般に広く用いられている薬剤であり，IBD患者にも投与せざるをえない場合も多い．高度な関節症状を訴える患者や発熱時にはNSAIDsが奏効し，症状軽快の一助となる．IBD患者では**NSAIDsが禁忌と考えるのではなく，必要に応じた最小限の投薬をできるだけ短期間に留めることが肝要**であると思われる．もちろん，過去にNSAIDs，5-ASA製剤や抗生物質などが再燃の契機となった患者ではむやみな投薬は避けるべきであろう．

疼痛は患者にとって苦痛であり，可能な限り取り除いてあげたいのが医師の本音であろう．しかし，漫然とNSAIDsや麻薬系の鎮痛薬を投与し続けることは結果的に病状を悪化させたり，依存の原因となりうる．疼痛は危険を知らせる信号でもあり，必要以上の鎮痛や鎮静は避けるべきであろう．患者に十分な説明を行い，長期にわたる運用は回避するよう心がける必要がある．

POINT

- NSAIDsの消化管障害の頻度は決して低くない
- 現時点では，「NSAIDsはIBDを悪化させるのか？」について明確なエビデンスはない
- IBD患者ではNSAIDsが禁忌とは言えない．必要に応じた最小限の投薬をできるだけ短期間に留めることが重要である

■ 文 献

1) Sakamoto C, et al：Eur J Clin Pharmacol, 62：765-772, 2006
2) Bjarnason I, et al：Gastroenterology, 104：1832-1847, 1993
3) Goldstein JL, et al：Clin Gastroenterol Hepatol, 3：133-141, 2005
4) Graham DY, et al：Clin Gastroenterol Hepatol, 3：55-59, 2005
5) Wallace JL：Gastroenterology, 112：1000-1016, 1997
6) Wolfe MM, et al：N Engl J Med, 340：1888-1899, 1999
7) Takeuchi K, et al：Clin Gastroenterol Hepatol, 4：196-202, 2006
8) Evans JM, et al：Gut, 40：619-622, 1997
9) Gibson GR, et al：Arch Intern Med, 152：625-632, 1992
10) Gleeson MH & Davis AJ：Aliment Pharmacol Ther, 17：817-825, 2003
11) Felder JB, et al：Am J Gastroenterol, 95：1949-1954, 2000
12) Singh S, et al：Am J Gastroenterol, 104：1298-1313, 2009
13) Tanner AR & Raghunath AS：Digestion, 41：116-120, 1988
14) Bonner GF, et al：Am J Gastroenterol, 95：1946-1948, 2000
15) Bernstein CN, et al：Am J Gastroenterol, 105：1994-2002, 2010
16) Long MD, et al：J Clin Gastroenterol, 50：152-156, 2016

第6章 IBD患者さんの日常生活のマネージメント

3 IBDに対する精神的ストレスの影響

小椋（進藤）千沙，国崎玲子

精神的ストレスが，IBDの活動性に影響を与える可能性については以前より指摘されてきたが，近年の臨床および基礎的検討で，それを支持するデータが蓄積されている．本項では，精神的ストレスが，IBDの発病と再燃に与える影響について概説する．

1 ストレスと腸管炎症にかかわる基礎的検討

腸と脳が，自律神経や中枢神経，ホルモンを介して密接に関連していることを，脳腸相関（brain-gut interaction），脳腸軸（brain-gut axis）とよぶ．IBD領域でも近年の基礎的検討により，脳腸軸の精神–神経–内分泌–免疫調節機構が，IBDの発症と再燃に重要な役割を果たしている可能性が示唆されている．

動物モデルでは，脳腸軸および**視床下部–下垂体–副腎系**（hypothalamic-pituitary-adrenal axis：**HPA axis**）を介してストレス情報が腸管に伝達され，腸管運動や分泌，粘膜透過性の亢進や，炎症反応などの種々の変化を引き起こし，さらに神経経路を通じて脳腸間の動揺を引き起こすことによりIBDに有害に働く可能性が示唆されている[1)2)]（図1）．

> **MEMO** 脳腸相関（図1）
> 脳腸相関は，①自律神経系，②中枢神経系，③ストレス系（HPA軸：図2A），④消化管の副腎皮質刺激ホルモン放出因子，⑤腸管反応（腸管バリア，腸管細菌叢，腸免疫反応など）の相互作用に関与している．

また，心と体の関連を解析するアプローチ法として，以前は心身症による神経と内分泌系に関する解析が主流であったが，近年新たに確立された"psychoneuroimmunology（精神神経免疫学）"では，精神的ストレスが内分泌系や交感神経を介して免疫担当細胞に影響を及ぼし，自己免疫疾患の発症誘因になる可能性が示唆されている．例えば，迷走神経の末端から放出されたアセチルコリン（Ach）は，①マクロファージ（Mφ）や他のサイトカイン産生細胞に作用し，TNFなどの炎症性サイトカイン産生を減少させる，②NF-κB阻害，およびJAK-STAT抗炎症経路の刺激により，サイトカインの合成と放出を抑制する，③脾臓にある腹腔神経節の交感神経に作用して，ノルエピネフリンを放出させ，リンパ球によるAch放出を活性化させてMφによるTNF分泌を抑制する，ことなどが，新たに証明されつつある[2)]（図2）．

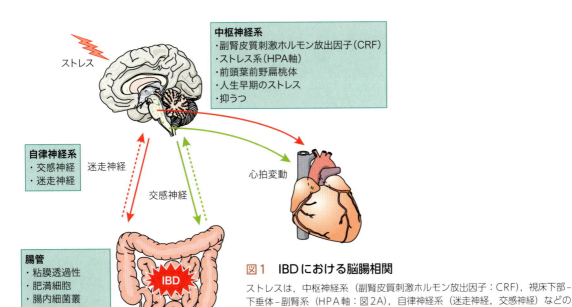

図1　IBDにおける脳腸相関

ストレスは，中枢神経系（副腎皮質刺激ホルモン放出因子：CRF），視床下部−下垂体−副腎系（HPA軸：図2A），自律神経系（迷走神経，交感神経）などの脳腸軸のさまざまな経路を介して，腸管粘膜における透過性亢進，肥満細胞の活性化・顆粒分泌，腸内細菌叢の変化などを引き起こし，IBDに悪影響を及ぼす．
文献2より引用

2 精神的ストレスとIBD発症・再燃にかかわる臨床的検討

　健常人において，近親者との死別，うつ状態，離婚や受験などの負のライフイベントが，さまざまな免疫異常を惹起することが報告されてきた．また，関節リウマチなどの自己免疫疾患でも，ストレスが疾患に影響を与える可能性が示唆されてきたが，2000年以降IBD領域において，同様の報告が集積されている[3]．

　精神的ストレスが，明らかなIBDの発症因子であることを明確に立証する臨床データはない．しかし，IBDの発病前に，クローン病ではパニック障害や気分障害，潰瘍性大腸炎でうつや不安の合併が多いなど，精神疾患との関連を示唆する報告はある．一方，IBDの再燃に精神的ストレスが関与するかについて，後方視的検討を中心とした過去の検討では意見が分かれていたが，2010年に報告されたIBD患者704例を対象とした大規模な前向き研究において，多変量解析で「認識可能な精神的ストレス」が唯一，IBD再燃危険因子であると示された[4]．

3 IBDに対する心理・精神科的介入

　IBD患者では，気分障害や知覚的なストレス亢進，対処方略への不適応などの心理精神的問題を認めることが，以前から報告されている[3]．欧州のIBD治療ガイドライン（ECCOガイドライン）でも，主治医はIBD患者の心理面に配慮して，必要であれば専門家（心理療法士，精神科医）に依頼して，心理療法を行うことが推奨されている[5]．心理・精神科的介入がIBD再燃を抑制できるかについて，さまざまな検討が行われてきた[6]．1報のメタ解析では有意な結果は得られていないものの[7]，IBDでは臨床試験でプラセボ効果を一定の割合で認めることや，上記のように動物モデルで迷走神経によるTNF抑制を介したコリン作動性抗炎症経路が示されたことなどから，今後はIBD患者に対する心理的介入や薬物治療，代替療法などの脳腸相関を介した治療が，IBDの新規治療としての標的となる可能性について，再び期待が寄せられている[8]．

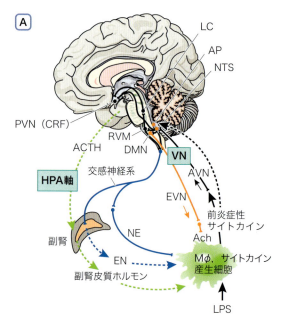
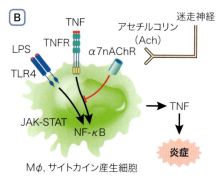

図2 神経経路による免疫調節（A）と，迷走神経（VN）の抗炎症作用（B）

遠心性迷走神経（EVN）の末端から放出されたアセチルコリン（Ach）は，マクロファージ（Mφ）およびその他のサイトカイン産生細胞が発現するα7nAChRと結合して，マクロファージによるTNFなどの炎症性サイトカインの産生を減少させる．また，NF-κBの阻害およびJAK-STAT抗炎症経路の刺激によって，サイトカインの合成および放出が抑制される．
文献2より引用

【図中の略語】
PVN（CRF）：視床下部室傍核（副腎皮質刺激ホルモン放出因子）
ACTH：副腎皮質刺激ホルモン
EN：エピネフリン
NE：ノルエピネフリン
RVM：吻側延髄腹外側野
DMN：迷走神経背側運動核（遠心性迷走神経の起始部）
LC：青斑核（橋に位置し，ストレスに関与するノルアドレナリン作動性神経核）
AP：最後野（脳室周囲器官）
NTS：弧束核
AVN：求心性迷走神経
LPS：リポ多糖

POINT

- 近年の精神神経免疫学における基礎的検討により，ストレスが脳腸相関や視床下部－下垂体－副腎系を介して腸管運動に作用し症状を増悪させるだけでなく，迷走神経を介してMφ由来のTNF-αなど炎症性サイトカインを抑制することが明らかになった
- 精神的ストレスは，IBDの発症原因とするデータはまだないが，近年の大規模な前向き研究で，IBD再燃の危険因子であることが示された
- 欧州のIBDガイドラインでは，医師はIBD患者の心理面に配慮し，必要であれば専門家に依頼し心理療法を行うことが推奨されている
- 今後，心理的介入や薬物を用いた脳腸相関を介するTNF抑制が，IBD治療の新たな標的となる可能性がある

文献

1) Reber SO, et al：Psychoneuroendocrinology, 37：1-19, 2012
2) Bonaz BL & Bernstein CN：Gastroenterology, 144：36-49, 2013
   → ストレスのIBDへの影響を，脳腸相関の観点から動物実験，臨床研究をもとに概説したレビュー．
3) Rampton D：Dig Dis, 27 Suppl 1：76-79, 2009
   → IBDの経過における精神的ストレスと抑うつの影響を検討した11の長期的研究のレビュー．
4) Bernstein CN, et al：Am J Gastroenterol, 105：1994-2002, 2010
   → 精神的ストレスがIBD再燃の危険因子であることを示した大規模な前向き研究．
5) Van Assche G, et al：J Crohns Colitis, 7：1-33, 2013
   → 欧州におけるIBDの診断および管理に関するエビデンスに基づくコンセンサス（ECCOガイドライン）．
6) Simon R, et al：Inflammatory Bowel Disease, 19：2704-2715, 2013
7) Timmer A, et al：Cochrane Database Syst Rev：CD006913, 2011
   → IBDに対する心理的介入の治療効果に関するレビュー．
8) Leone D, et al：Curr Drug Targets, 15：1020-1029, 2014
   → IBDに影響する心理的要因，およびIBD患者への心理的介入に関する論文をまとめたレビュー．

第6章 IBD患者さんの日常生活のマネージメント

4 どこまで必要？ IBDの生活・食事指導

穂苅量太, 三浦総一郎

　IBDが, 慢性の消化管の病気で原因が不明である以上, 活動期には食生活に制限が生じ食の喜びが障害されることは事実である. お腹が痛いときに食欲がなくなることも当然で, 調子の悪くなる食事は避けていくため徐々に嗜好性すら変化していくことが予想される. 腸の病気である以上, 患者側から食事内容が病気に与える影響への知識欲は他の病気より強いであろう. しかも, 生活習慣・食習慣は患者側から自発的に闘病の努力ができる分野でもある. 普段は何を摂ればよいか？ 調子が悪いときは何を避けるか？ このような「患者からの生活習慣・食習慣に対する質問」に対して本項が参考になれば幸いである.

　IBDの発症と因果関係がある可能性が指摘されている生活習慣は, 食事, 腸内細菌, 虫垂切除, 母乳養育, 衛生設備, 喫煙, 避妊, 洋風生活などがあげられる（第1章2参照）. 衛生が関与するデータとして, クローン病患者では*Helicobacter pylori*の陽性率は低いとの報告がある. しかし, 潰瘍性大腸炎では関係がなさそうである. 母乳養育は, IBDのリスクを低下させる. クローン病に対する喫煙の悪影響は大変重要であり, ごく一般にされるべき指導である. 生活習慣に関する記述は非常に多いが, 本項では, 「知って得する」「守って得する」項目にとどめたい.

1 喫煙とIBD

　喫煙に対する影響は潰瘍性大腸炎とクローン病で異なる. **クローン病患者は禁煙させるべきである**. 22本の論文を解析した代表的なメタ解析では喫煙はクローン病の発症に関係する[1]と報告されているし, 寛解導入されたクローン病の再燃率や手術率は喫煙者で明らかに高いと報告されている[2]（図1）. 実際, 喫煙者のクローン病患者を禁煙させることで再発率や手術率や肛門周囲病変合併率が非喫煙者レベルに低下することも報告されている[3]. 以上から禁煙は強く勧められる. 一方, 本人喫煙のみならず受動喫煙に関しても小児期に家族内に喫煙者がいればクローン病発症率が高くなることや, 免疫調節薬やインフリキシマブ使用頻度を高めることから発症・増悪への関与が示唆されており[4], 家族ぐるみでの取り組みが望ましい. 禁煙は, ニコチン依存性から困難なことが多いのは周知の事実である. したがって, ニコチン代替薬を用いた禁煙プログラムを指導し禁煙を成功させる補助までするべきである（図2）. 患者まかせで禁煙が不成功になった場合, その責任を患者側にもたせる態度は控えるべきである.

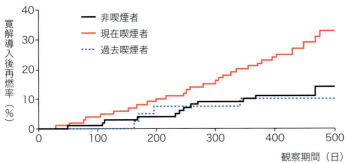

図1 クローン病患者寛解後再燃率と喫煙の関係
文献2より引用

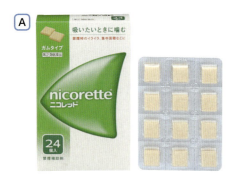

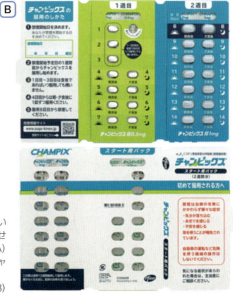

図2 禁煙補助薬

禁煙補助薬にはニコチンガム（A）のほかにニコチンを含まないニコチン受容体作動薬の錠剤（B）があり，禁煙成功率を上昇させる．禁煙補助薬には，処方箋の不要な大衆薬（ニコレット®：A）と，禁煙外来を受診したうえで治療に保険が適用される薬（チャンピックス®：B）がある．
写真提供：武田薬品工業株式会社（A），ファイザー株式会社（B）

> **エビデンス金科玉条主義は禁物**
>
> エビデンスに基づいた治療やガイドラインが重視されている医療界であるが，エビデンスが得られにくい領域があることを知っておかないと誤った判断をすることになりかねない．生活習慣や食習慣などの危険因子を疫学研究で検討する場合，罹患率の低いIBDでは実施も解釈も難しい．この領域でエビデンスがないからといって，そこに真実はないと思うのは早計である．

2 食事・栄養とIBD

IBDといっても病気の違い，罹患範囲の違いで影響が全く異なる．具体的には**潰瘍性大腸炎の治療はむしろ薬物療法が第1で栄養療法と食事療法は補助的な治療法の位置づけである**．したがって，腹痛がなく，下痢を悪化させない食事が現在摂れていればあまり食事内容に気をつけないでよい．少なくとも，腸の病気を有している一般的な患者のする注意をされていれば，

あえて医者からの指導を強くする必要は薄い．

　一方，**クローン病の治療は栄養療法が主体**とされる記述が多い．しかし大腸型のクローン病においては薬物療法でかなり良好にコントロールできることから，栄養療法の立場はそれほど前面に出す必要がない．一番対象になるのは小腸型のクローン病であろう．これらは薬物療法でもまだまだコントロール不十分な症例が多いうえ，消化吸収の現場でもある．しかし食事指導の具体的な内容の根拠になるデータは「生活習慣の分析」という特性上限られたものになる．本項ではIBD新規発症のリスクとなる食事を紹介するので，指導の参考にされたい．

　コーラやチョコレートはIBDの発症に正の相関，柑橘系の果物は負の相関がある．個別にみていくと，**クローン病の発症のリスクになる食べ物は，肉，魚・魚介，脂肪，砂糖，コーラ・ソフトドリンクである．潰瘍性大腸炎のリスクとなるのは肉，砂糖，ファーストフードで，飲酒は再燃と関係があるとの報告もある**．またイソフラボンは大豆に多く含まれるが過剰摂取は女性の潰瘍性大腸炎の発症リスクと報告された[5]．また，食事中から牛乳やイースト菌の含有をなくすことがクローン病に有効との報告もある．肉，乳製品，脂肪は他の生活習慣病の危険因子でもあり，受け入れられやすい情報であるが，**魚もリスクになる**ことを注意すべきである．魚に含まれるω3系脂肪酸は以前から良い油，として紹介されてきたがコンセンサスはない．2008年に報告された検討でもω3はまるで改善効果がなかったと報告された[6]．**現在のところ，種類を問わず油は摂りすぎないように指導するのが勧められる．目標は1日30g以下**と指導しているところが多い．

コツ　生活・食事指導のコツ

　ほんのわずかに摂取しただけで病気が山の天気のように変わる食べ物はない．したがって禁止事項は多く設ける必要はない．わずかずつであれば，どんな食事でも可能であろう．大切なことは病勢に応じて量に制限を設けることで，必要カロリーは経腸栄養で調節可能である．食事を楽しむことに量は要らない．われわれは懐石料理の理解できる日本人なのだから．

MEMO　食の欧米化というけれど

　生活習慣病の多くがファーストフードやコーラに代表される従来日本になかった食事を摂取し魚を食べなくなったせいではないかと想定されている．無論，トランス脂肪酸や合成添加剤，脂肪摂取量の増加は紛れもない事実である．しかし統計によると魚類の消費量はむしろ増加傾向にある．ドラマチックな食事内容の変化はほかにも農薬や冷蔵庫の普及による微生物摂取の減少，発酵食品の摂取低下もあり，さらに下水普及に伴う衛生環境の全体的な改善が生じている．こうした変化が免疫異常を伴う生活習慣病に関係している可能性を指摘する声も多い．

POINT

- クローン病に対する禁煙は仮に苦労しても努力は報われる
- 食事療法は小腸型のクローン病に重点的な指導をする
- 絶対的なデータはなく，個々の患者の経過をより重視する．質より量の指導を心がける．食生活は幸福感を司る大きな要素であることを忘れず，めりはりのある指導が重要である

■ 文 献

1) Mahid SS, et al：Mayo Clin Proc, 81：1462-1471, 2006
   → 喫煙とIBD発症のリスクにつき，22本の論文をメタ解析されている．現在の喫煙はクローン病の危険因子（オッズ比 1.76）であると同時に，潰瘍性大腸炎には保護的因子（オッズ比 0.58）と紹介されている．
2) Cosnes J, et al：Aliment Pharmacol Ther, 13：1403-1411, 1999
   → 622人のクローン病患者に，禁煙の効果をみたコホート研究．喫煙者の再燃は46％に対し，非喫煙者は30％であったが，禁煙者では23％と非喫煙者並みになることが示された．
3) Cosnes J, et al：Gastroenterology, 120：1093-1099, 2001
   → クローン病の再燃に対し，禁煙の効果をみた介入試験．再燃率が非喫煙者並みに減少することが示された．
4) Mahid SS, et al：Inflamm Bowel Dis, 13：431-438, 2007
   → 小児期の受動喫煙などの生活習慣アンケートに基づく試験．両親または片方が喫煙者であることが危険因子（オッズ比 2.04）と示された．
5) Ohfuji S, et al：PLoS One, 9（10）：e110270, 2014
   → 126人の新規発症潰瘍性大腸炎と170人のコントロールで食習慣を比較し，イソフラボンの摂取が女性における潰瘍性大腸炎リスク上昇に関連することを示した．
6) Feagan BG, et al：JAMA, 299：1690-1697, 2008
   → クローン病に対し，4gのω3系脂肪酸カプセルが再燃予防効果があるかをみたRCT（EDIC-1, EDIC-2）．58週間の観察で予防効果を認めなかった．

第6章 IBD患者さんの日常生活のマネージメント

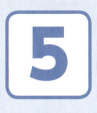

IBD患者のワクチン接種

渡辺憲治,大藤さとこ

IBDの診療は,ステロイドやチオプリン製剤（AZA, 6-MP）のほか,カルシニューリン阻害薬（タクロリムス,シクロスポリン）,抗TNF-α抗体製剤（インフリキシマブ,アダリムマブ）など免疫修飾的薬剤の使用頻度が増している．今後,TNF-α以外を標的とした新規薬剤の登場も見込まれている．こうした状況のなかで,日常診療で亡失してはならないのが,ワクチン接種に関する事項である．

ともすれば疾患活動性のコントロールやモニタリング,合併症に目が奪われがちであるが,理想的には初診時,少なくとも免疫修飾的治療開始前にはアセスメントするよう心がけておきたい．また,毎年のインフルエンザワクチン接種や高齢患者の肺炎球菌ワクチン接種などは頻度の高い事項になる．

本項では,IBD患者の日常診療におけるワクチン接種関連事項について,ポイントを述べさせていただく．

1 本邦のワクチン接種の種類と内容

本邦のワクチン接種の種類と内容を表1に示す．大半が7歳くらいまでの小児期に接種されるものであり,母子健康手帳などによる接種歴の確認が必要になってくる．もし免疫修飾的治療が見込まれる患者で特に定期接種生ワクチンの不履行が確認されれば,免疫修飾的治療開始前の接種が可能か検討する．

 ワクチン接種歴の確認
初診時の問診票に,ワクチン接種歴に関する項目を設け,不明確な場合は,次回受診時に調べて受診していただくよう患者に依頼すると効率がよい．

表1 本邦のワクチン接種の種類と内容

定期接種		任意接種	
生ワクチン	BCG, MR（風疹麻疹混合）, 水痘	生ワクチン	ロタウイルス,流行性耳下腺炎
不活化ワクチン	ヒブ（インフルエンザ菌b型）, 小児用肺炎球菌,日本脳炎,四種混合（DPV-IPV）,ヒトパピローマウイルス（HPV）, 成人用肺炎球菌	不活化ワクチン	B型肝炎（母子感染予防を除く）, インフルエンザ, A型肝炎,髄膜炎菌,狂犬病

2 ワクチン接種の必要性が高いIBD患者

　IBD診療の進歩により長期予後を見込める患者の割合は増加しており，今後ますます，長期経過の高齢IBD患者が増えるものと見込まれる．そのなかには，難治性が高く，高齢になっても免疫修飾的治療を継続せざるをえない患者も存在する．そういった患者には，筆者も積極的に**成人用肺炎球菌ワクチン接種**を勧めている．

　妊娠可能年齢患者および家族の**風疹**ワクチン接種はIBD患者に限らず重要である．接種歴が不明な場合は，抗体価測定も考慮する．

 医療従事者が注意すべきこと
　　免疫修飾的治療中の患者を診療する医療従事者も，自らが感染源にならないよう，自己のワクチン接種歴や抗体価の確認，毎年のインフルエンザワクチン接種履行などが必要である[1]．

 新生児への生ワクチン接種
　　抗TNF-α抗体製剤投与中患者が出産した新生児に対しては，母体血中の抗TNF-α抗体製剤の胎盤移行を考慮して，少なくとも生後6カ月間は生ワクチン接種を避けることが推奨されている[2]．

> **MEMO　子宮頸癌ワクチンについて**
> 　妊娠可能年齢女性IBD患者に対する子宮頸癌予防も重要な観点であり，欧米ではワクチン接種が推奨されている[3][4]．しかし，本邦では近年，ワクチン接種による有害事象の問題が報じられており，接種を患者に勧めることが困難な状況になっている．担癌患者では免疫修飾的治療が困難な場合もあり，早期の問題解決と安心して子宮頸癌ワクチン接種ができる状況の実現が期待される．

 小児IBD患者の注意点
　　小児IBD患者で免疫不全を示唆する易感染性症状を認めた場合，IBDでなく先天性免疫不全を疑う必要がある．そうした患者に対するワクチン接種ガイドラインも出版されている[5]．

3 免疫修飾的治療中患者に対するインフルエンザワクチン接種

　毎年来るインフルエンザワクチン接種の時期に，「ワクチン接種してもいいですか？」と患者に質問される機会は多いであろう．**インフルエンザワクチン接種によってIBDの病勢は悪化しない**とされており，活動性によるワクチン接種に対する抗体産生も差がないとされている．しかし，**高齢患者や抗TNF-α抗体製剤をはじめとする免疫修飾的治療中の患者では，インフルエンザワクチン接種に対する抗体産生が低下する可能性がある**ことが示されている[6]．

　ただ難しいのは，インフルエンザワクチン接種に対する免疫応答（抗体産生）が低下するこ

とと，インフルエンザに罹患することは別である，ということである．インフルエンザワクチンは毎年，流行を予測して作成され，2015年に従来の3価ワクチンから4価ワクチンに変更された．インフルエンザワクチンにはいわゆる「当たり外れ」があり，「当たり」の年には前述の高リスク患者でも有効な予防効果が期待できる可能性がある．日常臨床では抗体価を測定することもできないため，結局，「接種していいですが，予防効果が悪い可能性があるので，インフルエンザを疑う症状が発症した際には，早期に受診してください」とご説明することになる．なお，小児インフルエンザ接種でみられる2回接種に対するブースター効果は，成人IBD患者では認められなかった[7]．

POINT

- 高齢患者や免疫修飾的治療中患者の増加により，ワクチン接種歴の確認や適切な履行は，今後より重要になってくる
- 必要に応じ，抗体価測定も考慮する
- 高齢患者には成人用肺炎球菌ワクチン接種を積極的に勧める
- 抗TNF-α抗体製剤投与中患者が出産した新生児では，少なくとも生後6カ月間は生ワクチン接種を避ける
- 高齢患者や抗TNF-α抗体製剤をはじめとする免疫修飾的治療中の患者では，インフルエンザワクチン接種に対する抗体産生が低下する可能性がある

文献

1) 岡部信彦，他：医療関係者のためのワクチンガイドライン第2版．日本環境感染学会誌，29：S1-S13，2014
   ⇒ タイトル通りの内容で，麻疹・風疹・流行性耳下腺炎・水痘ワクチン接種の抗体価別フローチャートも掲載されている．
2) van der Woude CJ, et al：J Crohns Colitis, 9：107-124, 2015
   ⇒ ECCOワーキンググループによる妊娠に関するガイドライン．ワクチン接種のみならず，関連事項についてのステートメントが多く記載されている．
3) Rahier JF, et al：J Crohns Colitis, 8：443-468, 2014
   ⇒ ECCOワーキンググループによる日和見感染に関するガイドライン．ワクチン接種のみならず，関連事項についてのステートメントが多く記載されている．
4) Wasan SK, et al：Am J Gastroenterol, 105：1231-1238, 2010
   ⇒ IBD患者におけるワクチン接種状況の確認から，ワクチン接種が推奨される患者への対応，旅行者への対応などが記載されている．
5) 「小児の臓器移植および免疫不全状態における予防接種ガイドライン2014」（日本小児感染症学会/監，小児の臓器移植および免疫不全状態における予防接種ガイドライン2014作成委員会/作成），日本小児感染症学会，2014
   ⇒ 免疫低下状態の小児患者に対する予防接種ガイドラインで，「炎症性腸疾患など慢性消化器疾患児への予防接種」の項目もある．
6) Hagihara Y, et al：J Crohns Colitis, 8：223-233, 2014
   ⇒ 免疫修飾的治療中のIBD患者では，インフルエンザワクチン接種に対する免疫応答が減弱するインフルエンザ株が存在することを示した筆者らの検討．
7) Matsumoto H, et al：J Gastroenterol, 50：876-886, 2015
   ⇒ 小児で行われているインフルエンザワクチン2回接種によるブースター効果は成人IBD患者では認められないことを示した筆者らの検討．

第7章 IBDエキスパートをめざして

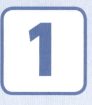

1 潰瘍性大腸炎に対する外科治療の実際

小金井一隆, 杉田 昭

> 潰瘍性大腸炎では内科治療が大きく進歩したものの, 根治的治療はなく, 長期経過例には癌またはdysplasiaの合併があり, 経過中に手術を必要とする場合がある. 潰瘍性大腸炎は基本的には"良性"疾患であるが, 時期を逸すると生命にかかわることや著しくQOLが低下することがある. 施行可能な内科治療をすべて行ってから手術を考慮するのではなく, 適応を理解し, タイミングよく手術を行う必要がある.

1 手術適応(表1)

　絶対的適応のうち, 大腸癌以外は緊急手術の適応である. 特に重症, 劇症では手術に踏み切るタイミングが重要で, **内科治療の効果判定は1週間前後で行い, 改善がなければ, 手術とする**. それ以前でも, 悪化する場合は手術に踏み切る必要があるため, 治療開始時に外科にも相談しておくとよい. 中毒性巨大結腸症となった大腸は容易に穿孔をきたし, 穿孔例では合併症も発生しやすい. ステロイド, 免疫調節薬, 抗TNF-α抗体製剤で治療している症例や高齢者では, 腹痛, 発熱などの症状が出にくく, CRPも高値とならない場合があり, 病態を判断する際に注意が必要である(Pitfall参照).

　近年, 手術時年齢が高くなりつつあり, 特に65歳以上の手術例も稀ではなくなってきた. 高齢者では予備能力が低く, 併存疾患のある例が多い. 術後合併症の発生時には回復しにくく, 予後不良の場合があり, 特に重症, 劇症例や中等症でも栄養状態を含めた全身状態が不良な症

表1 潰瘍性大腸炎の手術適応

絶対的手術適応	相対的手術適応
①大腸穿孔, 大量出血, 中毒性巨大結腸症 ②重症型, 劇症型で強力な内科治療(ステロイド大量静注療法, 血球成分除去療法, シクロスポリン持続静注療法, タクロリムス経口投与, インフリキシマブ点滴静注, アダリムマブ皮下注射など)が無効な例 ③大腸癌およびhigh-grade dysplasia(UC-Ⅳ) ＊①, ②は(準)緊急手術の適応である	①難治例：内科的治療(ステロイド, 免疫調節薬, 血球成分除去療法, タクロリムス, インフリキシマブまたはアダリムマブなど)で十分な効果がなく, 日常生活, 社会生活が困難なQOL低下例(便意切迫を含む), 内科的治療(ステロイド, 免疫調節薬)で重症の副作用が発現, または発現する可能性が高い例 ②腸管外合併症：内科的治療に抵抗する壊疽性膿皮症, 小児の成長障害など ③大腸合併症：狭窄, 瘻孔, low-grade dysplasia(UC-Ⅲ)のうち癌合併の可能性が高いと考えられる例など

文献1より引用

例では，若年者より早期に手術適応の判断を行うべきである．

　大腸癌，またはdysplasiaでの手術例の割合が増加している．サーベイランス内視鏡が行われていても診断時に進行癌である症例や，術前に診断されたdysplasia以外の部位に術後切除標本の病理組織学的検査ではじめて進行癌が発見される症例もあり，注意が必要である．

　相対的適応で最も多いのは難治例で，十分な内科治療でもQOLが著しく障害された場合である（MEMO参照）．臨床的には**頻回にくり返す再燃，慢性的な活動期の持続に加え，ステロイド，免疫調節薬によって重篤な副作用がある場合**である．

　ステロイドは総使用量が増加すると，大腿骨頭壊死，血栓症，白内障などの非可逆的で重篤な副作用を生じる．プレドニゾロン（プレドニン®）**総使用量10,000mgが副作用の発生が増える目安**とされる．難治性腸管外合併症のうち成長障害を合併した小児では，catch up growthが期待できる骨端線が閉鎖する以前に手術を行うことが重要である．

> **Pitfall　重症例の治療効果の判定**
>
> 　重症，劇症例の治療効果判定は，症例の全身状態で判断する．鎮痛薬を要するような強い腹痛の持続は症状の改善がないと判断すべき重要な症状の1つである．また，例えば，発熱やCRPなど一部の症状や検査値の改善のみで病状が改善したと判断しない．排便回数が多く，顕出血が持続し，貧血が進行していれば，病状は悪化と考えるべきである．

> **MEMO　QOLからみた手術適応**
>
> 　十分な内科的治療を行っても，原病の症状，通院，入院，治療の副作用などによって，就学，就労などの社会生活に制限がある場合には，治療の選択肢の1つとして手術も考慮する．

2 手術術式

　標準術式は大腸を摘出しながら自然肛門を温存し，回腸嚢（回腸で作成した袋）を肛門付近に吻合する，**大腸全摘，回腸嚢肛門吻合術，あるいは回腸嚢肛門管吻合術**である（図1）．こ

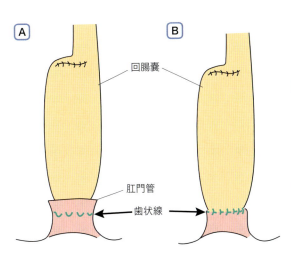

図1　回腸嚢肛門管吻合術と回腸嚢肛門吻合術

A）回腸嚢肛門管吻合術：歯状線から2cm程度の直腸粘膜（肛門管）を温存する．術後，便漏れの発生率が低い．残存する直腸の炎症の悪化や癌化の可能性については今後の研究課題とされている[1]．通常，器械で吻合されるので，欧米でのstapled ileal pouch anal anastomosisとほぼ同義である

B）回腸嚢肛門吻合術：直腸粘膜をすべて切除し，回腸嚢と歯状線で吻合する．通常は経肛門的に手縫いで吻合し，一時的回腸人工肛門を造設する[1]．欧米でいう(handsewn) ileal pouch anal anastomosisと同義である

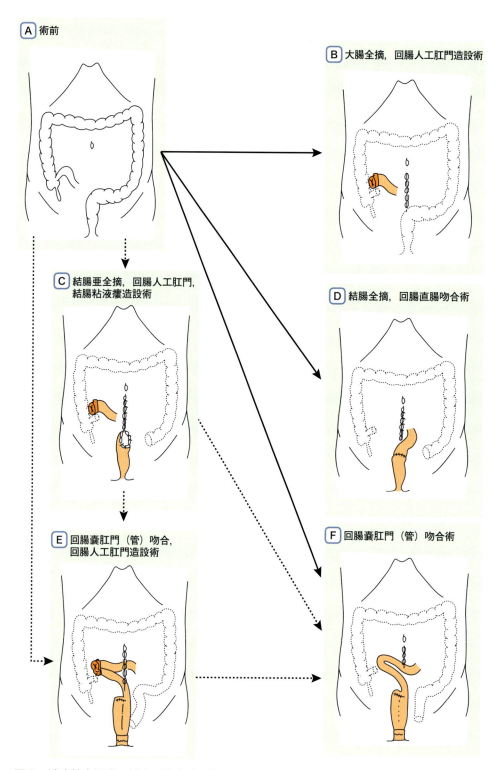

図2 潰瘍性大腸炎に対する術式（一期手術と分割手術）

→は一期手術．⇢は分割手術を示す．
・例えば，A→Fは，一期的大腸全摘，回腸囊肛門（管）吻合術
・二期的大腸全摘，回腸囊肛門（管）吻合術：A→C→F，あるいはA→E→F
・三期的大腸全摘，回腸囊肛門（管）吻合術：A→C→E→F

れを1回の手術で行う場合と2回ないし3回に分割して行う場合がある（図2）．分割手術の第1期目に結腸（亜）全摘，回腸人工肛門造設術を行う場合，残存直腸（あるいはS状結腸）の断端を粘液瘻として腹壁に挙上，固定する場合と縫合閉鎖していわゆるHartmann手術とする場合がある．後者では直腸閉鎖部の縫合不全による腹膜炎の可能性や第2期目手術時に炎症性癒着による剥離が困難にならないよう腹膜翻転部より腹腔側で直腸を閉鎖することを考慮する．分割手術の第2期目手術は全身状態の改善や患者の就労就学などの社会的状況などを加味し，通常，第1期目手術後3カ月以上経過してから行われることが多い．排便機能が低下した症例や高齢者，下部直腸癌合併例では，大腸全摘（直腸切断），回腸人工肛門造設術を行う．結腸全摘，回腸直腸吻合術は排便機能が良好であるものの残存直腸の炎症，癌化が問題となるため，現在では原則として行われない[1]．

　癌またはdysplasia症例では内視鏡技術が進歩し，ESDを行って腫瘍を切除し診断治療が行われることがある．一方では内視鏡診断によっても発見時には認識できず，切除標本の病理組織所見ではじめて診断される病変が存在する例もあり，慎重に考慮する．通常行う大腸全摘術と領域リンパ節郭清の際も，術中に副病変の存在に留意し，詳細な観察を行う．

　腹腔鏡視下手術は整容性や術後の疼痛軽減に優れている．腸管の脆弱性が予想される症例や全身状態が不良で短時間での手術が必要な症例では，慎重に適応を判断する．本治療は専門施設で行うことが望ましい[2]．

3 周術期の留意点

　ステロイド，免疫調節薬，抗TNF-α抗体製剤などの継続使用例では術前後に感染性合併症を併発することがあり，疑いのある症例では必要な検査を行い，早期に治療を開始する．なかでも，ステロイドは術後の感染性合併症を増加させる危険性があるとされ，大量使用例では特に注意が必要である．また，術前ステロイド使用例には術中，術後にステロイドカバーが必要であり，その後も副腎機能不全に留意しながら減量する（MEMO参照）．

　潰瘍性大腸炎では血栓合併例が多く，術後肺血栓症の原因になる．通常の肺血栓ハイリスク症例以外でも，長期入院治療例や高齢者などでは術前の血栓スクリーニングを考慮する．

　高齢者は併存疾患がある症例が多く，予備能力が低い．術前に併存疾患を含めた全身状態の評価とそれらへの対応が必要である．緊急手術時にはこれらの術前管理が困難になる場合も多い．高齢で入院治療を行う症例で，手術の可能性がある場合にはあらかじめ全身状態の評価を行っておく．高齢潰瘍性大腸炎症例では他疾患より術後に肺炎を中心とした感染性合併症を併発しやすく，感染症発症例では重篤な状態から在院死亡する症例もあり十分に注意する．

> **MEMO** 周術期のステロイドカバー
> 　ステロイドを長期使用した症例では術後にステロイド分泌が十分でなく，補充を行わないと急性副腎不全を起こす可能性があり，いわゆるステロイドカバーを行う必要があると考えられている．坐剤，注腸剤の長期使用例でも副腎機能低下の可能性があり注意が必要である．ステロイドカバーに確立されたものはなく，方法については，厚生労働省研究班の治療指針などを参考にされたい[1]．

4 術後経過

　就労，就学，食事，日常生活の制限などからみたQOLはいずれの術式でも高い[3]．大腸全摘術後は水分の吸収が低下するため，便の性状は水様ないし泥状となるが，自然肛門を温存した回腸嚢肛門吻合，あるいは肛門管吻合術後の排便回数は術後徐々に減少してゆき，1年後には1日平均回数が5～6回であり，その後もほぼそのまま推移することが多い．術後合併症には腸閉塞，胆嚢結石，尿路結石，回腸嚢炎などがあるものの，人工肛門を閉鎖できない症例や回腸嚢切除を要する例は少なく，長期経過後の**回腸嚢機能率は90％以上**と高い[4]．

　難治性瘻孔（痔瘻，腟瘻）などを生じる症例にはその後にクローン病と判明する症例があり，これらでの回腸機能維持が困難な場合がある．

> **MEMO　回腸嚢炎とは？**
> 　回腸嚢炎は回腸嚢内に生じる非特異性炎症で，排便回数の増加，発熱，出血，下腹部痛などを伴い，10～20％の症例に合併する．詳細は別項に譲るが（第7章3参照），診断には厚生労働省研究班のアトラス[5]が有用であり，参考にしたい．

POINT

- 潰瘍性大腸炎では適切な時期を選んで外科治療を選択することで，QOLの向上が期待できる
- 適応や時期の判断には専門知識をもった内科医と外科医の協力が必要であり，積極的に外科医に相談するべきである

文献

1) 「潰瘍性大腸炎・クローン病 診断基準・治療指針（平成27年度改訂版）」〔厚生労働科学研究費補助金 難治性疾患等政策研究事業「難治性炎症性腸管障害に関する調査研究」（鈴木班）〕，平成27年度分担研究報告書別冊，2016

2) 炎症性腸疾患に対する腹腔鏡手術ガイドライン．「内視鏡外科診療ガイドライン2008年版」（日本内視鏡外科学会／編），pp54-64，金原出版，2008
   ⇒ 炎症性腸疾患に対する腹腔鏡手術の利点，留意点を示している．

3) 杉田　昭：潰瘍性大腸炎手術例の術後長期経過の検討－術後5年以上経過例（多施設共同研究）－．難治性炎症性腸管障害に関する調査研究班，平成15年度報告書，pp46-48，2003
   ⇒ 潰瘍性大腸炎の術後経過について多施設の症例を集めて分析し，術後のQOLが高いことを示した報告．

4) 小金井　隆，他：日本大腸肛門病会誌，58：866-873，2005
   ⇒ 潰瘍性大腸炎に対する大腸全摘，回腸嚢肛門管吻合術後の10年以上経過例の成績と回腸嚢肛門吻合と比較して，両術式の長期経過が良好であることを示した報告．

5) 「Pouchitis内視鏡診断アトラス」（厚生労働科学研究費補助金特定疾患対策研究事業「難治性炎症性腸管障害に関する調査研究班」），平成15年度研究報告書別冊，2004
   ⇒ 厚生労働省研究班により多数例を検討して作成されたアトラスで，回腸嚢内の内視鏡像を正常と回腸嚢炎で比較しており，回腸嚢炎の診断に有用．

第7章 IBDエキスパートをめざして

2 クローン病に対する外科治療の実際

二見喜太郎, 東 大二郎

全層性に炎症が波及するクローン病では潰瘍性大腸炎に比べて複雑な病態が形成され狭窄（閉塞）や瘻孔・膿瘍を合併する．外科治療は内科治療に抵抗する難治性の合併症が適応となる．スキップする小病変をすべて切除することに臨床的な意義はなく，外科治療の対象は合併症の原因病変に限られる．くり返される外科治療による短腸症候群を防ぐのも外科医の役割となる．

1 手術適応[1]（表1）

1）絶対的適応

絶対的適応のうち癌合併以外は緊急手術となる．穿孔の多くは縦走潰瘍の腸間膜への穿破に起因するため，画像的な free air だけでの診断は難しい（図1A, B）．大量出血では出血病変の検索および過剰な腸切除を防ぐために術中内視鏡を行う．Long tube による減圧でも制御できないイレウスが緊急手術となる．中毒性巨大結腸症は稀で，画像所見の変化とともに全身状態を評価する．膿瘍は体外的なドレナージが第一の選択になる（図1C, D）．部位的に穿刺できない場合，ドレナージ不良のときに緊急手術となる．

癌合併は下部直腸肛門部に頻度が高いのが本邦での特徴である．

> **Pitfall　穿孔を見逃さない**
>
> 穿孔例に対する手術の遅れは重篤な状態を招くことになる．手術既往例では癒着がからみ，診断が難しくなるため身体所見による判断が特に重要．

表1　クローン病に対する手術適応

絶対的手術適応	相対的手術適応
①穿孔，大量出血，中毒性巨大結腸症，内科的治療で改善しない腸閉塞，膿瘍（腹腔内膿瘍，後腹膜膿瘍） ②小腸癌，大腸癌（痔瘻癌を含む） *①は（準）緊急手術の適応である	①難治性腸管狭窄，内瘻（腸管腸管瘻，腸管膀胱瘻など），外瘻（腸管皮膚瘻） ②腸管外合併症：成長障害など ③内科治療無効例 ④難治性肛門部病変（痔瘻，直腸腟瘻など），直腸肛門病変による便障害（頻便，失禁などQOL低下例）

文献1より引用

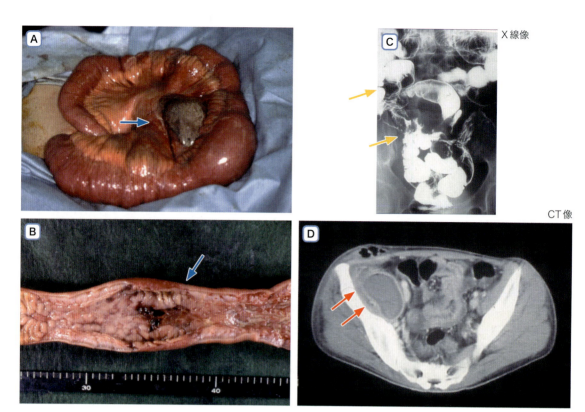

図1 クローン病：手術の絶対的適応病変
A, B) 病変部から腸間膜に穿破して穿孔（→）
C, D) 回腸病変（→）に起因する腹腔内膿瘍（→）

2) 相対的適応

　相対的適応では狭窄の頻度が最も高い（図2）．イレウスをくり返し，画像的には口側腸管の拡張を伴う線維性狭窄が対象となる．瘻孔では吸収障害を伴う上部と下部腸管の瘻孔，尿路・生殖器との瘻孔，排液が持続する皮膚瘻などが適応となる（図3）．

　肛門病変の頻度は高く，クローン病診断の契機にもなる．Hughesらの分類[2]を参考に特有の病態を理解して，診断には麻酔下の検索，CT，MRIが有用である[3]．膿瘍・瘻孔，肛門狭窄，癌合併が外科治療の対象となる（図4）．

　抗TNF-α抗体製剤，内視鏡的拡張など内科治療の進歩は手術回避をもたらしているが，過度の適用は複雑な病態を招き，手術時には健常腸管の過剰な切除を強いられる危険がある．外科医と相談しながら内科治療の限界を適切に判断する．

> **MEMO　肛門病変の分類**
>
> 　Hughesらの肛門病変の分類：primary lesion（クローン病特有の潰瘍病変），secondary lesion（primary lesionに起因した瘻孔，膿瘍，皮垂，癌など），incidental lesion（偶発的な合併病変）の3つのカテゴリーに分けられており，incidental lesionは稀．

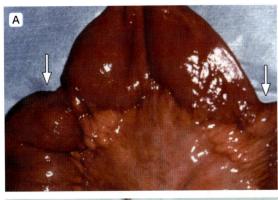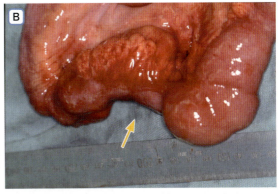
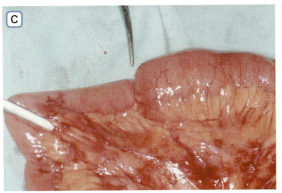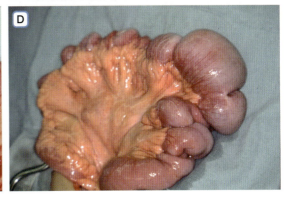

図2　クローン病：狭窄病変
A) スキップした狭窄（⇨）
B) 高度の腸管・腸間膜の蜂窩織炎（→）
C) 吻合部狭窄：狭窄形成術の適応病変
D) 密在した狭窄病変：腸切除適応病変

2　腸病変に対する外科治療

　病変腸管，全身状態，使用薬剤の影響を評価して術前管理を行う．主な術式は腸管切除術，狭窄形成術で病状に応じてバイパス術（exclusion bypass），人工肛門造設も選択される（表2）．腹腔鏡下手術は開腹移行率も高く，初回手術の回盲部切除がよい適応となる．

　外科治療の役割は内科的治療に抵抗する難治性の合併症を除去し，経口摂取ひいてはQOLを回復させることにある．クローン病の外科治療には定型はなく，腸管温存も考慮して病態に応じた術式を選択する[4]．

1) 腸管切除術

　皮膚切開は再手術やストーマのリスクから最小限の正中切開が適する．腹腔内では丁寧な剥離操作で病変部を確実に同定する[5]．瘻孔膿瘍や長い狭窄病変には腸切除を行う．小病変まで含めた広汎腸切除に再発予防効果はなく，責任病変を含めた最小限の切除にとどめる．瘻孔例では犠牲腸管は可及的に温存する（図3）．

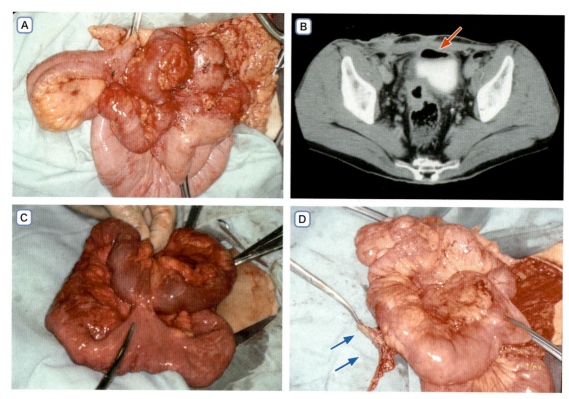

図3 クローン病:穿通型病変(腸切除適応)
A) 回腸−上行結腸瘻(一塊として切除)
B) 回腸−直腸瘻,回腸−膀胱瘻(膀胱内にガス像:→)
C) 回腸−回腸瘻(犠牲腸管の剥離)
D) 回腸−皮膚瘻(→)(皮膚瘻も合併切除)

2) 狭窄形成術

小腸や吻合部の鎮静化した限局性の狭窄病変には狭窄形成術も有用である(図2).

3) バイパス術

バイパス術はblind腸管(blind loop)の病変増悪や癌合併のリスクから適応は限られる.

4) 人工肛門造設術

人工肛門造設は緊急手術時の一時的ストーマあるいは重篤な下部直腸肛門病変が適応となる.

外科治療の最大の課題は吻合部を中心とした術後再発である.外科的対応として吻合法が工夫されているが,長期的に優位な吻合法はなく,吻合部の口径はできるだけ大きくとる.
抗体製剤の再発予防効果も示されている[6]が,適応,長期的な有用性,安全性などの課題が残る.

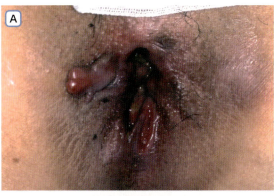
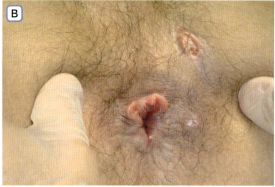
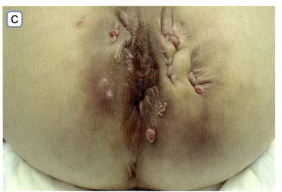
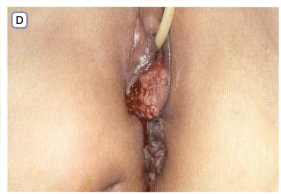

図4　クローン病：肛門病変
A) cavitating ulcer (primary lesion)
B) 多発裂肛に起因した瘻孔・皮垂
C) 多発瘻孔・膿瘍・皮垂
D) 肛門部粘液癌

表2　クローン病腸病変に対する外科治療

I．アプローチ	開腹手術（最小限の正中切開）・腹腔鏡下手術
II．手術術式	癌のように定型手術はなく，術者の判断に委ねられる
①腸管切除術	● 切除範囲（合併症の原因病変を含めた小範囲） ● 吻合部近傍に再発のリスク
②狭窄形成術 （strictureplasty）	● 病変は残したまま，狭窄の解除を図る ● 急性炎症のない短い狭窄病変に適応 ● 腸管を残すことができる（短腸症候群の予防）
③バイパス術	● 病変部は残したまま，別のルートをつくる ● blind loop（腸内容が通過しない腸管）ができる
④人工肛門造設術	● 高度の下部大腸・肛門病変に適応 ● 一時的・永久的

癒着剥離

癒着剥離はクローン病に欠かせぬ手技である．要点はいきなり病変部に入ろうとはせずに遠回りと思えてもわかりやすい部位から剥離を行い，徐々に腸管の伸展性を回復させ見慣れた風景に戻すことである．尿路・生殖器の扱いは愛護的に．

3 肛門病変（図4）に対する外科治療

瘻孔，膿瘍は多発し，難治性，易再発性である．長期的な肛門機能の保持まで考慮すると，seton法による持続的なドレナージが第1の選択となる[3]（図5，図6）．薬物治療はドレナージ後の投与が適する．肛門部に限局した狭窄には経肛門的なブジーを行う．活動性の下部直腸病変を伴った難治性の肛門病変にはストーマも適応され，QOLは著明に改善するが再燃のリスクから閉鎖は難しい．直腸切断術では術後の会陰部感染のリスクが高く，肛門部感染病巣のドレナージなどの術前処置を考慮する．

> **MEMO　肛門病変の検索**
> 肛門部の検査は疼痛を伴うため麻酔下の検索（examination under anesthesia：EUA）が適する．EUAは欧米でもgold standardとして推奨されており，同時に外科的処置ができ，癌のサーベイランスとしても有用である．

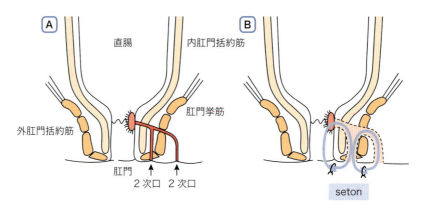

図5　seton法ドレナージ
A）肛門管内にprimary lesion（原発巣）をもつ低位筋間，坐骨直腸窩瘻孔
B）瘻管，膿瘍腔を掻爬後にprimary lesionと2次口間，および2次口と2次口間にsetonをゆるく挿入する
文献1より引用

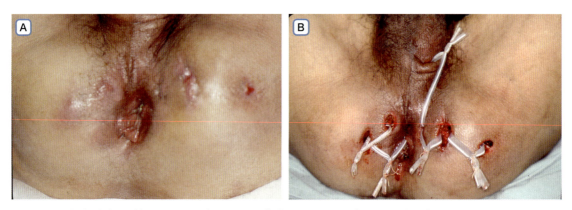

図6　多発瘻孔（A）に対するseton法ドレナージ（B：ペンローズドレーン使用）

> **POINT**
> - 外科治療の役割は難治性合併症の除去と腸管温存による短腸症候群の予防にある
> - 画像検査による病変部の診断とともに全身状態を評価して術式を決定する
> - 内科と外科の連携のもとに手術のタイミングを適切に判断し，術後再発に対処する

■ 文 献

1) 「潰瘍性大腸炎・クローン病 診断基準・治療指針（平成27年度改訂版）」〔（厚生労働科学研究費補助金 難治性疾患等政策研究事業「難治性炎症性腸管障害に関する調査研究」（鈴木班）〕，平成27年度分担研究報告書別冊，2016
　⇒ 潰瘍性大腸炎，クローン病の診断基準ならびに治療指針が示され，外科治療についても適応，実際が図説で紹介されている．

2) Hughes LE, et al：Perianal disease in Crohn's disease.「Inflam-matory bowel disease. 2nd ed.」, pp351-361, Churchill Livingstone, 1990
　⇒ クローン病の肛門病変が病理所見も踏まえて3つの病態に分類されており，クローン病特有の肛門病変の理解に有用．

3) 「クローン病肛門部病変のすべて：診断から治療まで」〔（厚生労働科学研究費補助金 難治性疾患等政策研究事業「難治性炎症性腸管障害に関する調査研究」（渡辺班）〕，平成23年度分担研究報告書別冊，2011
　⇒ 厚生労働省研究班の外科系プロジェクト研究としてクローン病肛門病変の診断，治療，癌合併が記載され写真も豊富である．

4) 「炎症性腸疾患の外科治療」（佐々木 巖，他／編），pp122-125，メジカルビュー社，2013
　⇒ IBD外科医が協同執筆した外科治療のすべてを網羅した参考書．図説が多く内科医にもわかりやすい．この項には外科治療の選択が記載されている．

5) 二見喜太郎，他：臨床外科，64：629-635，2009
　⇒ クローン病に対する開腹および鏡視下手術の利点，欠点を取り上げて，主として剥離操作など開腹手術の要点が解説されている．

6) Regueiro M：Inflamm Bowel Dis, 15：1583-1590, 2009
　⇒ クローン病の術後再発に対するインフリキシマブの予防的効果が示された最初の報告．

第7章 IBDエキスパートをめざして

3 回腸嚢炎の診断と治療

福島浩平，渡辺和宏

潰瘍性大腸炎術後に発症する回腸嚢炎（pouchitis）は，原因不明の非特異的粘膜炎症である．多くの症例は抗菌薬治療によく反応し一過性に経過するが，難治に至るとQOLの著しい低下を招く．また，難治例に対する治療は未確立である．診断基準や治療指針が整備され，これから病因・病態の解明が進むことが期待されるが，そのためには「寛解」や「難治」といった言葉の定義を押さえておく必要がある．

1 回腸嚢炎の診断

回腸嚢炎の臨床症状の把握において注意すべき点は，患者は「大腸全摘術後」であるという点である．術後の排便状況が1日5～6回に落ち着くには，術後半年から1年を要し，縫合不全や肛門狭窄などの外科的合併症も考慮に入れる必要がある．その後の排便状況も，食事内容やウイルス感染により水様性下痢を生じやすい．

回腸嚢炎は，術後経過期間中を通じて20～50％程度に発症するとされる．臨床症状として，**排便回数の増加（水様便）**は必発で，**しぶり腹（テネスムス）**，**漏便**，**血便**，**下腹部痛**，**肛門痛**，**発熱**を認めるが，発熱は比較的稀である．感冒で水様便をきたす場合でも，感冒症状の消退とともに通常1週間程度で排便状況はもとに戻るため，それ以上水様便が持続する場合は本症を疑う．診断基準には，Mayo Clinicからのpouchitis disease activity index（PDAI）[1]，PDAIから組織所見を除外したmodified PDAI[2]，欧州からの提案であるHeidelberg pouchitis activity score（HPAS）[3]，厚生労働省「難治性炎症性腸管障害に関する調査研究班」で作成した回腸嚢炎診断基準（表1）がある[4][5]．ここでは厚生労働省班会議の診断基準について解説する．なお，班会議の診断基準に合わせて所見をとればmodified PDAIに，さらに組織検査を加えることによりPDAIに対応できるよう工夫されている．

初回診断時には内視鏡検査は必須であり，その際には「Pouchitis内視鏡診断アトラス」を参考にするとよい[4]．厚生労働省研究班で作成した「Pouchitis内視鏡診断アトラス」には，所見の典型例が提示されており診断基準や治療指針もあわせて掲載されている．臨床症状とともに，内視鏡検査で炎症所見を拾い上げ，診断基準の軽度，中等度，重度の所見のどれに当てはまるかによって診断する（図1）．クローン病や外科的合併症の除外診断には，CT，MRIなどの画像所見が参考になる．感染性腸炎の否定には，便培養，CMVアンチゲネミア，CDトキシンの測定を加える．一方，内視鏡所見に乏しいirritable pouch syndrome（IPS），collagenous pouchitis，NSAIDs腸炎，感染性腸炎とのオーバーラップや異同の問題など解決されていない課題がある．

表1　回腸嚢炎診断基準 (文献4, 5より引用)

I. 概念

回腸嚢炎 (pouchitis) は，自然肛門を温存する大腸 (亜) 全摘術を受けた患者の回腸嚢に発生する非特異的炎症である．原因は不明であるが，多くは潰瘍性大腸炎術後に発生し，家族性大腸腺腫症術後の発生は少ないことより，潰瘍性大腸炎の発症機序との関連が推定されている．

II. 回腸嚢炎の診断

1. 項目

a) 臨床症状
　1) 排便回数の増加
　2) 血便
　3) 便意切迫または腹痛
　4) 発熱 (37.8度以上)
b) 内視鏡検査所見
　軽度　　浮腫，顆粒状粘膜，血管透見像の消失，軽度の発赤
　中等度　アフタ，びらん，小潰瘍*，易出血性，膿性粘液
　重度　　広範な潰瘍，多発性潰瘍*，びまん性発赤，自然出血
　＊staple line ulcerのみの場合は，回腸嚢炎の内視鏡所見とは区別して所見を記載する．

2. 診断基準

少なくとも1つの臨床症状を伴い中等度以上の内視鏡所見を認める場合．また臨床症状にかかわらず内視鏡的に重度の所見を認める場合は回腸嚢炎と診断する．除外すべき疾患は，感染性腸炎 (サルモネラ腸炎，カンピロバクター腸炎，腸結核などの細菌性腸炎，サイトメガロウイルスなどのウイルス性腸炎，寄生虫疾患)，縫合不全，骨盤内感染症，術後肛門機能不全，クローン病などがある．

III. 解説

初回診断には内視鏡検査が必要である．組織学的検査は回腸嚢炎の診断に必須ではない．

ただし，頻度はきわめて低いものの術後dysplasiaの発生が報告されており，内視鏡検査時には生検を考慮する．欧米ではMayo Clinicからpouchitis disease activity index (PDAI) が提唱されている．臨床症状，内視鏡所見，病理組織所見からなり点数形式となっている．その後，PDAIから病理組織所見を省いたmodified PDAIがCleveland Clinicから提唱されている．

臨床症状を有し内視鏡的に軽度の所見を認める場合は疑診とし，治療の必要性を考慮する．内視鏡所見が乏しいにもかかわらず臨床症状を伴う，回腸嚢炎とは別の病態 (irritable pouch syndromeとよばれる場合がある) も想定されている．

臨床経過により，一過性型 (1, 2回しか起こらず薬剤によく反応する)，再燃寛解型 (再燃と寛解をくり返す)，慢性持続型 (治療に抵抗し3カ月以上持続する) に分類される．

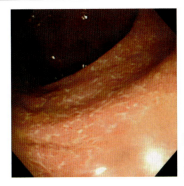

図1　回腸嚢炎難治例の内視鏡写真
軽度のびまん性発赤に加え，枝状不整形の多発性潰瘍を認める

 回腸嚢炎内視鏡検査時の注意点

内視鏡検査の前処置としてグリセリン浣腸を行うが，重症例では出血，穿孔の危険があり無理に行うべきでない．視診により肛門周囲のびらんや瘻孔の有無，指診により痛みや狭窄の程度など吻合部の状態を把握する．観察時には，洗浄，吸引，体位変換を行いくまなく観察する．生検では，穿孔と出血に十分注意する．anal transitional zoneおよび肛門管吻合の際の直腸粘膜の観察では，腫瘍性変化にも注意し必要に応じ生検する．

> **⚠ Pitfall**　症例の中にパウチ形成時のブリッジが残存する場合があり，無理に押し込まないように注意する．また，稀ではあるがパウチのJの字先端の盲端が拡張しblind loopが形成されている場合がある．

2 回腸嚢炎の治療（表2）

厚生労働省班会議で作成した治療指針を**表2**に記す．

治療の第1選択は，メトロニダゾール（500mg/日）またはシプロフロキサシン（400〜600mg/日）である．

❖【処方例】

- メトロニダゾール：フラジール®内服錠250mgを1回1錠，1日2回朝夕

  または

- シプロフロキサシン：シプロキサン®錠 200mg/回，1日2〜3回朝（昼）夕

通常，抗菌薬単剤あるいは2剤併用2週間投与により十分な治療効果が期待される．

これらの初期治療に十分な反応が得られない症例には，5-ASA，ステロイド注腸，ベタメタゾン坐剤などを加えるが，これらの治療は，排便状況によって困難な場合がある．

❖【処方例】

- **5-ASA注腸**

  メサラジン（ペンタサ®注腸）0.1〜0.4g/日

- **5-ASA坐剤**

  メサラジン（ペンタサ®坐剤）1g/日，1日1〜2回

- **ステロイド注腸**

  ベタメタゾン（ステロネマ®注腸）0.3mg/回，1日1〜3回

  または

  プレドニゾロン（プレドニン®）3.3mg/回，1日1〜3回

- **ベタメタゾン坐剤**

  ベタメタゾン（リンデロン®）0.5〜1.0mg/回，1日1〜2回

表2　回腸嚢炎治療指針（文献5より引用）

回腸嚢炎の診断はアトラスを参考にする．
1. メトロニダゾール（500mg/日）またはシプロフロキサン（400〜600mg/日）の2週間投与を行う．効果が不十分な場合は，2剤併用あるいはほかの抗菌薬を用いてもよい．
2. 抗菌剤治療抵抗例に対しては，可能であれば5-ASA注腸/坐剤，ステロイド注腸，ベタメタゾン坐薬などを加える．脱水を認める症例では補液を行う．これらの治療により効果が得られないか再燃寛解をくり返す場合は，専門家に相談し治療を進めることが望ましい．
3. 免疫調節薬，インフリキシマブ，血球成分除去療法が有効な場合がある．
4. 治療不応例は，感染性腸炎合併の可能性を再度考慮する．

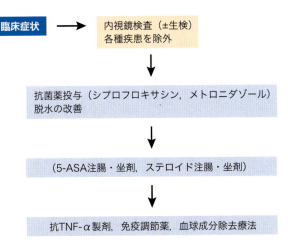

図2 回腸嚢炎診療の流れ

それでも改善が認められない場合には，抗TNF-α抗体製剤[6]，血球成分除去療法，免疫調節薬などが試みられる（図2）．これらの治療法の優劣は必ずしも明らかではないが，抗TNF-α抗体製剤のスケジュール投与が選択されることが多いようである[7]．その際には，結核や肝炎のスクリーニングを忘れないようにする（第4章3-7参照）．

回腸嚢炎症例の5～20％程度が難治例と想定されており，寛解導入・維持が難しい場合がある（MEMO参照）．抗菌薬の効果減弱や離脱困難症例が多い．寛解維持療法にプロバイオティクスVSL#3が有効とされるが，わが国では薬剤として使用できない[8]．抗菌薬依存例に対しメトロニダゾール250mg/回（1日1回朝）の隔日投与とし末梢神経障害などの副作用発現リスクを軽減する工夫などが試みられる．

> **MEMO 厚生労働省研究班による定義**
>
> ・「臨床的寛解」
> 　強力な治療*を中止し，診断基準にあげた臨床症状が消失した状態を1カ月間以上継続した状態を指す．内視鏡検査を施行した場合には，診断基準にあげた中等度以下の所見を認める状態とする．
> 　（*強力な治療とは，抗菌薬，プレドニゾロン，免疫調節薬，生物学的製剤，血球成分除去療法を指す）
>
> ・「難治」
> 　臨床症状および内視鏡検査による回腸嚢炎の診断ののち，抗菌薬をはじめとする治療に反応しない場合，治療薬剤の休薬が困難な場合，年に3回以上回腸嚢炎による臨床症状の増悪をきたす場合，を難治とする．難治の診断には，診断基準（表1）の感染症をはじめとする除外すべき疾患が否定されている必要がある．

POINT
- 回腸嚢炎は決して稀な疾患ではなく，臨床症状から本症を疑い内視鏡検査により診断を確定する
- 多くの症例では抗菌薬治療によく反応するが，難治例も認められる
- 難治例に対する治療法は確立しておらず，治療に難渋する場合も多い

文 献

1）Sandborn WJ, et al：Mayo Clin Proc, 69：409-415, 1994
　➡欧米を中心に広く使われている点数化による診断基準．組織検査が必要である．
2）Shen B, et al：Dis Colon Rectum, 46：748-753, 2003
　➡PDAIから組織所見を省いても診断が可能とする報告．
3）Heuschen UA, et al：Dis Colon Rectum, 45：776-788, 2002
　➡PDAIよりさらに多項目による点数性で，臨床所見，内視鏡所見，組織所見よりなる．
4）Fukushima K, et al：J Gastroenterol, 42：799-806, 2007
　➡厚生労働省研究班により編集された初版内視鏡診断アトラスの英語版と回腸嚢炎診断基準．
5）厚生労働科学研究費補助金　難治性疾患等政策研究事業「難治性炎症性腸管障害に関する調査研究」（鈴木班）潰瘍性大腸炎・クローン病診断基準・治療指針　平成27年度改訂版　p3
6）Herfarth HH, et al：J Clin Gastroenterol, 49：647-654, 2015
　➡回腸嚢炎およびクローン病様回腸嚢病変に対する生物学的製剤の治療効果に関するレビュー．
7）Viazis N, et al：J Crohns Colitis, 7：e457-e460, 2013
　➡難治性回腸嚢炎に対しインフリキシマブのスケジュール投与が有効であったとの報告．
8）Gionchetti P, et al：Gastroenterology, 119：305-309, 2000
　➡プロバイオティクスVSL#3が，回腸嚢炎の寛解維持に有効であったとの報告．

第7章 IBDエキスパートをめざして

4 小児IBD患者の診療

新井勝大

IBDの患者は世界的に増加しているが，小児においても同様で，乳児期発症の症例に出会うこともある．小児科医のIBD患者の診療経験の乏しさもあり，診断に時間がかかることが少なくない．また，免疫不全症などの基礎疾患ゆえにIBD様の症候をきたしていることもあり，正確な診断は容易でない．小児IBD患者の診療にあたっては，投薬の難しさ，成長障害そしてQOLの問題を十分に考慮する必要がある．

1 疫学

IBDはすべての年齢で発症するが，7.2～20％は小児期・思春期に発症するとされている．米国の多施設での小児IBD患者の解析では，18歳未満に診断された小児患者の6.1％が3歳未満で，15.4％が6歳未満であった．**若年発症のIBDでは，病変が大腸に限局されている症例が多く**，8歳未満の患者で63％で大腸限局病変を有していたが，8歳以上の小児患者で病変が大腸に限局していたのは35％にすぎなかった（$p < 0.0001$）とも報告されている[1]．また，**小児患者，特に若年発症例では，家系内発病率が高いことが知られている**．

2 小児IBDの診断

小児におけるIBDの診断には，欧州小児栄養消化器肝臓学会（ESPGHAN）で作成された診断指針であるPorto Criteria改訂版が広く用いられている[2]．

本指針では，**乳幼児であっても，IBDの診断には内視鏡検査と腸管粘膜の病理組織診断が不可欠であり，原則，全消化管の評価を行うこととなっている**．

クローン病は当然だが，潰瘍性大腸炎が強く疑われている患者であっても，大腸のみでなく，上部消化管内視鏡は行うべきで，小腸の画像評価も考慮されるべきとされている．内視鏡検査では，回腸終末部や食道を含む，全部位において複数の粘膜生検を行うことが標準的に行われる．小児においても，小腸病変の評価には，カプセル内視鏡とMRE（MR enterography：第3章5-2参照）が第一選択となっている（図1）．

小児期発症IBDの主な鑑別診断を表1に示す．特に乳幼児期に発症したIBD症例では，原発性免疫不全症に関連した腸炎をきたしている症例も経験することがあり，小児科医や免疫の専門家に相談して十分な免疫能の評価を行うことが重要である[3]．

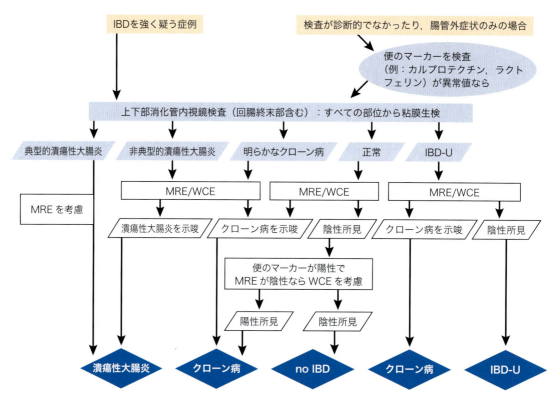

図1 IBDを疑わせる消化器症状もしくは腸管外症状を呈する小児・思春期患者の評価

MRE：magnetic resonance enterography, WCE：wireless capsule endoscopy（小腸カプセル内視鏡），IBD-U：IBD-unclassified
文献2より引用

表1 小児IBDの鑑別診断

- 感染性腸炎
  - カンピロバクター腸炎
  - サルモネラ腸炎
  - エルシニア腸炎
  - アメーバ性腸炎
  - サイトメガロウイルス腸炎
  - 腸結核
  など
- 好酸球性胃腸炎
- リンパ濾胞増殖症
- セリアック病
- 虚血性腸炎
- 腸管ベーチェット病・単純性潰瘍
- 自己免疫性腸症，IPEX症候群
- 免疫不全に伴う腸炎
  分類不能型免疫不全症，慢性肉芽腫症，Wiscott-Aldrich症候群，IL-10変異，X連鎖リンパ増殖症症候群 など
- 血管炎にともなう腸炎
  血管性紫斑病，結節性多発動脈炎 など
- 腫瘍性病変
  腸管リンパ腫 など
- 薬剤性腸炎
  NSAIDs など

MEMO　小児IBD患者における成長障害

　小児IBD特有の問題として成長障害がある．小児患者の診療においては，成長障害の評価のために，必ず，成長曲線を作成してもらいたい．成長障害はクローン病に合併することが多いが，原因として，①不十分な栄養摂取，②炎症性サイトカインの骨代謝への影響，③ステロイドの副作用があげられる．

　十分な成分栄養剤の使用と早期の免疫調節薬の導入により，ステロイドの使用を最小限にすることも，成長障害を予防し改善するうえで有用だが，インフリキシマブの導入や手術による病変切除は，成長の有意なキャッチアップをもたらす効果がある[4]．

3 小児IBDの治療

　小児IBDにおいても，成人と同様の治療が行われる．
　小児IBD研究会が提唱している潰瘍性大腸炎とクローン病の治療指針案の抜粋を図2，3に示す．詳細は，参考文献を参照されたい[5)6)]．小児におけるそれぞれの治療の利点と問題点を下記に列記する．

1) 栄養療法

　小児クローン病における栄養療法は，ステロイドと同等の寛解導入効果があり（80～90%），**病態のみでなく成長障害を有意に改善する**ことが知られており，本邦の小児クローン病治療の第一選択薬とされる．しかしながら，アドヒアランスの維持は容易ではなく，容易に再燃する症例も少なくない．一方で，成分栄養剤に頼りすぎた若年症例では，必須脂肪酸欠乏や微量元素の不足を呈することがあり，適切な補充療法に留意する必要がある．

2) 5-ASA製剤

　メサラジン錠とアサコール®錠は錠剤としての投与が必要となるため，若年者では内服に苦労することがある．そのため，若年症例では，メサラジン顆粒やサラゾピリン®を粉砕した細粒剤を使うことで，内服が容易となることがある．

3) ステロイド製剤

　成長障害をはじめとする有意な副作用を呈するため，特に小児患者では安易な使用と長期使用は慎むべきである．使用期間が長くなるときには，骨年齢，骨密度の評価を定期的に行ないながら，ステロイド中止のための代替療法を考慮すべきである．中心性肥満や多毛が学童期以降の患者にもたらす精神的ストレスは医療従事者が想像する以上で，投薬のアドヒアランスへの影響も大きい．

4) 免疫調節薬

　小児においても，AZA，6-MPの有用性は確立されており，特にステロイド依存性の患者では，免疫調節薬の開始をいたずらに遅らせる必要はない．しかしながら，近年，免疫調節薬使用，特に抗TNF-α製剤との併用によるリンパ腫発症のリスクの上昇が報告されており（第4章3-2参照），リスクとベネフィットを十分に説明したうえでの導入が望まれる．

5) 生物学的製剤（アダリムマブ，インフリキシマブ）

　IBDのうち，**通常の治療に対する反応が乏しい症例**，**ステロイド依存症例**，**外瘻併発クローン病症例**では，アダリムマブやインフリキシマブが適用される．罹病期間の長い小児患者の重症例においては，腸管合併症の予防の観点からも，粘膜治癒をめざしての生物学的製剤が使われることが増えている．また，成長障害の改善も期待できる[7)]ことから，骨端線が閉じる前の導入検討を要することもある．

6) 血球除去療法

　小児における大規模な臨床試験はいまだ待たれるところだが，血球除去療法が著効した小児IBD症例の報告は散在し，ステロイド依存性患者での再燃といった適応症例では積極的に考慮

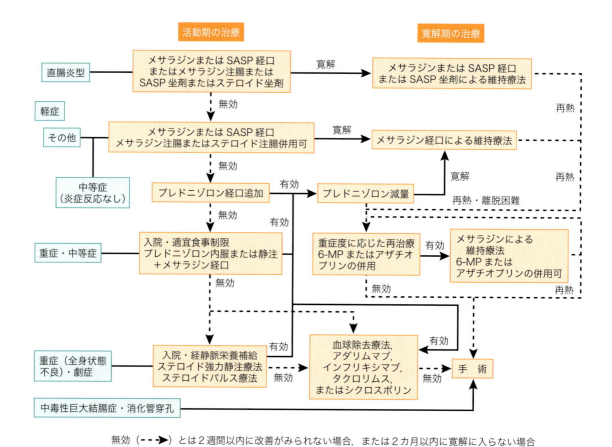

図2 小児潰瘍性大腸炎治療指針案
文献5を参考に作成

してよいと思われる．小児は血管が細径であることから，末梢脱血の流量維持に苦慮することが少なくなく，動脈ラインや中心静脈ラインの留置を必要とすることもある．複数回の治療を必要とするため，患者への負担を考慮しての施行が望まれる．

7）手術

　小児IBD患者における手術適応は，基本的に成人のそれと同様であるが，成長障害などの有意な合併症やQOLの低下をきたすステロイド依存症例も相対的手術適応症例とされる．若年発症症例における，全結腸型症例・難治症例の割合の高さ，長期罹患における発がんのリスクも，小児IBD患者の手術決定に重要な要素である．

　IBDの外科手術を経験している小児外科医は非常に少なく，思春期以上の小児患者では，成人のIBD専門外科医による手術が行われることが多い．手術の適応決定と，手術施行施設の決定には，外科医と小児科医の間で，十分な意見交換を要する．

> **MEMO** 小児IBD患者のQOLの評価と介入
> 　小児IBDの治療に際しては，内科的・外科的治療による疾患のコントロールに加え，QOLを改善し維持することが重要である．

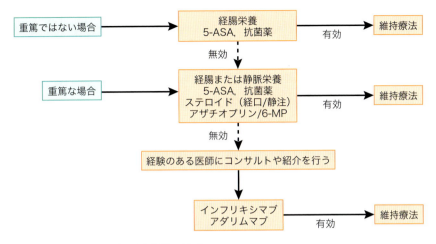

図3 小児クローン病：活動期の治療
文献8より引用

小児IBD患者QOLの評価のために，世界中で広く用いられている疾患特異的アンケート調査票であるIMPACT-Ⅲの日本語版が作成された[9]．特に思春期の患者は，他の児にない食事制限や，生活制限，また成長障害やステロイドなどの副作用による外見的問題に対して非常に敏感で，慢性疾患を受け止められていないことが多い．調査票による，QOLの低下原因の評価とそれに伴う対策は当然だが，主治医レベルでの対応が困難と思われたときには，精神科医や心理士によるサポートを考慮すべきである．

POINT

- 小児患者であっても，IBDが疑われた場合，すみやかな内視鏡検査と小腸画像検査による早期診断が重要である
- 治療は，原則成人と同様であるが，成長やQOLに配慮した治療方針の選択，錠剤などの内服の可否，内服アドヒアランス，副作用なども十分に考慮しての管理が重要である

文献

1) Heyman, MB, et al：J Pediatr, 146：35-40, 2005
   → 多施設共同でのレジストリーによる，小児IBD患者の病態の特徴の評価．
2) Levine A, et al：J Pediatr Gastroenterol Nutr, 58：795-806, 2014
   → 欧州の小児IBD診断基準．
3) 新井勝大：内科, 116：645-650, 2015
   → 小児IBDの臨床的特徴，診断，治療についてまとめた総説．
4) Heuschkel R, et al：Inflamm Bowel Dis, 14：839-849, 2008
   → 小児IBDにおける成長障害の治療に関するガイドライン．
5) 余田 篤, 他：日本小児科学会雑誌, 112：1870-1875, 2008
6) 田尻 仁, 他：日本小児科学会雑誌, 117：30-37, 2013
7) Hyams J, et al：Gastroenterology, 132：863-873；quiz 1165-1166, 2007
   → 小児におけるインフリキシマブ使用の効果と安全性を評価した前方視的他施設共同研究．
8)「小児・思春期のIBD診療マニュアル」（友政 剛/監，牛島高介, 他/編）, p138, 診断と治療社, 2013
9) 新井勝大, 他：小児炎症性腸疾患におけるQuality of Lifeの評価 日本語版IMPACT-Ⅲアンケート調査票の作成．日本小児科学会雑誌, 115：820-822, 2011

第7章 IBDエキスパートをめざして

5 IBDに随伴する発癌
1）潰瘍性大腸炎関連癌の診断，サーベイランス

大塚和朗

潰瘍性大腸炎患者の発癌率は健常者に比べ高い．若年患者が多いことに加え罹患者数が増加しているため，発癌は今後大きな問題となってくる．通常の大腸癌とは異なり，潰瘍性大腸炎関連癌では背景粘膜が炎症によって修飾されているため早期診断が容易ではない．サーベイランスを行い，積極的に発見する必要がある．

1 サーベイランスの背景

潰瘍性大腸炎患者に対して，以下のことから大腸癌に対するサーベイランスが必要である．
- 潰瘍性大腸炎，特に**長期経過例**や，**全大腸炎型**，**左側大腸炎型では発癌リスクが高い**
- 早期診断と治療にはサーベイランスが有用である
- 癌の累積発生率は10年で2.1％，20年で8.5％，30年では17.8％といわれる[1]

> **MEMO** 発癌リスクを上げる危険因子
> 潰瘍性大腸炎関連腫瘍は，寛解期粘膜にも発生するが，高危険群を認識することは重要である．
> - 長期罹患
> - 罹患範囲：全大腸炎型，左側大腸炎型
> - 慢性炎症の存在
> - 大腸癌の家族歴
> - 高度の炎症の反映である，炎症性ポリポーシス，狭窄，腸管短縮，鉛管状腸管
> - 欧米では，原発性硬化性胆管炎がいわれている
> - なお，5-ASA製剤，チオプリン製剤による大腸癌発生の抑制効果が報告されている

2 サーベイランスの方法

厚生省特定疾患難治性炎症性腸管障害調査研究班（1989年）によると以下のものが推奨されている．
- 7年以上経過した全大腸炎型，左側大腸炎型を対象とし，検査は寛解期に**年1回以上の全大腸内視鏡検査を施行する**

・隆起性病変，平坦隆起性病変からは必ず生検する．明らかな病変が認められないときには，全大腸から10cmごとに生検を施行する
・直腸温存術を施行された患者にも同様にサーベイランスを行う
・直腸の観察には反転法を用いる

　最近，米国消化器病学会，米国消化器内視鏡学会からSCENICコンセンサスが発表された[2]．これは，通常より希釈したインジゴカルミンを全大腸に撒布して病変の拾い上げを行うことを推奨している．

> **MEMO** **SCENICコンセンサス**
> 　米国を中心とした国際委員会で作成された．サーベイランス法については色素内視鏡を重視している．すなわち，通常内視鏡よりも高画質内視鏡の使用を，通常内視鏡使用時は，白色光観察より色素内視鏡を強く推奨している．また，高画質内視鏡使用時は，白色光観察より色素内視鏡を提案しているが，NBIを色素内視鏡の代わりにすることは提案していない．また，NBIを白色光観察の代わりにすることは提案しない，としている．

> **MEMO** **狙撃生検によるサーベイランス**
> 　10cmごとのステップ生検は効率が悪く，内視鏡機器の進歩から狙撃生検の有用性が検討されている．厚生労働省の班会議の検討では，発症後7年以上の全大腸炎型，左側大腸炎型を対象とし，通常内視鏡＋色素撒布による有所見部狙撃生検と下部直腸(Rb)からの1個の生検を行ったところ，ステップ生検による検出率に十分匹敵する結果だった．現在は，狙撃生検とステップ生検の2群を直接比較する研究が進行している．

> **コツ** **寛解期の検査**
> 　サーベイランスは，寛解期に行うことが望ましい．検査精度を上げるには，良好な前処置が必須である．活動期は発赤などの腫瘍類似病変が多くみられ，病変の発見が困難となり，前処置も不十分となりやすい．一方，活動期が長く荒廃した粘膜にこそ腫瘍ができやすいと考えられているが，そうした粘膜はそもそも寛解させることが難しい．

3　内視鏡所見

　潰瘍性大腸炎関連癌の過半は隆起性のものであり，注意深い観察による検出が可能なことが多い．
　また潰瘍性大腸炎関連腫瘍はしばしば多発する．1カ所にあればほかにもあるものと考えて検索を進める．

1）通常内視鏡

　厚生労働省班会議の作成したアトラスでは下記のように分類している[3]．

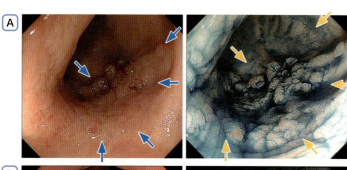

図1 潰瘍性大腸炎関連癌の内視鏡像

A) 発症15年の全大腸炎型30代女性の横行結腸遠位に発生した潰瘍性大腸炎関連癌．通常内視鏡（左）では発赤した丈の低い隆起性病変がみられた．インジゴカルミン撒布による色素内視鏡検査では，不規則な大小不同の結節とその周囲に軽度の隆起が認められた（右）．病理標本では，UC-Ⅳ，高分化型腺癌であった

B) 発症20年の全大腸炎型60代男性の下部直腸に発生した潰瘍性大腸炎関連癌．通常内視鏡では発赤が認識された（左）．インジゴカルミン撒布による色素内視鏡検査では，わずかに陥凹した部分をもつ周囲と異なる粘膜模様の領域として認識された（右）．病理標本では，UC-Ⅳ，高分化型腺癌であった

- 明らかな隆起性病変
- 丈の低い隆起性病変（図1A）
- 平坦病変
- 陥凹病変（図1B）
- 複合型病変：丈の低い隆起性病変＋明らかな隆起性病変　など
- その他の注意すべき所見：狭小化

2）色素内視鏡

　　色素内視鏡観察では，表面の微細な凹凸が認識できるため，検出の上乗せ効果が報告されている．特に前述のSCENICコンセンサスでは重要視されている．

4 病理診断（表1，表2）

　　潰瘍性大腸炎粘膜は，背景粘膜が炎症性変化を伴うため，腫瘍による異型と炎症異型や再生異型との鑑別が難しく，腫瘍・非腫瘍の診断が困難なことがある．また生検では組織の量が少ないため判定が困難なことがあり，診断目的のEMR（内視鏡的粘膜切除術）やESD（内視鏡的粘膜下層剥離術）による大きな検体で診断できることもある．周囲組織との比較も重要であり，明らかに非腫瘍と考えられる部位からの病理標本採取も有用である．また，潰瘍性大腸炎関連腫瘍では，表面の性状が必ずしも深部の状態を反映していない．表層の異型度が低くLGD相当であっても，深部に浸潤している例がしばしばみられるので注意を要する．

> **MEMO** 潰瘍性大腸炎関連腫瘍の組織学的特徴
> - 低分化腺癌，粘液癌などの未分化型腺癌の頻度が，孤発性癌に比し高い
> - 浸潤性発育を示すものが，少なくない
> - 粘膜内腫瘍では，表層分化を示すもの，複数の種類の分化細胞が豊富にみられるもの，分化細胞に乏しいもの，細胞異型が弱いものなどの特殊パターンを示す[5]
> - HE染色のみならず，Ki-67やp53の過剰発現といった特殊染色も併用して診断する必要がある

表1 潰瘍性大腸炎（UC）に出現する異型上皮の病理組織学的判断基準

UC-I	炎症性変化
UC-IIa	炎症性か腫瘍性か判定に迷う変化 炎症性変化がより疑われるもの
UC-IIb	炎症性か腫瘍性か判定に迷う変化 腫瘍性変化がより疑われるもの
UC-III	腫瘍性変化であるが，癌とは判定できないもの
UC-IV	癌

厚生省特定疾患難治性炎症性腸障害調査研究班，1994

表2 Riddellによる定義

非腫瘍性	正常粘膜
	非活動性腸炎
	活動性腸炎
判定困難	非腫瘍性の可能性が高い（炎症性の可能性が高い）
	不明
	腫瘍性の可能性が高い
腫瘍性	低異型度dysplasia（LGD）
	高異型度dysplasia（HGD）

文献4より引用

 病理診断の重要性

　平坦なdysplasiaには，内視鏡による検出がきわめて困難なものがある．現段階では病理診断が潰瘍性大腸炎関連腫瘍のgold standardであり，生検を躊躇すべきではない．病理医には臨床情報を伝え，潰瘍性大腸炎関連腫瘍を疑う場合はHE染色のみではなく，p53やKi-67などの特殊染色を適宜追加してもらう．周囲粘膜からの生検も重要である．生検標本では診断困難な場合もあり，疑わしい病変があれば検査間隔を短縮して再検する．

5 治療方針（図2）

　大腸癌合併潰瘍性大腸炎，HGD，隆起性LGDは外科手術（大腸全摘）が基本となる．
　平坦なLGDでは厳重な経過観察，完全生検を兼ね内視鏡的切除，外科手術が選択肢となる．ただし，内視鏡的切除は，炎症や線維化のため困難なことが多い．
　前述のSCENICコンセンサスでは，内視鏡的切除が可能なポリープ状病変の切除後は，大腸切除よりもサーベイランス大腸内視鏡を強く推奨している．また，内視鏡的切除が可能な非ポリープ状病変の切除後は，大腸切除よりもサーベイランス大腸内視鏡を弱く推奨している．消化管病理医に確定診断された内視鏡的に認識できない異形成がある場合は，高画質の色素大腸内視鏡によるIBDのサーベイランスに長けた内視鏡医に紹介することを弱く推奨している．

> **MEMO 大腸癌の治療**
> 　潰瘍性大腸炎関連腫瘍の治療原則は大腸全摘である．背景粘膜も前癌病変となっていること，早期診断が容易ではないこと，再手術が困難であることを考えると，大腸粘膜を残さないことが安全である．一方，平坦なLGDは，発癌の高危険群ではあるが大腸切除すべきかは今後の検討課題である．

 孤発性腫瘍と潰瘍性大腸炎関連腫瘍

　非炎症性粘膜を背景粘膜とする通常の大腸腫瘍の治療の原則は局所治療であり，病変そのものが切除できれば十分である．一方，潰瘍性大腸炎関連腫瘍では，同時性，異時性に多発することから大腸全摘が選択される．治療方針が大きく異なるので両者の鑑別は重要である．潰瘍性大腸炎粘膜内に発生したものか，さらに肉眼形態や，pit pattern，p53タンパクの過剰発現の有無などを考慮して診断するが，鑑別困難なことも少なくない．

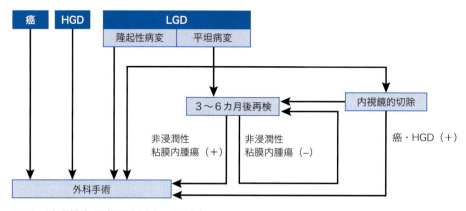

図2 潰瘍性大腸炎関連腫瘍への対応

POINT

- 対象患者は大腸内視鏡検査によるサーベイランスを年1回以上施行する
- 多発病変がしばしばみられる
- 疑わしい所見があれば生検を施行する
- 生検でLGDでも進行癌のことがあり，表面は必ずしも全体を反映していない

引用文献

1) Eaden JA, et al：Gut, 48：526-535, 2001
  ➡ 潰瘍性大腸炎関連癌に対するメタアナリシスの基本文献．発癌の危険度について必ず引用される．
2) Laine L, et al：Gastroenterology, 148：639-651.e28, 2015
  ➡ 炎症性腸疾患に伴う大腸腫瘍のサーベイランスと取扱いに対するデータに基づく国際コンセンサス．
3) 難治性炎症性腸管障害に関する調査研究班 癌化「サーベイランス法の確立」プロジェクト研究グループ：潰瘍性大腸炎サーベイランスアトラス，2006
  ➡ 内視鏡診断のアトラスとして，厚生労働省班会議で作成された，参照すべき文献．
4) Riddell RH, et al：Hum Pathol, 14：931-968, 1983
5) 味岡洋一，他：INTESTINE, 19：336, 2015
  ➡ 潰瘍性大腸炎関連腫瘍の病理診断について解説されている．

参考文献

1) 岩男 泰，他：内視鏡検査からみた colitic cancer の初期病変―拡大内視鏡を中心に．胃と腸，49：1464-1478, 2014
  ➡ 詳細な初期病変の内視鏡写真が提示され注意すべき所見が解説されている．
2) Soetikno R, et al：Gastrointest Endosc Clin N Am, 24：483-520, 2014
  ➡ 欧米からのアトラス．
3) Van Assche G, et al：J Crohns Colitis, 7：1-33, 2013
  ➡ 潰瘍性大腸炎診療での潰瘍性大腸炎関連腫瘍を含む諸問題に対する欧州のコンセンサス．

第7章 IBDエキスパートをめざして

5 IBDに随伴する発癌

2）クローン病における直腸・肛門管癌の診断

池内浩基，内野 基

> 以前は稀とされていたクローン病の発癌症例は，本邦において，ここ10年で急激な増加を示している．本邦の症例での特徴は直腸肛門病変に合併する症例が多数を占めていることである．長期間炎症が持続した痔瘻や肛門管の病変は，すでに狭窄を生じていたり，疼痛を伴う病変が多く，十分なサーベイランスを行うことができない[1)2)]．そのため，確定診断時には進行癌が多く，予後不良である．

1 直腸・肛門管癌の診断法

1）まず疑うこと

　クローン病の直腸・肛門管癌の症例は，肛門病変を有するクローン病患者の病悩期間が長くなってきていることもあり，近年各施設ともに報告例が増加している．**10年を超える直腸肛門病変を有する症例は，いつ発癌してもおかしくない**という認識をもつことが重要である．少なくとも1年に1回は専門医を受診させ，内診および画像検査を行うべきである．

2）実際の診断法

　診断法の実際を図1に示した．症状の変化，特に**分泌物の増加や急激な疼痛の増強は危険信号**であるが，このような症状が出現した症例はすでに進行癌である可能性が高い．
- **直腸指診**：疼痛が強い場合や強度の狭窄を合併している症例では不可能である．瘻孔を合併している症例では，可能であれば，**瘻孔上皮を掻爬して病理検査を行う**．腫瘤を形成している症例では原則的に麻酔下の生検が必要である．
- **内視鏡検査**：肛門管の狭窄がなければ，行うことができる．疑わしい病変がなくても直腸の生検は行っておくべきである．
- **CT/MRI検査**：可能であれば，MRI検査が望ましい．瘻孔の走行や膿瘍の部位の診断が可能である．良性，悪性の診断は不可能であるが，図2に示したように，MRIのT2強調画像で，多房性の嚢胞様所見が得られた場合は粘液癌の合併を強く疑うべきである．
- **FDG-PET検査**：クローン病の直腸肛門病変に合併する発癌症例の組織型は粘液癌が多い．粘液癌でのFDGの集積率は41～58％と報告されており，偽陰性が多い．一方，FDGは炎症部位にも集積されるため，活動性の直腸肛門病変にも集積され，偽陽性も多くなる．そのため，クローン病の直腸肛門病変の癌合併診断には有用ではない．
- **生検**：最終的な確定診断にはやはり生検が必要である．硬結を伴う病変では，麻酔下に，硬結そのものの生検を行う．瘻孔病変では，できるだけ深部から掻爬を行い，組織を十分量，

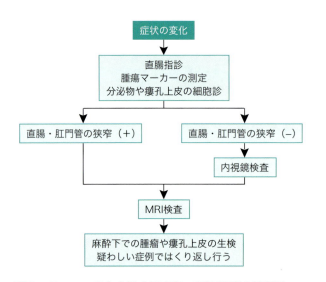

図1 クローン病を合併する直腸・肛門管癌の診断法

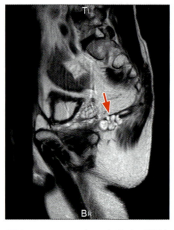

図2 クローン病の痔瘻癌(粘液癌)のMRI T2強調画像
多房性の嚢胞様所見を呈している(→)

病理検査に提出する.粘液の増加や,疼痛の増強など,臨床症状を伴う症例では一度陰性でも,数回くり返して行うことが重要である.

 Pitfall
> 抗TNF-α抗体製剤(インフリキシマブやアダリムマブ)は肛門病変の膿瘍ドレナージ後投与することにより,奏効する症例が多いことは日ごろよく経験する.注意しなければならないのは肛門管や下部直腸に狭窄病変を合併している症例である.これらの症例に抗TNF-α抗体製剤を用いても,奏効する症例がほとんどないことと,狭窄病変に癌を合併していた症例もあることから注意が必要である.

MEMO クローン病には痔瘻癌が多い.これは必ずしも正しい表現ではない.クローン病には肛門管癌が多い.これが正しい.大腸癌取扱い規約にもあるように,肛門管癌のなかには直腸型,肛門腺由来,痔瘻癌の3つが含まれる.実際の症例を検討してみると,肛門管癌の直腸型の頻度が高いことに気づく.

POINT

- 直腸肛門病変が合併して10年以上経過する症例の,直腸・肛門管癌合併症例が増加している
- 粘液の分泌増加や,急激な疼痛の増強は進行癌を合併している可能性がある
- 癌の合併を疑う症例では,一度陰性でもくり返し生検をすることが望ましい

引用文献

1) Friedman S:Gastroenterol Clin North Am, 35:621-639, 2006
   ➡ リスクファクター,好発部位,サーベイランスの有用性などが消化管の部位別に述べられており,有用なレビュー.
2) 篠崎 大:日本大腸肛門病学会雑誌, 61:353-363, 2008
   ➡ 本邦報告例のレビューである.クローン病に合併する発癌症例の好発部位が欧米と本邦で異なることが記載されている.

参考文献

・クローン病肛門病変のすべて:診断から治療まで〔厚生労働科学研究費補助金難治性疾患克服研究事業「難治性炎症性腸管障害に関する調査研究」班(渡辺班)〕,平成23年度報告書 別冊, 2011
   ➡ クローン病の直腸肛門病変に合併する発癌症例だけでなく,一般的な病変も収載されており,日常診療に役立つ.

第8章 臨床力を鍛えるCase Study

1 潰瘍性大腸炎

症例提示：ステロイド投与に反応しない潰瘍性大腸炎の一例

吉村直樹

【患者】 40歳，男性，調理師

【主訴】 下痢，血便，腹痛

【既往歴】 境界型糖尿病（食事療法のみ）

【家族歴】 特記すべきことなし

【嗜好歴】 喫煙：20本/日×20年，飲酒：機会飲酒

【現病歴】 2013年6月，下痢，血便が出現し近医受診．左側大腸炎型の軽症潰瘍性大腸炎と診断されペンタサ®3.0g/日内服にて軽快，以後ペンタサ®3.0g/日内服にて寛解維持されていた．9月中旬より血便，下痢が再度出現，ペンタサ®を4.0g/日に増量して経過を見るも症状軽快しないため10月上旬当院を紹介受診．大腸内視鏡検査にて直腸からS状結腸にかけ全周性に発赤，びらんが散在（図1）しており，ペンタサ®をアサコール®3.6g/日に変更，注腸製剤を併用して2週間経過を見るも症状の改善を認めず（実は患者は多忙で注腸製剤は全く使用していなかった）．本人の希望もありプレドニン®40mg/日を1週間内服するも改善せず，血便，下痢，腹痛が増悪し全身状態不良となったため10月下旬に入院となる．

【入院時現症】 身長：178cm，体重：58.8kg（3カ月で5kg減少），血圧：120/74mmHg，脈拍：88/分・整，体温：37.7℃．血便8～10行/日，全身状態不良，腹部平坦で軟，腹痛あり，筋性防御・反跳痛なし

【入院時検査所見】 採血データ：表1，腹部単純X線：図2

【入院後経過】 絶食・完全静脈栄養（TPN）管理とし，プレドニン®40mg静注を3日間継続するも症状改善せず．入院後に施行した大腸内視鏡検査所見を示す（図3）．また，入院時の血中サイトメガロウイルス抗原は陰性，便培養も陰性であった．Rachmilewitzの活動性指数（CAI：表2）に基づく入院時の評価を表3に示す．発症から入院後内視鏡施行までの経過を図4に示す．

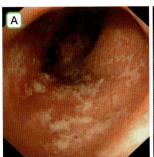 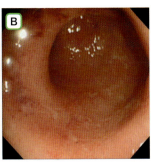

図1　外来受診時大腸内視鏡所見
A）S状結腸，B）直腸
盲腸から下行結腸は病変を認めず

表1　血液検査所見

血算	WBC	12.97×10³/μL	生化学	TC	126mg/dL
	RBC	403×10⁴/μL		Glu	132mg/dL
	Hb	12.5g/dL		HbA1c（NGSP）	6.7
	Ht	37.9%		BUN	9mg/dL
	Plt	47.4×10⁴/μL		Cre	0.9mg/dL
生化学	TP	6.9g/dL		Na	134mEq/L
	Alb	2.9g/dL		K	4.5mEq/L
	AST	20IU/L		Cl	97mEq/L
	ALT	20IU/L		Fe	20μg/dL
	LDH	237IU/L		CRP	4.5mg/dL
	ALP	379IU/L		ESR	58mm

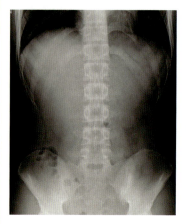

図2　入院時腹部単純X線所見

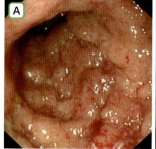 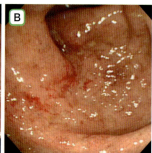

図3　入院時大腸内視鏡所見

A）下行結腸，B）S状結腸
盲腸から横行結腸は病変を認めず

表2　Rachmilewitzのclinical activity index（CAI）

1．1週間の排便回数	スコア	4．腹痛／腹痙攣	スコア
<18	0	なし	0
18〜35	1	軽度	1
36〜60	2	中等度	2
>60	3	高度	3
2．血便（1週間の平均に基づく）	スコア	5．大腸炎に起因する体温上昇（℃）	スコア
なし	0	37〜38	0
少量	2	>38	3
多量	4	6．腸管外合併症	スコア
3．評価者による症状に関する一般状態	スコア	虹彩炎，結節性紅斑，関節炎（おのおの3点とする）	
良好	0	7．臨床検査所見	スコア
普通	1	赤沈>50mm/時間	1
不良	2	赤沈>100mm/時間	2
かなり不良	3	ヘモグロビン<100g/L	4

軽症：CAI＝5〜6，中等症：CAI＝7〜11，重症：CAI≧12

表3　入院時の重症度の評価

	スコア
1. 1週間の排便回数：8〜10行/日	3
2. 血便：少量	2
3. 一般状態：不良	2
4. 腹痛：中等度	2
5. 体温：37.7℃	0
6. 腸管外合併症：なし	0
7. 検査所見（血沈）：58mm/時間	1

CAI：10

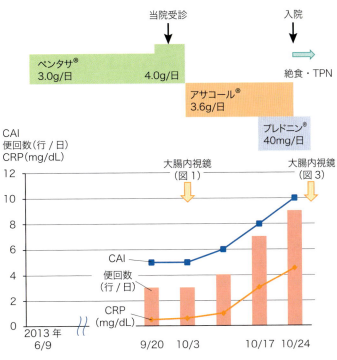

図4　症例経過

この患者をどう診る？

Strategy 1 わたしはこう考える

市川仁志

診断名： 中等症の左側大腸炎型潰瘍性大腸炎でステロイド抵抗例である

治療指針： 病勢が強く，全身状態不良で重症に近い中等症であることから，プレドニン® 40mgの静注にタクロリムス経口投与を追加する

1 その考えに至った根拠

　潰瘍性大腸炎の治療方針を決定するには，少なくとも**活動性**と**罹患範囲**を把握する必要がある．この症例の場合には横行結腸より口側には病変を認めないことから，罹患範囲は左側大腸炎型である．活動性は臨床症状といった主観的な評価項目と血液検査所見，内視鏡所見といった客観的な評価項目をあわせて評価するのであるが，臨床症状においては排便回数，血便や腹痛の程度はもちろん，全身症状（**体重減少**あるいは発熱）に留意する．これらの症状を認める場合には活動性が高く，今後，病状が急速に悪化する可能性があるからである．

　本症例も Rachmilewitz index（CAI）は10点と中等症に相当するが，上記症状を認めることから早急に炎症を鎮静化させる必要がある．プレドニン® 40mg/日を内服，静注あわせ10日間投与しても明らかな改善が得られていないことから，ステロイド抵抗例である．中等症の左側大腸炎型潰瘍性大腸炎に対するステロイドの適正な投与量は経口プレドニン® 30〜40mg/日である．

2 治療方針の立て方

　炎症性腸疾患（IBD）診療ガイドライン2016では，ステロイド抵抗性の中等症潰瘍性大腸炎患者に対して，**タクロリムス（プログラフ®）や抗TNF製剤（レミケード®点滴静注，ヒュミラ®皮下注射）**が推奨されている．血球成分除去療法もステロイド抵抗例に対する寛解導入効果を有するが，上記2つの治療法と比べると治療効果の出現が遅く，**重症度がそれほど高くない中等症の症例が血球成分除去療法の最も良い適応である．**

　本症例は活動性（重症に近い中等症）のほか，全身状態や病勢を考慮すると，血球成分除去療法ではなく，タクロリムスの経口投与あるいは抗TNF製剤の投与を選択すべきである．ステロイド抵抗例におけるタクロリムスと抗TNF製剤の有効性について比較検討した報告はないが，**海外ではタクロリムスと同じカルシニューリン阻害薬であるシクロスポリン（サンディミュン®）とインフリキシマブ（レミケード®）の短期治療効果に関しては同等であるとの報告がある**[1]．現在，本邦ではタクロリムス経口投与とインフリキシマブ点滴静注の比較試験（UMIN試験ID：000010612）が実施され，解析中である．現状ではステロイド抵抗難治例におけるタクロリムス経口投与と抗TNF製剤の選択は主治医の経験や**自施設でタクロリムスの血中濃度測定が可能か**など施設の特性に委ねられているが，寛解導入後の維持療法をみすえて

寛解導入療法を選択すべきである．タクロリムス経口投与で寛解導入すれば，免疫調節薬で維持療法を行い，抗TNF製剤で寛解導入すれば，同じく抗TNF製剤で維持するのが一般的である．

　本症例の場合，5-ASA製剤（ペンタサ®）で寛解維持をされていたことから，寛解導入後は免疫調節薬あるいは抗TNF製剤による寛解維持療法を行うことになる．タクロリムスと抗TNF製剤で治療効果に差がないのであれば，経口薬であるタクロリムスで寛解導入を行い，免疫調節薬による維持療法を選択する．

3 患者さんへの説明の流れ

- 治療の基本は薬物療法が主体の内科的治療である．内科的治療は効果がなければ，段階的に強力な治療へと移行していく．
- 本症例はステロイド抵抗例である．ステロイド抵抗例の治療には血球成分除去療法，タクロリムスの経口薬あるいは抗TNF製剤がある．
- 血球成分除去療法はその他と比べ，治療効果の出現が遅く，重症度が高いステロイド抵抗例では治療効果が劣る．
- 現在，タクロリムスと抗TNF製剤とでは有効性はほぼ同等ではないかと考えられている．
- タクロリムスと抗TNF製剤それぞれの副作用（第4章3-5，7，8を参照）と，抗TNF製剤はその薬理特性上，継続投与が必要である．

4 治療上の注意点

　本症例のような中等症でも病勢の強いステロイド抵抗例の場合には，内科的治療に不応で手術へ移行する可能性がある．内科的治療の限界を誤り手術時機を逸すると感染症や縫合不全など合併症のリスクが高くなることから，外科医師と連携し治療にあたっていくことが望ましい．

文　献

1) Laharie D, et al：Lancet, 380：1909-1915, 2012

Strategy 2 わたしはこう考える

石黒　陽

治療方針：シクロスポリン持続静注

1 治療方針に関するアルゴリズムについて
― 歴史的経緯と知っておくべきポイント

1）ステロイド治療の歴史的経緯

　潰瘍性大腸炎に対するステロイド治療は，1950年前後よりControlled studyの報告があり，プラセボでは30〜40％の反応であったのに対して，ステロイドでは70〜90％の反応であり，予後が改善した[1)2)]．劇症型，中毒性巨大結腸症，穿孔例では予後不良であり，周術期を含め，致死率が高く，予後不良であった．以上の歴史的経緯から，外科適応の判断を誤ることなく，重症度別に分類のうえ，ステロイド投与量を決定し，効果を判定するというアルゴリズムが構築された．これに大きく寄与したのがTruelove, Wittsらのグループ[1)2)]であり，本邦の厚生労働省難治性炎症性腸管障害調査研究班治療指針案もTrueloveとWittsらの重症度分類[2)]に準じている．その後の欧米からの臨床試験に関する報告は現在も重症度ごとの比較対照試験が行われており，さらにステロイドに対する反応性を加味したデザインとなっている．Mayo clinicからのコホート研究によれば，潰瘍性大腸炎15％の患者にステロイド静注療法が必要となり，そのうち反応するのは60％前後である[3)]．

2）ステロイド依存例・抵抗例に対する治療法の選択

　平成14年度厚生労働省難治性炎症性腸管障害調査研究班「潰瘍性大腸炎難治例の定義」で，**ステロイド依存例とはステロイド漸減中に再燃した症例**であり，**ステロイド抵抗例とは急性期に中等症，重症のいずれであってもステロイド1〜1.5mg/kgの投与で1〜2週間で効果のない症例**としている．難治例の定義は，血球成分除去療法，シクロスポリン，タクロリムス（プログラフ®），さらに生物学的製剤の適応を決定するうえで重要である．治療の選択肢の増えた最近では，中等症のなかで病勢を分類し，適応を考えて使い分ける工夫がなされつつある．

❶シクロスポリン，タクロリムス

　重症抵抗例に対する選択薬としては，1990年前後からのシクロスポリンがあげられる[4)]．重症潰瘍性大腸炎の重症例における寛解導入率が改善し，ステロイド反応性を評価したうえで，外科手術を念頭に置きながらシクロスポリンを開始する．効果を短期間で判定し反応が得られれば，さらに8週間投与し中止するというストラテジーが構築されている．より最近では，本邦から難治性潰瘍性大腸炎に対して経口タクロリムス水和物の粘膜治癒効果が報告され，難治例に対する治療法として加わった．

❷血球成分除去療法

　本邦ではステロイド抵抗性・依存性潰瘍性大腸炎に対する血球成分除去療法が選択できる．血球成分除去療法は，重症のステロイド抵抗性潰瘍性大腸炎では不応例が66％であるのに対

して，中等症の抵抗例では寛解導入率86％であった[5]．最近では週1回という保険適応が解除され，週2回以上行うintensive CAPの効果も報告されている．特にdaily GMAでは効果判定が1週間で可能となり，中等症全体で寛解導入率は約55％に認められているという報告がある．各施設のさまざまな工夫と報告から，より早期に，軽症に近い症例ほど効果が得やすいことが認知されつつある．

❸生物学的製剤

インフリキシマブ（レミケード®），アダリムマブ（ヒュミラ®）といった生物学的製剤に関しては大規模な臨床研究をもとにした海外からの主要な報告により粘膜治癒達成のエビデンスは構築されているが，偶発的に1次無効である可能性，投与時反応出現の可能性，効果判定までの期間の厳密な規定がないことが問題としてあげられる．これらの問題が生じなければより長期に，単剤で疾患をコントロールできる可能性がある．最近はトラフ値と抗体出現の有無で効果を予測する試みが種々報告されている．

インフリキシマブはステロイド抵抗例における手術回避効果はシクロスポリンとほぼ同等であることが報告されているので，より重症に近い本症においても適応となりうる．

アダリムマブは抵抗例というより依存例に対してステロイド漸減効果が証明されており，中等症でもより軽症に近い症例で長期の安定に向いている可能性がある．

2 本症例はどこに位置するか？

POINT

〈潰瘍性大腸炎の重症度判定（厚生労働省研究班による治療指針）〉

- ①排便回数6行/日以上と②顕血便で，さらに全身状態の③37.5度以上の発熱と④90回/分以上の頻脈のいずれかの存在と，⑤Hb値10.0g/dL以下の低下または⑥赤沈亢進（30mm/時間以上）のいずれかをあわせて6項目中計4項目陽性であれば重症である
- さらに重症の基準を満たしかつ15行/日以上の下痢，38度以上の発熱，1万/μLの白血球増多，強い腹痛の5項目すべてがあれば劇症である

本症例においては①③⑥の3項目が該当するのみで中等症となる．図4の症例経過に示されているように病勢は増悪しつつあり重症となる可能性も視野に入れつつ全身管理，治療法を選択する．本症ではこれをかんがみて入院，TPNに踏み切ったと考えられる．

本症例は40mg/日のプレドニン®投与7日目で排便回数，血便，Hb値，赤沈，発熱，頻脈に改善がない．腹部X線上小腸ガスの停滞と巨大結腸症を示唆する拡張や下行－S状結腸壁肥厚などは認めない．この段階で重症ではなく，手術適応ではない．

くり返すが治療の選択肢の増えた最近では，中等症のなかでの病勢の判定を規定し，適応を考えて使い分ける工夫がなされつつある．

本症例はRachmilewitzの活動性指数を用いて評価されており，7〜11の中等症のなかで10であることが示されている．

今後の治療方針としての選択肢としては，最悪外科療法に踏み切ることを念頭に置きながら，以下の内科治療が考えられる．

ステロイドの増量に関しては効果が得られる可能性があるものの，他の選択肢のある現在で

は確率的に有意に高いとはいえず，ステロイド総投与量の増える可能性も危惧されること，経験上効果が得られたとしても長期間の投与となることが多く，中等症で40mg/日×1週間で抵抗性であれば，他の選択肢を選ぶ方が安全である．血球成分除去療法では先に述べたように最も効果が得られやすい時期を過ぎている可能性が高い．タクロリムスの経口投与は1回0.025mg/kg，1日2回から増量しトラフ値を初期の目標血中トラフ値として10～15ng/mL以上に乗せることが推奨されている．経験的には高齢者で腎機能の低下のない症例では6mg/日を2分割で投与することから始めているがそれでも1週間は要する．外注でしか血中濃度を測定できない施設も多い点と，3カ月間の投与に限定されているため次の薬剤を考慮する必要がある点で，一般病院ではやや煩雑となる．インフリキシマブは重症潰瘍性大腸炎にも適応が認められたが，反応性と効果判定までの時間の詳細はまだ明らかでないものの手術回避効果においてシクロスポリンと同等であることから適応となりうる．本症例は重症ではないが，**シクロスポリン持続静注**は効果が数日以内に現れることが多く，改善が望める．

3 患者への説明のポイント

外科手術に関して，現段階では可能性が低いものの，種々の治療に抵抗性である場合には可能性があることをあらかじめ説明しておく．

また治療薬剤の選択の幅が広がったものの，それぞれの治療薬の優劣は決定的でなく，個々の症例によって反応が異なることは否めない．そこで，なるべく早く寛解導入に至る薬剤に出会えるように，ともに努力していく旨を伝える．

特に難治例における2nd lineの薬剤で効果が得られなかった場合，学会報告レベルではあるが，3rd line薬剤で効果が得られるのは約50％程度であることを踏まえる．

また，より長期的展望にたって，維持療法についても十分な説明を提供し，選択の機会を共有する．

若年者も多いため，社会的背景の影響も大きく，入院期間・年齢・学業・受験・就職・副作用・予後・妊娠などに与える影響について十分考慮する．

4 考察

中等症ステロイド抵抗例においてはインフリキシマブ，タクロリムス，血球成分除去療法が候補となりうる．おのおのの効果は構築されているが，選択の順番と組合わせによる優劣に関するエビデンスはないのが現状である．学会発表による報告，自験例などを参考にするならば，難治例に対する上記治療の効果は40～60％以上であるが，無効だった場合の3rd lineの効果はおよそ50％程度である．

本症例においてはインフリキシマブをまず選択してもよいが，効果のない25～40％に入る可能性は残ることと，いつまでに効果判定を行うのかはガイドラインにも示されていないので，各医師の裁量に委ねられるのが現状である．自験例では慢性持続例以外の難治例におけるステロイド＋シクロスポリン持続静注で粘膜治癒達成率は約90％であり，効果発現に要する日数も数日で，免疫調節薬へのbridgeにより長期間安定であることから，病勢の悪化傾向にある重

症に近い中等症であれば十分考慮してもよいと考える．またインフリキシマブが無効であれば3rd lineとして考慮してもよい．いずれの場合も免疫調節薬へのbridgeを考慮し，同時に開始してもよい．

最後に，同時に複数の治療法を選択することは，安全性が担保されている場合に限るべきである．

■文　献
1) Truelove SC & Witts LJ：Br Med J, 2：375-378, 1954
2) Truelove SC & Witts LJ：Br Med J, 2：1041-1048, 1955
3) Lichtiger S, et al：N Engl J Med, 330：1841-1845, 1994
4) Faubion WA Jr, et al：Gastroenterol, 121：255-260, 2001
5) Sawada K, et al：Am J Gastroenterol, 100：1362-1369, 2005
6) Ishiguro Y, et al：J Gastroenterol, 34：66-74, 1999
7) Ishiguro Y, et al：Clin Immunol, 120：335-341, 2006
8) Satoh Y, et al：Am J Physiol Gastrointest Liver Physiol, 297：G514-G519, 2009
9) Sakuraba H, et al：Biochem Biophys Res Commun, 359：406-412, 2007

Strategy 3　実際の治療

吉村直樹

診断名：　ステロイド抵抗性の中等症潰瘍性大腸炎
治療方法：プレドニン® 無効→レミケード® を追加投与，寛解導入後はサラゾピリン® とレミケード® による維持療法を行う

潰瘍性大腸炎の治療方針を決定するためには的確な病勢把握が必要である．そのためには**臨床症状および血液データから重症度**を，また**内視鏡所見から病変範囲と潰瘍の深さを評価**することが重要である．

本症例は入院時，血便8～10行/日，微熱，軽度貧血を認め，CRPや血沈などの炎症所見高値などよりRachmilewitzのclinical activity index（CAI）[1]は10となり重症に近い中等症潰瘍性大腸炎と診断される．低栄養を認め，また全身状態も不良であるので**絶食・完全静脈栄養（TPN）管理として腸管の安静と栄養状態の改善**をはかることがまず必要である．

1　診断に至るまで

外来で5-ASA製剤に加え，プレドニン® 40mg/日を1週間経口投与したが症状の改善を認めず，むしろ増悪したため入院治療とした．全身状態が不良なため，絶食・TPN管理としプレドニン® 40mgを静注投与してさらに3日間経過を見たが症状の改善を認めていない．平成27年度厚生労働省難治性炎症性腸管障害に関する調査研究班の診断基準によれば，**ステロイド（PSL）抵抗性とはPSLによる適正な治療を1～2週間施行しても改善が認められない難治例**

と定義されているが，重症・劇症例では**1週間で見極めをして手術の時期を逸しない**ことが重要である[2]．また，内視鏡所見（図3）は直腸から下行結腸まで易出血性でびらんが散在しており，一部深掘れ潰瘍も認められる．しかし，腹部単純X線所見（図2）では中毒性巨大結腸症などの所見はまだ認めていないことより現時点ではまだ手術の適応ではない．

　以上より，本症例はまだ内科治療による寛解導入が期待できるPSL抵抗性の（重症に近い）中等症潰瘍性大腸炎と診断される．

> **MEMO** ステロイド抵抗性とは体重1kg当たり1.0～1.5mg/日のプレドニン®を投与しても症状の改善が認められないケースである．したがって，本症例は厳密に言えば体重換算から最低投与量は60mg/日となるが，糖尿病もあり中等量の40mg/日で経過をみた．

2 患者へはこう説明する

　プレドニン®を約10日間投与したが，症状の改善を認めず，むしろ悪化している難治性の症例である．内視鏡所見でも下行結腸まで連続的にただれ，潰瘍を認めておりプレドニン®を60mg/日に増量して経過を見る選択肢もあるが効果はあまり期待できない．悪化による緊急手術を回避するためにもプレドニン®に見切りをつけてさらに強力な治療を導入する時期となっている．

3 治療方針の立て方

　本症例の治療を選択するうえで考慮しなければならないポイントは境界型糖尿病の合併である．食事療法のみでコントロールされているとはいえ，**糖尿病を増悪させない治療選択**が望まれる．プレドニン®を40mg/日から60mg/日に増量してあと1週間経過を見るのも妥当な治療法といえるが，境界型糖尿病の合併，プレドニン®をこれ以上増量しても効果があまり期待できないことからプレドニン®に見切りをつけてプレドニン®に代わる治療を選択するべきである．ステロイド抵抗性の中等症・重症例の寛解導入に用いる薬剤としては厚生労働省研究班の治療指針から血球成分除去療法（CAP），タクロリムス（Tac）の経口投与，抗TNF-α抗体（生物学的）製剤の投与，シクロスポリン（CsA）持続静注療法があげられる．このなかでCsA療法は主に重症・劇症例で用いる薬剤であるが[3]，本症例は中等症例であるからCsAを導入するほどではない．したがって，残りのCAP，Tac，生物学的製剤から患者に最適な治療オプションを選択することになる．

1) 血球成分除去療法（CAP）の検討

　まず，副作用の比較的少ない非薬物療法であるCAPについて検証してみる．本症例は高度な貧血は認めないので，脱血不良の懸念はない．本療法は効果発現までに3～5回施行する必要があるため迅速な効果発現が求められる手術が迫っている重症・劇症例では適応外であるが，本症例のような中等症例なら有効性が期待できる．CAPは10回までなら施行間隔は任意とさ

れているが，もちろん週2回以上の集中治療が望ましい[4]．外来患者の場合は通院の問題もあることから週3回法が限度であるが，入院患者では通院の手間がなくラインも留置されていることから平日週5回の集中治療も可能であり，迅速で確実な治療効果が得られると考えられる．

2) タクロリムス（Tac）または生物学的製剤の検討

次に，カルシニューリン阻害薬のTacと生物学的製剤について検証してみたい．本症例ではTac，生物学的製剤とも妥当な治療選択肢であり，両剤の有効性を比較検討した試験はまだないが，自験例では有効性に差は認められていない．しかし，境界型糖尿病があり血糖もやや高いことから**耐糖能異常の副作用**が知られているTacよりは生物学的製剤のほうが使いやすいかと思われる．また，寛解導入後の維持療法まで考えた場合，**Tacは保険適応上3カ月という制約があり中止後アザチオプリン（AZA）へのスイッチが必要となる**が，生物学的製剤は寛解導入後の維持療法も保険適応になっているためそのまま維持治療が可能である．

では，CAPと生物学的製剤の選択をどうするか．前述のように本症例は中等症であるのでCAPでも寛解導入は期待できると思われるが，内視鏡所見で一部深掘れ潰瘍も認めることから粘膜治癒の達成まで考えるとCAPよりは生物学的製剤の方が迅速で確実な寛解導入が期待できる．以上から本症例では生物学的製剤を選択した．

3) インフリキシマブ（IFX）とアダリムマブ（ADA）の比較検討

本邦で現在，潰瘍性大腸炎に対して保険適応になっている生物学的製剤はインフリキシマブ（IFX, レミケード®）とアダリムマブ（ADA, ヒュミラ®）の2剤であるが，どちらの選択が妥当かを最後に検証してみたい．海外臨床試験における8週後の有効率はIFXのACT1試験ではIFX群69.4％vsプラセボ群37.2％（$p<0.001$）である[5]のに対し，ADAのULTRA2試験ではADA群59.3％vsプラセボ群38.6％（$p<0.05$）であり[6] 8週後の有効率はIFXの方がやや高かった．しかし，自験例ではIFX，ADAとも8週後の有効率は約70％で差を認めていない．**IFXはキメラ抗体であるので投与時反応などの副作用の懸念がある**が，ADAは完全ヒト型のモノクローナル抗体であるため原則，投与時反応は認めない．また，IFXでは寛解導入療法，8週ごとの維持療法を病院内で約2時間かけて施行しなければならないが，ADAは2週ごとの維持療法に移行してからは自分の好きな時間に自宅での投与が可能である．一方で，IFXは体重に応じて投与量が変わるが，ADAの維持療法では体重にかかわらず40mg一定であるなどの長短がある．

新規に生物学的製剤を導入する場合，当院では両剤の長短を話したうえで最後は患者さんに選択してもらうことにしている．本症例ではIFX，ADAのどちらを選んでも有効性に差はないと思われるが，自宅での2週間ごとの自己注射に抵抗があるという理由で患者さんはIFXを選択した．

4 実際に行った治療と予後

本症例ではプレドニン®を30mgに減量したうえで，体重60kgよりIFX 300mg（5mg/kg）を投与したところ1週間後に血便，下痢，腹痛は消失し，排便回数は2～3回までに減少，CRPも陰性化した．2週後に2回目のIFXを投与し食事を開始，プレドニン®は経口としサラゾピ

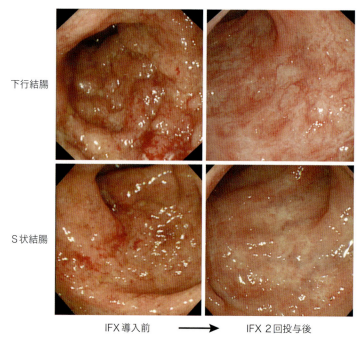

図5 入院後の大腸内視鏡所見

リン®を併用して経過順調なため退院となった．退院前に施行した内視鏡所見では血管網が透見され粘膜治癒もほぼ達成されていた（図5）．退院後は外来にてサラゾピリン® 3.0g内服とIFXによる8週ごとの維持投与にて経過を見ているが再燃なく寛解維持されている．

こんなときはどうする？

● インフリキシマブ無効な場合

　本症例はIFX投与に反応し腹部症状のすみやかな改善を認めたが，初回のIFX投与に全く反応しない場合，IFX治療をいつまで継続すべきか，効果判定をいつ行えばよいかを検証してみたい．

　当院で140例の中等症以上の潰瘍性大腸炎患者にIFXを0, 2, 6週に3回投与して有効性を検証したところ，102例（72.9％）で有効性を認めたが，初回投与から2回目投与までの2週間で140例のCAIは8.5±3.4から4.5±3.2（4以下が寛解期）へと有意に低下していた．一方，6週以降のCAIの低下はおおむね緩徐であったことから初回投与2週後の時点でIFXの有効性がほぼ判定できると考えられる．したがって，**3回まで投与しても全く反応を認めない症例はIFX不応と考え早急に切り替えるべきである**．

　しかし，入院患者の場合は手術が迫っている重症例もあることから早期の効果判定が求められる．初回投与しても全く反応せずむしろ増悪した症例は2週後の2回目投与の結果を待たず，さらに強力な治療（CsA持続静注療法など）に変更するか，準緊急的な手術を考慮しなければならない．入院症例では最長でも2回までの投与で効果判定をする必要がある．2回投与して

症状の改善を認めるも寛解までに至らない症例の場合，3回目のIFX投与まで4週間あるのでその間にCAPの集中治療を追加併用して効果を見るのもよい．

一方，2回投与しても症状の改善を認めない症例は手術も考慮しなければならないが，臨床症状，血液データ，画像所見から手術がまだ待てる場合ならIFX治療から他の治療（2nd line rescue therapy）に変更することで寛解導入できる症例もある．例えば，作用機序の異なるカルシニューリン阻害薬のTacに切り替えて治療効果を見る戦略もある．当院でも症例数は少ないがIFX抵抗性症例にTacを導入して約半数が寛解導入できている．

ではもう一つの生物学的製剤ADAへのスイッチという戦略はどうか．IFXによる寛解維持療法中に効果減弱をきたした場合は，IFXに対する抗体の出現も考えられるので，ADAへのスイッチが有効なこともあるが，一次無効のケースではADAにスイッチしても効果はあまり期待できない．

以上，2nd line治療について述べたが，**高齢者で強力な免疫抑制治療を2nd line治療まで行う場合はリスクとベネフィットを十分考えたうえで施行する**ことが重要である．高齢者では手術のタイミングが遅れることにより周術期に感染症などの致死的な合併症をきたすことも少なくないので，高齢者で初期治療抵抗性の場合は2nd line治療を待たずに手術に踏み切るのが望ましい．

文　献

1) Rachmilewitz D：BMJ, 298：82-86, 1989
2) Truelove SC & Jewell DP：Lancet, 1：1067-1070, 1974
3) 吉村直樹，他：潰瘍性大腸炎における新たな治療戦略　シクロスポリン．INTESTINE, 17：161-170, 2013
4) Sakuraba A, et al：Am J Gastroenterol, 104：2990-2995, 2009
5) Rutgeerts P, et al：N Engl J Med, 353：2462-2476, 2005
6) Sandborn WJ, et al：Gastroenterology, 142：257-65.e1-3, 2012

第8章 臨床力を鍛える Case Study

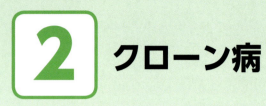

症例提示: アダリムマブによる寛解導入を開始したステロイド抵抗性クローン病

本谷 聡

【患者】19歳，男性

【主訴】腹痛，下痢（1日10行以上），37.5℃以上の持続する発熱，倦怠感

【現病歴（2010年11月）】2008年春から断続的に持続する肛門痛，腹痛，下痢に対しA病院でクローン病の診断を受け，2010年8月から5-ASA（メサラジン）徐放製剤3,000mg/日，成分栄養剤（ED）900kcal/日の投与を受けている．しかし腹痛は持続し，成分栄養を行うと下痢がひどくなるため，当院での入院治療を希望して来院した．

【入院時検査所見】（表1）

【下部消化管内視鏡検査】（図1）

【経口バリウム追跡法による小腸造影】（図2）

【入院後経過】CDAIは341（身長171cm・体重54.5kg）であった．病勢評価の結果，プレドニゾロン40mgの点滴静注を追加し，1週間後に発熱は改善したが腹痛，下痢が持続しCRPは8.03mg/dLであったため，抗TNF-α抗体製剤による治療を提案し，インフォームドコンセントの結果，チオプリン系免疫調節薬を併用せず，アダリムマブ（ADA）による寛解導入を開始した．ADA 160mg投与1週間後，発熱はなく下痢は1日7行程度であるがまだ腹痛を訴えている．CRPは3.47mg/dLに改善している．なお，この時点で腸閉塞や穿孔などの合併症もなく，何らかの感染症も確認されていない．

表1 入院時検査所見（赤字は異常値を示す）

末梢血検査		末梢血検査	
WBC	$11.2 \times 10^3/\mu L$	RBC	$4.64 \times 10^6/\mu L$
Seg	71.5%	Hb	12.1g/dL
Ly	15.4%	Ht	37.9%
Mo	8.9%	MCV	81.7
Ba	0.1%	MCH	26.1pg
Eo	4.1%	MCHC	31.9%
		Plt	$37.3 \times 10^4/\mu L$
		ESR	34.7mm/時間

（次ページにつづく）

(表1つづき)

生化学検査	TP	7.1g/dL
	Alb	3.5g/dL
	T. bil	0.4mg/dL
	AST	11IU
	ALT	10IU
	LDH	131IU
	ALP	201IU
	γ-GTP	16IU
	ChE	240IU/L
	TC	127mg/dL
	TG	94mg/dL
	BUN	8.7mg/dL
	Cr	0.66mg/dL
	UA	4.9mg/dL
	Na	141mEq/L
	K	4.4mEq/L
	Cl	104mEq/L

血清検査	CRP	3.25mg/dL
	SAA	605.6μg/mL
	HBs Ag	(－)
	HBc Ab	(－)
	HCV Ab	(－)
	T-spot	(－)
便培養検査	細菌培養	正常
	CD toxin	(－)

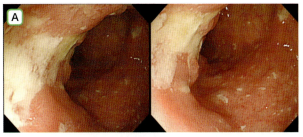
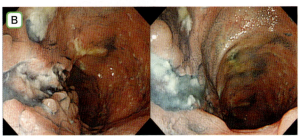
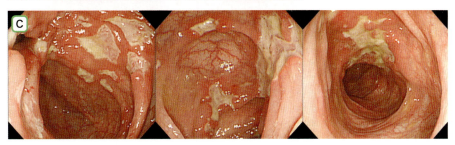

図1　入院時の下部消化管内視鏡検査
A) 回腸，B) 回腸での色素撒布所見，C) 盲腸と上行結腸

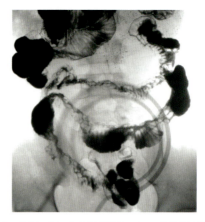

図2　経口バリウム追跡法による小腸造影検査

この患者をどう診る？

Strategy 1　わたしはこう考える

筒井佳苗，猿田雅之

診断名：　中等症の小腸大腸型クローン病
治療方針：経過観察後，以下の選択肢を検討する
　　　　　①アダリムマブの継続使用＋追加治療
　　　　　　（成分栄養/GMA/免疫調節薬）
　　　　　②インフリキシマブに移行
　　　　　③外科手術

1　診断に至る思考過程

　本症例は，19歳男性の小腸大腸型クローン病で，活動度はCDAI 341で中等症に分類される．図1の内視鏡検査では回腸〜上行結腸に複数の縦走潰瘍を含む潰瘍病変を認め，図2の小腸造影検査では広範囲に縦走潰瘍が認められるが，現段階では高度の口側拡張を伴う狭窄や内瘻はないと判断される．

　入院時検査所見では，CRP 3.25mg/dL，ESR 34.7mm/時間と炎症反応の上昇，Albは3.5g/dLと年齢に比しやや低く，Hbは12.1g/dLと軽度貧血を呈している．5-ASAおよび成分栄養で症状改善なく，入院後のプレドニゾロン（PSL）40mgでも寛解導入に導けず，アダリムマブ（ADA）を導入している．寛解導入の1回目投与を行うも，1日7行の下痢とCRP 3.47mg/dLと炎症が残存している．

　以上をまとめると，本症例の病態は以下のようになる．

> **POINT**
> - 1) 小腸大腸型のクローン病で，内視鏡では回腸と上行結腸に多数の縦走潰瘍を認め，小腸造影では広範囲に縦走潰瘍，敷石配列を認め，やや狭窄調である．
> - 2) PSLに続き，抗TNF-α抗体製剤（ADA）を用いても，依然として貧血と炎症の残存を認め，症状の改善は乏しい．
> - 3) ただ，依然として症状は残存しているが，寛解導入療法のうち，まだ1回しか投与をしていない．
> - 4) 現段階で，腸閉塞や穿孔，感染症の合併は認めない．

　入院の時点で，頻回の下痢と腹痛を認め，標準体重と比較して15％程度の体重減少と，軽度の低栄養と貧血を認めており，持続する慢性炎症に対し迅速な寛解導入が望まれる状況である．クローン病の予後不良因子として，若年発症，広範囲な小腸病変，肛門病変，喫煙などがあり，本症例は若年発症と広範な小腸病変が相当し，積極的な治療介入の必要性がある．炎症をすみやかに抑える治療法として，大きく2つの選択肢を考える．それは治療の軸として，**ADAを継続するか，否か**である．現時点で腸閉塞や穿孔，感染症の合併はないが，治療抵抗例の治療を考慮する前に，CTやMRIなど画像検査を用い**瘻孔や膿瘍の合併，肛門病変の程度の評価は必須**である．

2　治療方針①：ADAを継続して使用する

　まずADAを継続する場合について検討する．本症例は初回投与から1週間が経過しており，著効しているとは言いがたい状況である．しかし，効果発現までの期間は数日から数週間とされており，現段階で，決断を急ぐのはやや早計である．今後も慎重に経過を見ながら，次回投与前後に再評価を行う．ADAの一次無効は約3割程度とされ[1]，他の抗TNF-α抗体製剤（インフリキシマブ：IFX）に早期にスイッチした場合，**不耐や二次無効が生じた際に次なる一手が限られてしまう**ことなどを加味し，容易な変更は避けるべきである．

　一方で，前述の通り全身状態や活動性，予後因子を考慮すると，次の策を講じておく必要がある．追加可能な治療としては，❶**成分栄養の強化**，❷**GMA（顆粒球単球除去療法）併用**，❸**IM（immunomodulator：免疫調節薬）つまりAZA/6-MPの併用**があげられる．

　❶に関して，完全経腸栄養として投与量30kcal/kg/日を目標に経鼻栄養チューブを用い成分栄養の強化をはかる．本症例では，成分栄養で下痢の悪化を認めており，希釈したものから開始するなど，忍容性をみながらの慎重投与となる．

　❷に関して，ADAとGMAの併用による有用性を示すエビデンスは十分とはいえないが，ADAの上乗せ効果[2]や確実なPSL減量・離脱を期待して併用する意義はあり，さらに罹患期間も短く，深掘れ潰瘍などがない現状では十分な効果を期待できる．

　❸IM併用に関して，海外の報告では早期にADAとIMの併用療法を行うことで，従来の治療と比べ手術，入院，疾患関連の重大な合併症の複合発生率は有意に低くなることが示されている（REACT Trial[3]）．具体的には，アザチオプリン（AZA：イムラン®，アザニン®）50mg/日を使用するが，AZAが不耐の際には，6-メルカプトプリン（6-MP：ロイケリン®）を（炎症性腸疾患には現在適応外であるが，欧米での有用性の報告が多いことから使用している施設

も多い）30mg/日程度投与する．併用により寛解率に有意差が得られた報告はまだなく，現在日本でADA単剤とIM併用を比較する多施設共同研究が行われ（Diamond study），その結果，併用群で有意に内視鏡的改善度が高くなることが示された．**抗TNF-α抗体製剤とIM併用は重篤な感染症や肝脾T細胞リンパ腫の発症率を高める可能性**も指摘され[4]，十分なインフォームドコンセントと慎重な経過観察が必要である．

3 治療方針②：ADAを治療の軸から外す—IFXへのスイッチ

次にADAを継続しない場合について考える．1回目の投与後も症状が強く残存していることから，ADA効果不十分と判断し，IFXへのスイッチを考慮する．長期的に見ても抗TNF-α抗体製剤の効果減弱時において，ADAの倍量投与は本邦未承認であるが（その後，2016年6月に認可された），IFXでは倍量投与が保険適応とされており，長期予後も見据えたうえで，IFXへのスイッチは治療戦略の1つとして考えられる．**IFXでは早期からのIM併用が治療効果および二次無効の予防に有用である**とされる（SONIC Study[5]）ため，再度IM併用の必要性について検討が必要である．

4 治療方針③：ADAを治療の軸から外す—手術：reset therapy

ADAを継続しない場合の治療法として，外科的手術も考慮すべき選択肢である．本症例は抗TNF-α抗体製剤の一次無効である可能性があり，手術を行う機会を逸することなく，適宜外科医と連携をとる必要がある．また，本症例では，治療難治部位を切除し，その後に抗TNF-α抗体製剤などで寛解維持をはかる「reset therapy」を検討する余地もある．ただ，現実には広範な腸管切除術が必要となる可能性が高く，**短腸症候群**の危険性や，病勢の制御が完全にはかれず残存腸管に再発する危険性があり，さらに術前のPSL，ADA投与による術後合併症の危険性も考え，内科的治療で加療を進めていくのが現段階では最良と考える．

5 患者さんへの説明の仕方

- 現在，採血上，炎症所見，低栄養と貧血を認めており，クローン病の病勢は活動性がある状況で，炎症を抑える治療は必須です．
- 今までにプレドニゾロンとアダリムマブによる寛解導入を試みていますが，プレドニゾロンは残念ながら無効でした．アダリムマブは1回だけの投与ですが，反応は見られるものの完全な寛解導入には至っていません．あと数日の経過をみて治療の追加や変更が必要な状況と考えます．
- 現在のアダリムマブに，顆粒球単球除去療法もしくは免疫調節薬を併用することで，アダリムマブの作用を増強させる治療を選択するか，インフリキシマブというもう1剤の抗TNF-α抗体製剤に変更するかが，内科的な治療の選択肢と考えられます．インフリキシマブはマウス由来のキメラ型抗体という薬剤で，わずかにマウスのタンパク質を含むため投与時反応

に注意が必要です．また，それでも病勢のコントロールが不良であるならば，外科的手術も視野に入れなければなりません．
- さらに，抗TNF-α抗体製剤と免疫調節薬を併用することのデメリットとして，**免疫抑制が過剰に働き感染症にかかりやすくなる危険，あるいは悪性腫瘍の合併を起こす危険**を危惧する報告があり，注意深い経過観察が必要です．

■ 文 献

1) Colombel JF, et al：Gastroenterology, 132：52-65, 2007
2) Ozeki K, et al：Case Rep Gastroenterol, 6：765-771, 2012
3) Khanna R, et al：Lancet, 386：1825-1834, 2015
4) Shale M, et al：Gut, 57：1639-1641, 2008
5) Colombel JF, et al：N Engl J Med, 362：1383-1395, 2010

Strategy 2　わたしはこう考える　　　　　　　　　　　　　　　　　　林田真理

診断名：アダリムマブにより寛解導入を開始した
　　　　　ステロイド抵抗性クローン病（小腸大腸型）
治療方針：①アダリムマブ継続
　　　　　　②インフリキシマブへの変更

1 診断に至る思考過程

　本症例は発症から約2年とクローン病の病歴が短い若年男性である．下部消化管内視鏡検査（図1）では，回腸に縦走潰瘍や小潰瘍，アフタを縦走に認める．盲腸に不整形な潰瘍，上行結腸に縦走潰瘍を認めるが，介在粘膜は正常であり，クローン病に特徴的な内視鏡所見である．小腸造影検査（図2）では，回腸に非連続性に縦走潰瘍を広範囲に認めるが，瘻孔は認めない．狭窄の評価は困難である．以上より，小腸大腸型の活動期のクローン病と考える．

　次に血液検査にて貧血の有無，炎症所見，栄養状態などを含め全身状態を把握し，便培養も確認する．血液検査では軽度の貧血，Alb 3.5g/dL，TC 127mg/dLと低栄養，WBC $11.2 \times 10^3/\mu L$，ESR 34.7mm/時間，CRP 3.25mg/dL，SAA 605.6μg/mLと炎症所見の上昇を認める．クローン病の活動性はCDAI 341より中等症と診断した．

　よって本症例はステロイド抵抗性のnon-perforating typeの症例であり，抗TNF-α抗体製剤の適応症例と考える．

2 患者さんへの説明の仕方

1) 診断の説明
　　ステロイド抵抗性のため抗TNF-α抗体製剤のアダリムマブ（ADA）を投与しました．腹痛は持続していますが，下痢の回数や血液検査にて炎症所見の改善傾向を認めます．完全に寛解導入には至っていませんがADAの有効性は認めます．腹痛の原因は，感染症は認めないため，クローン病の炎症が原因と考えます．肛門病変の合併を否定するために骨盤MRI検査を考えています．

2) 今後の治療の選択肢

❶ ADA継続および経腸栄養療法（EN）
　　ADAを少なくとも160mg，80mg，40mgと3回までは投与し，効果判定を行います．また栄養状態の改善と寛解維持目的で，ENを継続します．

❷ ADA継続とENおよび顆粒球除去療法（GMA）療法の併用
　　GMA療法は，活性化した白血球（顆粒球と単球）を特殊なビーズで吸着・除去し，炎症を抑える治療法です．2016年4月1日以降，集中して10回まで行うことが可能となりました．

❸ ADAとENおよび免疫調節薬（アザチオプリン：AZA）の併用
　　AZAの有効性を認めるまで，数カ月を要します．インフリキシマブ（IFX）とAZAの併用の有益性は明らかですが，ADAについては，併用の有益性を証明した報告はありません．AZAには特有の副作用があり，特に**骨髄抑制と肝障害**があります．また抗TNF-α抗体製剤とAZAとの併用で**感染症や悪性腫瘍**の相対的リスクが高くなるという報告がありますが，絶対的な頻度は少ないです．また，きわめて頻度は低いですが，悪性リンパ腫や肝脾T細胞リンパ腫（HSTCL）の報告があります．HSTCLについては，若年男性にリスクがあるという報告もあります．

3 治療

基本方針：いずれの治療を選択する場合も，肛門病変の評価は必要．またADAの効果判定は原則として3回の寛解導入治療が終了した時点で判定するべきである．小腸病変が比較的広範囲にあることから積極的にENも指導する．

1) ADAを継続する

❶ ADA継続およびENの併用（第一選択）
　　国内の報告では，抗TNF-α抗体製剤にナイーブな患者のADA投与群の4週後の効果判定で43％に臨床的寛解（CDAI＜150）が得られており[1]，少なくとも160mg，80mg，40mgの3回投与後に有効性を評価する．さらに，発症からの期間が短い症例では治療効果が高いとする報告もある．またIFXとEN併用群では，有意に寛解維持を得られたという報告[2]や，IFXの効果減弱の原因のIFXクリアランス上昇の原因に低アルブミン血症が報告されており，栄養状態もIFXの有効性に影響する[3]．このことからも長期的な観点からも，必要性をよく説明したうえでENの導入は考慮すべきと考える．

❷ ADA と EN および顆粒球除去療法（GMA）療法の併用（第一選択のオプション）

クローン病の保険適用はGMAのみで，1週間に1回を5週間連続で1クールとし，2クールまで可能であった．FukudaらはGMAが52.4％の有用性を報告しており[4]，本症例も併用の適応はあると考える．2016年4月1日よりGMAの施行頻度の保険適用が変更となり，具体的には週の回数制限がなくなり，集中治療が可能となった．Yoshimuraらは，GMA集中治療は従来の施行頻度と比較し，クローン病の寛解導入期間の短縮を認めたとGMA集中治療の有効性を報告している[5]．

❸ ADA と EN および AZA の併用（第二選択）

現時点でADAとAZA併用の有効性を証明した報告はないが，IFXについては，AZA併用群が有意に有効であったと報告されている[6]．しかしAZAを併用する場合は，感染症や悪性リンパ腫などの相対的リスクの上昇は考慮すべきである．症例数は少ないものの，HSTCLの相対的リスク因子として，若年男性が報告されている[7]．

2）IFXへ変更する

原則的にはADAによる寛解導入をしっかり行ったうえで，効果が減弱や，アレルギーなどで使用できない場合にのみ検討すべきと考える．

POINT

〈治療方針のまとめ〉
- 1）肛門病変の評価を行い，治療の必要性を確認する．
- 2）ADA（160mg，80mg，40mg）による寛解導入を継続し評価する．ENの必要性を説明し継続してもらう．GMAはオプションとして用いてもよい．
- 3）AZAの併用は有益性と副作用リスクを説明したうえで検討する．

文 献

1) Watanabe M, et al：J Crohns Colitis, 6：160-173, 2012
   → 中等度～重症の日本人クローン病患者90名を対象に，ADA投与（初回160mg，2週目80mg）4週後の効果判定で，抗TNF-α抗体製剤にナイーブな患者の臨床的寛解（CDAI＜150）は，ADA投与群43％，プラセボ群20％で有効だった．投与52週までの寛解率は，ADA群38.1％，プラセボ群9.1％であった．

2) Hirai F, et al：Dig Dis Sci, 58：1329-1334, 2013
   → IFX投与患者102名を対象に，経腸栄養療法併用群（900kcal/日以上）と非投与群では，寛解率は経腸栄養療法群で有意に高かった．また多変量解析の結果，クローン病の再燃を減少させる因子は経腸栄養療法のみであった．

3) Dotan I, et al：Inflamm Bowel Dis, 20：2247-2259, 2014
   → 169名のIFXを投与した患者を対象に，IFXの効果減弱の原因であるIFXのクリアランス上昇の原因を検討したところ，低アルブミン血症，体重，IFXに対する抗体が有意に影響していたと報告している．

4) Fukuda Y, et al：J Gastroenterol, 39：1158-1164, 2004
   → 既存の治療に抵抗性の中等症から重症のクローン病患者21名を対象に，GCAPを1週間に1回を5週間連続後，7週目の効果判定ではCDAI，IOIBD，IBDQの有意差をもって改善傾向を認めた．

5) Yoshimura N, et al：BMC Gastroenterol, 15：163, 2015
   → 中等症から重症クローン病患者99名を対象に対するIntensive GMAとWeekly GMAの治療効果の比較では，クローン病の寛解率は両群で差を認めなかったが，前者では寛解導入期間の短縮を有意に認めた．

6) Colombel JF, et al：N Engl J Med, 362：1383-1395, 2010
   → IFXとAZAのいずれも投与歴がない508名の患者を対象にしたSONIC Studyで，IFXとAZA併用群が，IFX単独群，AZA単独群より有意に有効であったと報告している．

7) Kotlyar DS, et al：Clin Gastroenterol Hepatol, 9：36-41, 2011
   → 炎症性腸疾患患者で，HSTCLに罹患した36名のうち20名はIFXとAZA併用，16名はAZA単独投与されていたと報告している．HSTCLのリスク因子として，35歳未満の若年男性，AZAの併用をあげている．

Strategy 3 実際の治療

本谷 聡

アダリムマブの継続投与＋GMAの併用療法

　アダリムマブ（ADA）160mg投与の有効性が認められるものの，臨床的寛解導入に至らずCRP高値が持続する症例である．

　抗TNF-α抗体製剤による初回の寛解導入が有効でも，1～2週後のCRPが高値を呈する場合は早い経過でLOR（loss of response：二次無効）に至ることが多い．腹痛が持続する場合には，膿瘍，瘻孔や狭窄などの腸管合併症の再評価（相対的手術適応を見落としていなかったか）を要するが，腸管合併症を認めない場合は初回に用いた抗TNF-α抗体製剤を安易に変更せずに**継続投与**とし，栄養療法や血球成分除去療法の併用やチオプリン系免疫調節薬追加（抗TNF-α抗体製剤単独治療の場合），状況によってはステロイド併用により寛解導入治療の強化をはかる．

　本症例では，患者様が抗TNF-α抗体製剤とチオプリン系免疫調節薬併用による肝脾T細胞リンパ腫のリスク増加を強く懸念されたこと，すでに中心静脈栄養管理は継続していたことから，**アダカラム®**による**血球成分吸着除去療法（GMA）**を，週2回，計10回併用することにした．GMAとともにADAを継続し2週目80mg，以後40mg隔週投与を行った．

　ADA開始後4週目（GMAは5回施行後）にはCRPも正常化し，自覚症状も消失した．また6カ月後の大腸内視鏡検査で粘膜治癒も達成し得た（図3）．

　しかし，1年経過ごろから再び下痢が増悪し回腸に不整形びらんの再発を認めたため（図4），ADAを80mg隔週投与へ用量増加し，臨床的寛解を長期間維持している．

こんなときはどうする？

● アダリムマブ二次無効の場合

　小腸に存在する複数の縦走潰瘍や，大腸半周以上に及ぶような広範な縦走潰瘍は，診断後早期に，抗TNF-α抗体製剤（インフリキシマブやアダリムマブ）による治療介入が望ましい．しかし抗TNF-α抗体製剤による有効性を認めるものの，臨床的かつCRPなどのバイオマーカーの正常化を含めた寛解導入が困難な場合には，血球成分吸着除去療法（GMA）の併用を考慮する．

　ステロイドや抗TNF-α抗体製剤に抵抗性のクローン病でも，診断確定後2年以内の早期クローン病では，GMA開始後2週（GMA 4回施行）後で27.2％，4週（8回施行）後で54.5％の臨床的寛解と，6週後には22.7％の粘膜治癒が得られたとする報告がある[1]．

　しかし確定診断後時間を要すると，抗TNF-α抗体製剤治療歴のないクローン病でも，GMA終了後の臨床的寛解率は35％程度であり[2]（図5），適応の決定は慎重に行うべきであろう．

　適切に抗TNF-α抗体製剤による寛解導入を開始しても，1年後には15～30％程度程度二次無効となる．インフリキシマブはチオプリン系免疫調節薬併用による，キメラ抗体の抗原性制御が二次無効防止に寄与するが，アダリムマブは完全ヒト型抗体ゆえに単独治療でも比較的

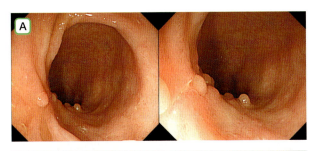

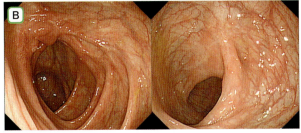

図3 アダリムマブ開始6カ月後の下部消化管内視鏡検査

A）回腸，B）盲腸と上行結腸

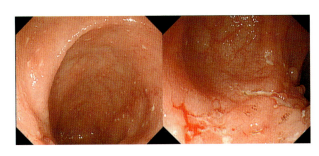

図4 アダリムマブ開始12カ月後の下部消化管内視鏡検査（回腸）

不整形びらんの再発を認めた

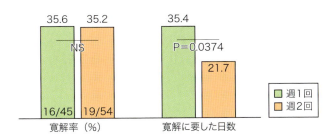

図5 クローン病に対する血球成分吸着除去療法（GMA）の寛解成績

文献2より引用

安定した寛解維持効果が認められる．それでもなお二次無効に至った際には，安易に製剤変更せず40mg毎週投与か80mg隔週投与に用量増加（本邦での保険承認は80mg隔週投与）することが望ましい．

■ 文　献

1) Fukuchi T, et al：BMC Gastroenterol, 13：124, 2014
2) Yoshimura N, et al：BMC Gastroenterol, 15：163, 2015

索引 index

数字

- 5-ASAアレルギー ... 117
- 5-ASA製剤 ... 115, 119
- 6-MP（6-メルカプトプリン） ... 54, 118, 176
- 6-TGN ... 118

欧文

A～B

- accelerated step up ... 146
- acute on chronic ... 44
- Alb ... 182
- antigenemia ... 169
- ASCA ... 54
- AZA ... 54, 118, 176
- basal plasmacytosis ... 98
- blind loop ... 209
- B型肝炎 ... 143

C

- CAI（clinical activity index） ... 47
- CAP ... 124
- CDAI ... 48, 51, 52
- CDEIS ... 69
- CDI ... 171
- C.DIFF QUIK CHEK コンプリート ... 172
- chronic active ... 44
- *Clostridium difficile* ... 171
- CMV（cytomegalovirus） ... 168
- CMVアンチゲネミア検査 ... 169
- CMV抗原血症検査 ... 169
- CMV再活性化 ... 168
- CNSU ... 94
- comb sign ... 85
- creeping fat ... 84
- CRP ... 181, 182
- crypt-associated granuloma ... 99
- CsA ... 137, 177
- CsA持続静注療法 ... 138
- CT ... 82
- CT colonography ... 82

D～E

- DAI（disease activity index） ... 48
- diffuse ... 99
- diverticular colitis ... 91
- dysbiosis ... 26
- EDチューブ ... 161
- EIA法 ... 172
- episodic投与 ... 145
- EUA ... 210

F～H

- FDG-PET検査 ... 227
- FD sign ... 79
- Fe ... 181
- FK506 ... 177
- FMT ... 27, 174
- focal ... 99
- GMA ... 124
- handsewn ... 201
- Hartmann手術 ... 203
- Hb ... 181
- *Helicobacter pylori* ... 193
- HEN ... 162
- HPAS ... 212
- HPA軸 ... 190
- HSTL ... 143

I

- IBD ... 20
- IBD鑑別 ... 42
- IBD疾患感受性遺伝子 ... 26
- IBDの重症度分類 ... 46
- IBDの病型分類 ... 42
- IBDの病理所見 ... 96
- IBDU ... 99
- ileal pouch anal anastomosis ... 201
- IND（indeterminate colitis） ... 70
- Indeterminate colitis ... 43
- infusion reaction ... 143, 178
- intensive CAP療法 ... 125, 126
- IOIBD評価分類 ... 48

L～M

- LCAP ... 124
- MaRIA（magnetic resonance index of activity） ... 86
- Mattsの分類 ... 48, 66
- Mayo score ... 47
- Mayoの内視鏡分類 ... 66
- modified PDAI ... 212
- MRE（MR enterography） ... 83
- MREC（MR enterocolonography） ... 83
- MRI ... 82
- MRI検査 ... 227
- MTX ... 123
- M細胞 ... 94

N

- National Cooperative Crohn's Disease Study ... 48
- NF-AT ... 133
- NSAIDs ... 187
- NSAIDs起因性腸炎 ... 92
- NUDT15 ... 119

P～R

- p-ANCA ... 54
- PDAI ... 212
- Plt ... 181
- Porto Criteria ... 217
- pouchitis ... 212
- Pouchitis内視鏡診断アトラス ... 212
- PSL ... 129
- psychoneuroimmunology ... 190
- QFT® ... 143
- Rachmilewitzのclinical activity index（CAI） ... 230
- Rachmilewitzの活動性指数 ... 229
- Rachmilewitzの内視鏡所見分類 ... 67
- reset therapy ... 246
- RTA ... 73

S～U

- SCENICコンセンサス ... 223
- Seo's index ... 47
- seton法 ... 167, 210
- stapled ileal pouch anal anastomosis ... 201
- T-スポット® ... 143
- target sign ... 84
- TC ... 182
- Th17細胞 ... 29
- top-down strategy ... 146
- toxin検査 ... 172
- TPMT ... 119
- trough ... 133
- UCEIS ... 48, 66
- ULTRA2試験 ... 239
- US ... 77
- ustekinumab ... 30

V～X

- vedolizumab ... 30
- VSL#3 ... 215
- WBC ... 181
- X線診断 ... 56

index

和文

あ

アサコール®	116
アザチオプリン	118
アザニン®	121, 176
アダカラム®	124
アダリムマブ	30, 149, 178
アフタ	58, 64, 67, 94
アフタ性口内炎	39
アフタ様びらん	64, 68
アミロイドーシス	89
アミロイド腎症	40
アメーバ性大腸炎	90
アルブミン	182
アロプリノール	120
アンチゲネミア	91, 169

い

萎縮瘢痕帯	93
遺伝因子	26
イムラン®	121, 176
陰窩の萎縮	98
陰窩膿瘍	63
陰窩の捻れ	98
インターフェロン-γ遊離試験	55
インドール-3-カルビノール	27
インフリキシマブ	30, 120, 141, 177
インフルエンザワクチン	198

う

打ち抜き様潰瘍	91
うつ	191

え

衛生設備	193
栄養障害	52
栄養マーカー	182
栄養療法	159, 194
壊疽性膿皮症	36, 38
エビデンス	109
エビデンスレベル	113
エルシニア腸炎	93
エレンタール®	159
鉛管状腸管	222
エンシュア・リキッド®	159
炎症	51
炎症性ポリープ	61, 93
炎症の5徴	32
炎症マーカー	181

か

回腸囊炎	204, 212
回腸囊炎診断基準	212
回腸囊肛門管吻合術	201
回腸囊肛門吻合術	201
ガイドライン	108
回盲部リンパ節の腫大	93
潰瘍	64
潰瘍性大腸炎	20
潰瘍性大腸炎関連癌	222
潰瘍性大腸炎の重症度分類	52, 66
潰瘍性大腸炎の大腸内視鏡像	64
潰瘍性大腸炎の病態分類	25
潰瘍性大腸炎の免疫学的異常	30
潰瘍性大腸炎の臨床症状	25
拡大内視鏡	69
カプセル内視鏡	71
カラーボタン様潰瘍	60
カルシニューリン	133
カルプロテクチン	182
寛解導入率	160
癌合併	205
環境因子	27
関節炎	36
関節病変	38
感染症	168
完全静脈栄養	160
感染性合併症	203
感染性腸炎	54, 88, 97
肝胆膵病変	39
癌のサーベイランス	222
肝脾T細胞リンパ腫	39, 143, 178
眼病変	39
カンピロバクター腸炎	88

き

偽憩室	66
喫煙	27, 193
偽ポリポーシス	61
偽ポリポーシス像	66
偽膜性腸炎	172
逆行造影法	57
旧FDA分類	175
吸収不良症候群	36
狭義のIBD	24
狭窄	142, 206
狭窄形成術	208
強直性脊椎炎	38
ギラン・バレー症候群	40
禁煙補助薬	194

く

クオンティフェロン®	143
クラス外スイッチ	156
クラス内スイッチ	156
クローン病	20, 35, 227
クローン病肛門病変	165
クローン病食	163, 164
クローン病の重症度分類	68
クローン病の大腸内視鏡像	67
クローン病の病態分類	25
クローン病の免疫学的異常	29
クローン病の臨床症状	25
クロストリジウム感染	171

け

計画的維持投与	145
経口法	56
憩室性大腸炎	91
経腸栄養チューブ	161
経腸栄養療法	159
系統的走査法	77
外科的合併症	212
血液検査	51
血液検査項目	53
血液病変	40
結核	143
血管透見消失	32
血管病変	97
血球成分除去療法	124
血小板数	181, 182
血清アメーバ抗体	90
血清鉄	181
結節性紅斑	36, 38
血栓症	53
血中トラフ値	133
血沈	181
血便	34
結膜炎	39
毛羽立ち像	60
検査後膵炎	75
原発性硬化性胆管炎	39, 53, 222
原発性胆汁性肝硬変	39

こ

抗TNF-α抗体製剤	54, 141, 149, 197
抗TNF-α抗体製剤二次無効	155
抗TNF製剤	232
広義のIBD	24
好酸球性胃腸炎	91
抗生物質	188

酵素免疫測定法	172
肛門管癌	227
肛門周囲膿瘍	167
肛門病変	165
肛門病変の分類	206
呼吸器合併症	40
骨格系病変	38
骨粗鬆症	38
骨密度の低下	53
コラーゲン蓄積大腸炎	34
孤立リンパ小節	94
コレステロール	182

さ

サーベイランスの背景	222
再活性化	168
細顆粒状粘膜	64
細菌性腸炎	90
在宅経腸栄養	162
サイトカイン	28
サイトメガロウイルス	168
サイトメガロウイルス（CMV）感染合併潰瘍性大腸炎	69
サイトメガロウイルス（CMV）腸炎	48, 91
サラゾピリン®	115
サルモネラ腸炎	90
サンディミュン®	138

し

シートン法	167
敷石像	58, 64, 67, 92
子宮頸癌ワクチン	198
糸球体腎炎	40
シクロスポリン	177
シクロスポリンA	137
自己免疫性肝炎	39
視床下部−下垂体−副腎系	190
しぶり腹	33
週2回法	125
重症度分類	47, 48
縦走潰瘍	57, 64, 65, 67, 72, 90
手術適応	200
術後再発	208
術式	201
受動喫煙	193
消化管壁の5層構造	77
消化態栄養剤	159
上強膜炎	39
小腸狭窄	75
小腸造影	56
小児IBD患者	198, 217

小児クローン病	141, 164
静脈血栓症	40
食事療法	194
痔瘻	35, 120
痔瘻癌	228
腎合併症	40
シングルバルーン内視鏡	74
神経合併症	40
腎結石症	40
人工肛門造設術	167, 208
診断基準	43
診療ガイドライン	108

す

推奨ステートメント	109
スコア化生検診断基準	98
ステロイド	129
ステロイド依存性	134
ステロイド依存例	103, 234
ステロイドカバー	203
ステロイド治療	44
ステロイド抵抗症例	101
ステロイド抵抗性	134
ステロイド抵抗例	105, 130, 232, 234
ステロイドの副作用	131, 175
ステロネマ®	129
ストレス	190

せ

生活・食事指導	193
制御性T細胞	27
生検	96
精神神経免疫学	190
精神的ストレス	190
成長障害	218
成分栄養剤	159
生物学的製剤	141, 175
切開排膿	167
セルソーバ®E	124
線維性狭窄	142
穿孔	75, 205
選択的顆粒球・単球吸着除去療法	124
仙腸関節炎	38

そ

狙撃生検	223
ゾンデ式小腸造影検査法	46
ゾンデ法	56

た

体外式超音波検査	77
大腸癌	222
大腸内視鏡検査	63
大量出血	205
滞留	73
タクロリムス	132, 177, 232
竹の節様外観	46
タコイボ様潰瘍	90
ダブルバルーン内視鏡	74
単純性潰瘍	94
胆石症	39
蛋白漏出性胃腸症	36

ち

チオプリン製剤	118
遅発性過敏症	178
中心静脈カテーテル	144
虫垂切除	28
注腸造影法	56
中毒性巨大結腸	61
中毒性巨大結腸症	33, 205
腸管外合併症	36, 38
腸管外症状	90
腸管合併症	35
腸管切除術	207
腸管前処置	63
腸管ベーチェット病	94
腸間膜脂肪織炎	92
腸結核	93
腸性関節炎	187
腸内細菌	26
直腸癌	227
直腸切断術	167

つ

ツインライン®	159

て

鉄欠乏性貧血	51
デノシン®	169

と

疼痛	32
投与時反応	143, 145
特定疾患医療受給者証	21
特定疾患登録者	21
特発性器質化肺炎	40
トシリズマブ	178
トラフ値	133
トランス脂肪酸	195
トリメトプリム・スルファメトキサゾール	134

index

な行

内視鏡検査	63
内視鏡的バルーン拡張術	75
生ワクチン	197
難治	215
難治性潰瘍性大腸炎	106
二次無効	155
妊娠	184
ネオーラル®	138
粘液分泌	64
粘血便	34
粘膜橋	66
粘膜病変	39
年齢調整有病率	21
脳腸軸	190
脳腸相関	190
膿瘍	205

は

ハーフED	162
パイエル板	94
肺炎球菌ワクチン	198
バイオマーカー	180
敗血症	144
杯細胞減少	63
肺線維症	40
バイパス術	208
ハウストラの消失	61
バクトラミン®	134
白血球除去療法	124
白血球数	181
白内障	39
発癌のリスク因子	31
発癌リスク	222
発赤	32, 64, 65
発熱	33
パテンシーカプセル	72
バルーン内視鏡	74
半消化態栄養剤	160

ひ

非アルコール性脂肪性肝疾患	40
非乾酪性肉芽腫	41
非乾酪性類上皮細胞肉芽腫	67
必須脂肪酸欠乏	161
非特異性多発性小腸潰瘍症	94
皮膚病変	38
びまん性変化	60
ヒュミラ	149
病型分類	42
病態分類	25
びらん	60
貧血	40, 51, 181
貧血マーカー	181

ふ

ファーストフード	195
風疹	198
フェリチン	181
不活化ワクチン	197
深掘れ潰瘍	48, 65
腹腔鏡下手術	207
腹腔鏡視下手術	203
副腎皮質ホルモン	129
腹痛	32
浮腫	64, 65
浮腫性狭窄	142
不整形潰瘍	58
プッシュ式	74
ブデソニド	175
ぶどう膜炎	39
プレドニゾロン	129
プレドニン®	129
プレドネマ®	129
プログラフ®	132
プロバイオティクス	26, 215
吻合法	208
分子標的薬	30
糞便移植	174
糞便微生物移植法	27
分類不能大腸炎	70

へ

ベタメタゾン	129
ヘモグロビン	181
便意促迫	33
便検査	182
便潜血	182
ペンタサ®	116
ペンタサ®坐剤	117
ペンタサ®注腸	116
便中カルプロテクチン	182
便培養	172

ほ

母乳	193

ま行

末梢関節炎	38
末梢神経障害	40
迷走神経	190
メトトレキサート	123
免疫学的便潜血法	182
免疫調整薬	146
免疫調節薬	118, 175
免疫調節薬併用	151
免疫抑制薬	132
モントリオール分類	48

や行

薬剤性腎炎	40
薬剤性腸炎	97
薬剤性肺臓炎	40
薬物動態モニタリング	155
夜盲症	39
癒着剥離	209
洋風生活	193

ら行

隆起型アフタ	69
緑内障	39
輪状潰瘍	64
臨床症状	25
臨床的寛解	215
リンデロン®	129
リンパ腫	219
裂溝	58
レミケード®	141
ロイケリン®	121, 176
瘻孔	58, 206

わ

ワクチン接種	197
ワクチン接種に対する影響	146

◆ 編者プロフィール

日比紀文（ひび　としふみ）　北里大学北里研究所病院炎症性腸疾患先進治療センター

1973年3月慶應義塾大学医学部卒業．1977年3月慶應義塾大学大学院医学研究科博士課程修了．同年4月慶應義塾大学医学部内科学入局．1982年よりトロント大学免疫学教室研究助手．帰国後，北里研究所病院内科医長，慶應がんセンター所長などを経て2004年より慶應義塾大学医学部内科学（消化器）教授．2010年9月より慶應義塾大学病院免疫統括医療センターセンター長兼任．2013年より現職．主な所属学会は，日本消化器病学会（理事），日本大腸肛門病学会（理事）．専門は消化器疾患，特に腸疾患．

久松理一（ひさまつ　ただかず）　杏林大学医学部第三内科学

1991年慶應義塾大学医学部卒業．2000年から2003年まで米国ハーバード大学マサチューセッツ総合病院消化器科研究員，2003年より慶應義塾大学医学部内科学（消化器）助手（現助教），2003年 医学博士，2008年より慶應義塾大学医学部内科学（消化器）専任講師，2014年より慶應義塾大学医学部内科学（消化器）准教授を経て，現在に至る．専門：炎症性腸疾患の診療，病態研究．

本書は『消化器BooK02　炎症性腸疾患を日常診療で診る』（2011年発行）に加筆修正を加えた改訂版です

IBDを日常診療で診る
（あいびーでぃーを にちじょうしんりょうで みる）

炎症性腸疾患を疑うべき症状と、患者にあわせた治療法
（えんしょうせいちょうしっかんを うたがうべき しょうじょうと、かんじゃに あわせた ちりょうほう）

『消化器BooK02 炎症性腸疾患を日常診療で診る』として 2011年1月15日　第1刷発行 2015年4月15日　第4刷発行 『IBDを日常診療で診る』へ改題 2017年2月1日　第1刷発行 2020年3月25日　第2刷発行 © YODOSHA CO., LTD. 2017 Printed in Japan ISBN978-4-7581-1060-0	編　集 発行人 発行所 カバーイラスト 印刷所	日比紀文，久松理一 一戸裕子 株式会社　羊　土　社 〒101-0052 東京都千代田区神田小川町 2-5-1 TEL　　03（5282）1211 FAX　　03（5282）1212 E-mail　eigyo@yodosha.co.jp URL　　www.yodosha.co.jp/ 若林繁裕 株式会社　平河工業社

本書に掲載する著作物の複製権，上映権，譲渡権，公衆送信権（送信可能化権を含む）は（株）羊土社が保有します．
本書を無断で複製する行為（コピー，スキャン，デジタルデータ化など）は，著作権法上での限られた例外（「私的使用のための複製」など）を除き禁じられています．研究活動，診療を含み業務上使用する目的で上記の行為を行うことは大学，病院，企業などにおける内部的な利用であっても，私的使用には該当せず，違法です．また私的使用のためであっても，代行業者等の第三者に依頼して上記の行為を行うことは違法となります．

JCOPY ＜（社）出版者著作権管理機構　委託出版物＞
本書の無断複写は著作権法上での例外を除き禁じられています．複写される場合は，そのつど事前に，（社）出版者著作権管理機構（TEL 03-5244-5088, FAX 03-5244-5089, e-mail : info@jcopy.or.jp）の許諾を得てください．